外周淋巴水肿：预防与治疗

孟旭莉　叶祥明　主编

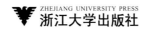

ZHEJIANG UNIVERSITY PRESS
浙江大学出版社

图书在版编目（CIP）数据

外周淋巴水肿：预防与治疗 / 孟旭莉,叶祥明主编
. — 杭州：浙江大学出版社，2022.5
ISBN 978-7-308-22137-5

Ⅰ．①外⋯ Ⅱ．①孟⋯ ②叶⋯ Ⅲ．①淋巴水肿—诊
疗 Ⅳ．①R551.2

中国版本图书馆CIP数据核字(2021)第263073号

外周淋巴水肿：预防与治疗

孟旭莉 叶祥明 主编

策划编辑	张 鸽（zgzup@zju.edu.cn）
责任编辑	张 鸽 殷晓彤
责任校对	季 峥
封面设计	续设计—黄晓意
出版发行	浙江大学出版社
	（杭州市天目山路148号 邮政编码 310007）
	（网址：http://www.zjupress.com）
排 版	杭州林智广告有限公司
印 刷	浙江省邮电印刷股份有限公司
开 本	710mm×1000mm 1/16
印 张	18.75
字 数	300千
版 印 次	2022年5月第1版 2022年5月第1次印刷
书 号	ISBN 978-7-308-22137-5
定 价	235.00元

《外周淋巴水肿：预防与治疗》
编 委 会

主 编：孟旭莉 叶祥明

副主编：周 亮 李永峰 李 英 寿华锋 杨晓东

编 委（按姓氏笔画排序）：

毛德旺 卢逸舒 卢鸿瑞 吕振晔 朱 迪

仲妙春 刘 莹 汤鸿超 孙可望 严 晟

李立红 杨 琼 来方远 汪 静 沈一吉

宋侨伟 张 力 张 利 张大威 陈 舒

陈昭名 周 阳 郑小卫 郑庆辉 郑雅娟

俞冬升 宣自学 袁宏钧 莫秋萍 夏文杰

黄 萍 章水均 章闻捷 蒋劲松 程伟业

程爱萍 管丹丹 廖峥娈

　　继发性淋巴水肿是各类恶性肿瘤治疗后常见的并发症之一，多发生于四肢，可造成患者功能障碍、自理能力低下、穿脱衣受限、生活质量下降，甚至继发第二原发恶性肿瘤而危及生命。据不完全统计，我国淋巴水肿患者人数估计在 600 万以上，并且还在逐年增长。在我国，相较庞大的病患人群，淋巴水肿相关专业医疗人员非常紧缺，淋巴水肿相关专业知识也尚未得到普及。淋巴水肿患者往往散布于临床各个科室，或忽视治疗或不规范治疗而导致病情迁延，并发症的发生率不断升高，后续治疗的难度也不断增大。

　　孟旭莉教授组织编写的《外周淋巴水肿：预防与治疗》注重专业性、实用性，内容丰富，重点突出；并且该书结合作者多年的临床实践和经验总结，从肿瘤外科、康复医学科、妇科、整形外科、手外科等相关领域的角度诠释了淋巴水肿的定义、解剖生理学、病理生理学、临床表现、诊断等；同时，针对淋巴水肿的物理治疗、手术治疗、中医外治内服及心理支持等，该书分别给予了全面、细致的介绍，其中着重阐述了物理治疗联合外科手术单一或多种术式的综合治疗方式。外科术式包括淋巴管静脉吻合术（lymphatic-venous anastomosis，LVA）、血管化淋巴结移植（vascularized lymph node transfer，VLNT）等。其中，常用的腹壁下动脉穿支皮瓣（deep inferion epigastric perforator flap，DIEP）联合腹股沟淋巴瓣移植术既解决了淋巴水肿的问题，又完成了乳房重建和腋窝重建，可谓"一箭三雕"。另外，早诊早治和防大于治的理念在继发性淋巴水肿诊治方面尤为重要，本书详细阐述了淋巴水肿早期干预和预防措施；结合癌症患者运动相关指南，为淋巴水肿患者提供了合理的功能锻炼建议；此外，家庭自我管理是淋巴水肿治疗维持期的重要组成部分，本书也做了详尽的阐述。

　　浙江省人民医院作为华东地区唯一一家中国康复医学会淋巴水肿康复培训基地，每年培养淋巴水肿治疗师 30 余名，学员遍布全国各地；基地每年定期举办淋巴水肿显微技术培训班，以提高青年骨干医生淋巴水肿外科技术。

　　本书层次分明、图文并茂，可作为乳腺外科、妇科、手外科、整形外科、康复医学科、血管外科、中医科、精神科、放射科等学科医务人员的参考用书，以指导淋巴水肿的预防和治疗，进一步统一外周淋巴水肿的定义、诊断和治疗标准。

　　希望本书的出版既可以帮助医务人员在医疗过程中选择合适的治疗方法降低或避免淋巴水肿的发生，又可以规范淋巴水肿的临床诊治，为肿瘤康复期患者提供正确的引导，促进我国淋巴水肿防治的全面发展。这也是中国抗癌协会追求的目标。

复旦大学附属肿瘤医院　院长

　　淋巴水肿指淋巴道阻塞，淋巴回流受阻或不能代偿地加强回流时，含蛋白质的水肿液在组织间隙积聚而形成的组织肿胀。淋巴水肿的发生和发展是一个慢性、复杂的病理生理过程。据世界卫生组织（WHO）统计，淋巴水肿对全球约 1.7 亿人的身心健康造成严重影响，淋巴水肿的发病率在常见的慢性疾病中排第 11 位。

　　丝虫病曾经是造成淋巴水肿的重要原因，但到 21 世纪初为止，我国基本消灭了丝虫病，丝虫性淋巴水肿现已较少见。目前，肢体淋巴水肿最常见的原因是乳腺癌、妇科恶性肿瘤行淋巴结清扫术后诱发的淋巴循环障碍。据保守估计，我国淋巴水肿患者超过 600 万人，并呈逐年增加趋势。绝大多数患者往往未得到系统、有效的诊断和治疗，疾病不断发展，造成肢体外形改变及感觉和运功功能障碍，使患者的日常生活质量明显下降。此外，淋巴水肿也成为恶性肿瘤患者痊愈后回归社会困难的主要原因之一。

　　近年来，基于解剖学、医学影像学、显微外科学技术的蓬勃发展，以及我们对淋巴循环系统的深入了解，有关淋巴水肿的新治疗方法不断得到临床验证，给患者带来了长期获益，而淋巴水肿的治疗也逐渐引起广大医务工作者的重点关注。由于相关专业教育背景以及地区医疗发展不均衡，不同医院诊治水平参差不齐，所以迫切需要建立专业化治疗队伍，并普及淋巴水肿基础知识和学科前沿进展。

　　本书集合医学影像学、肿瘤学、显微外科学、护理学、药学、康复医学等学科 30 余位临床一线专家成立多学科编写组，结合各位编委在该学科领域的先进理念和丰富临床经验，从基础到临床，从宏观至微观，理论与实践相结合，图文并茂、系统地介绍了淋巴水肿的病理生理、诊断与治疗以及实践探索。特别是在传统保守治疗的基础上，针对近年来不断成熟的外科治疗，结合大量临床资料的总结，详细阐述了淋巴管微静脉超显微吻合、血管化淋巴结移植等手术适应证、操作细节及术后随访评估等。同时，本书还强化推广预防为主的理念，倡导肿瘤手术时即刻重建淋巴循环，积极规范的肢体保护和功能锻炼以降低淋巴水肿的发生风险，旨在帮助从事肿瘤及淋巴水肿治疗的医护人员提升淋巴水肿预防及治疗的实践能力。

本书在编写过程中吸收了众多相关专家的宝贵意见，并参考了国内外大量相关文献，在此向从事相关研究和工作的专家及同行一并致以诚挚的谢意，向所有参编者致以由衷的感谢。

由于编写时间仓促，本书难免存在疏忽、纰漏或不足之处，希望广大读者指正，提出宝贵意见，以便今后进一步修订、完善。

浙江省人民医院　副院长

第一章 淋巴系统的解剖与功能

淋巴系统作为脉管系统的一部分，由淋巴管道、淋巴器官以及淋巴组织三大部分组成。三者构成完整的淋巴网络，分布全身。淋巴系统与心血管系统一起构成人体的脉管系统，完成体液输送与回收。淋巴液来源于组织液，循各级淋巴管回流，最后汇入静脉。本章将系统地介绍淋巴系统的解剖，并对淋巴系统的淋巴回流、淋巴过滤、参与免疫等功能进行概述。

第一节 淋巴系统的解剖

一、淋巴管道

淋巴管道是平行于静脉系统的引流系统。根据分布和功能，淋巴管可分成深淋巴管、浅淋巴管以及器官淋巴管三类。深淋巴管位于深筋膜深面，伴行于深部血管。浅淋巴管主要位于浅筋膜内，伴行于浅静脉，主要指皮肤和皮下的淋巴管道。深、浅淋巴管之间存在丰富的交通支。淋巴管内具有单向瓣膜，以防止淋巴逆流。按组织学分类，淋巴管道可分为毛细淋巴管、前集合淋巴管、集合淋巴管和淋巴干等。器官淋巴管分布于各自的器官，并与之相匹配适应，表现出特定的器官特征。

（一）毛细淋巴管

毛细淋巴管，又称初始淋巴管，它作为将组织液收集成淋巴液的第一站，以膨大的盲端为起始，分布于组织间隙内。毛细淋巴管通常会形成网络，其网眼大小一般在 0.1～1mm。毛细淋巴管的直径范围为约 50～70μm，其管壁较薄，只包含一层淋巴内皮细胞和内皮下"纤维毡"样结构，还有Ⅳ型和Ⅵ型胶原蛋白，无基膜和周细胞。淋巴内皮细胞可以直接互相邻接，也可以像屋顶瓦片一样重叠排列。内皮细胞重叠的边缘称为摆端，相当于组织液进入毛细淋巴管道的入口瓣膜，虽然毛细淋巴管本身实际上并无瓣膜。淋巴内皮细胞的间隙较大，因此毛细淋巴管的通透性大于毛细血管，以利于组织液的回收。也因为其通透性大，所以大分子物质（如蛋白质等）甚至肿瘤细胞和细菌也可以较容易地进入毛细淋巴管。毛细淋巴管分布广泛，除脑、脊髓、软骨、角膜、晶状体等处外，几乎遍布全身。

（二）前集合淋巴管

前集合淋巴管是将毛细淋巴管汇合输送到集合淋巴管的淋巴管道，管径约为150μm。它具有瓣膜，以利于淋巴的单向排放。但值得注意的是，不同部位的前集合淋巴管具有不同结构的壁，有的具有平滑肌及外膜，有的却没有。

（三）集合淋巴管

集合淋巴管直径约为100～600μm，具有类似静脉壁的三层结构。其中，内层膜具有内皮细胞和基底膜。集合淋巴管壁中层可含有平滑肌细胞，最厚的可达到2～3层平滑肌细胞。通常，浅集合淋巴管比深集合淋巴管具有更强的肌肉层，而外围的集合淋巴管比中央的具有更强的肌肉层。由于较大的集合淋巴管管壁较厚，管壁细胞无法从管腔的淋巴液中获取营养，所以可见到滋养血管。

淋巴管瓣膜有单叶的，也有双叶的。这些淋巴管瓣膜首先出现在前集合淋巴管。大多情况下，是成对的半月形瓣膜，有些部位也会出现漏斗状的二尖瓣样瓣膜。两个瓣膜之间的距离为瓣膜段长度，但这个距离是不固定的，一般来说是管腔内径的3～10倍。前集合淋巴管中的瓣膜段长度为2～3mm；但在集合淋巴管中，瓣膜段长度约为6～20mm；而到胸导管这样的淋巴干时，瓣膜段长度可以达到6～10mm。

（四）淋巴干

集合淋巴管经过一系列的淋巴结后，其最后一群淋巴结的输出管汇合形成淋巴干。有学者将全身淋巴干归纳为9条淋巴干加胸导管和右淋巴导管。这9条淋巴干分别为左颈干、右颈干、左支气管纵隔干、右支气管纵隔干、左锁骨下干、右锁骨下干、左腰干、右腰干和肠干（见图1-1-1），分别收集左右头颈部淋巴回流、左右胸部淋巴回流、左右上肢淋巴回流、左右下肢及腹壁以及腹腔内成对脏器的淋巴回流、腹腔内不成对脏器的淋巴回流。但淋巴干及其流注有较多变异，现部分学者将其更细一级分支也称为淋巴干。下半身及左侧上半身的淋巴干汇合成胸导管，而后注入左静脉角。右侧上半身的淋巴干汇合成右淋巴导管，而后注入右静脉角。部分淋巴干未注入上述大型淋巴干，而直接排空于静脉。

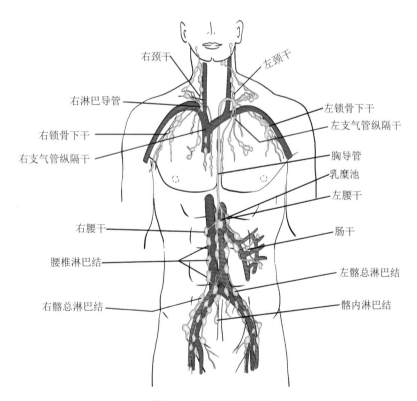

图 1-1-1　人体淋巴干示意

（五）胸导管和右淋巴导管

胸导管作为全身最大的淋巴干，收集下半身及左侧上半身的淋巴回流。左右侧腰干和肠干在腰2椎体左右的水平汇合形成乳糜池。此作为胸导管的起点。当然，肠干也可能变异而直接汇入胸导管。乳糜池大多位于腰1～2椎体水平（63%），也可能位于腰椎胸椎交界部位或者低位胸椎水平。它长可达3～8cm，宽可达0.5～1.5cm。每日流经胸导管的淋巴液可有2～4L之多。胸导管长36～45cm，宽度平均为1～5mm。其狭窄部位在中部。胸导管的末端通常是单干型（66%），也可分为2～5个分支。胸导管最后注入点可以是左颈静脉角（95%）、右颈静脉角（1%）或双侧颈静脉角（4%）。

右淋巴导管收集右颈干、右锁骨下干以及右支气管纵隔干的淋巴引流，而后注入右静脉角。这些淋巴管有时并未汇入右淋巴导管，而是直接排空注入静脉。典型的单干型右淋巴导管出现的概率较低（约20%），大多为多干型注入静脉角、颈内静脉或锁骨下静脉。

（六）皮肤淋巴管

皮肤淋巴管由毛细淋巴管、前集合淋巴管和集合淋巴管组成（见图1-1-2）。其中任何一环出现问题都可能继发淋巴循环障碍，而进一步引起淋巴水肿。因此，研究淋巴水肿的学者们很早就关注到了皮肤淋巴管。

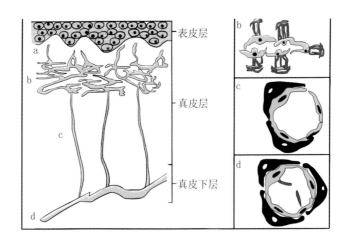

a. 真皮乳头层；b. 毛细淋巴管网；c. 前集合淋巴管；d. 集合淋巴管

图1-1-2 皮肤淋巴管

皮肤淋巴管是由真皮毛细淋巴管延伸形成的深浅两层淋巴管丛构成的。浅层淋巴管丛没有瓣膜，管壁菲薄；深层淋巴管瓣膜众多。淋巴管丛与血管丛相邻，但却没有直接吻合互通。水分或其他大分子物质等通过开放的毛细淋巴管末端进入，从而逐步进入前集合淋巴管和集合淋巴管。可以说，皮肤淋巴管是全身淋巴管的缩影。

（七）淋巴侧支循环

淋巴管之间有丰富的交通支。当炎症、肿瘤等因素导致常规引流的淋巴管堵塞时，就可以通过交通支实现侧支循环。在外伤、炎症或肿瘤状态下，较容易出现淋巴管新生，这对于建立淋巴侧支循环、实现组织修复有着重要作用。

二、淋巴器官

按发生及功能来分，淋巴器官分为初级淋巴器官和次级淋巴器官。

（一）初级淋巴器官

初级淋巴器官，又称中枢淋巴器官，发生学上较早，是产生淋巴细胞的场所，主要包括骨髓和胸腺。骨髓是生成淋巴细胞的最初来源。T淋巴细胞和B淋巴细胞的前体都是在骨髓中形成的。T幼淋巴细胞早期就离开骨髓，并在胸腺皮质定居；它在胸腺中发育分化，变成活化的T淋巴细胞后留在胸腺髓质，从那里可以离开胸腺进入循环系统。B淋巴细胞主要在骨髓中发育成长。作为淋巴细胞的发源地，骨髓和胸腺作为初级淋巴器官而存在。

（二）次级淋巴器官

次级淋巴器官，又称周围淋巴器官，主要包括脾脏、扁桃体和淋巴结。

脾脏由于其基本机构为网状结缔组织，故又称为网状淋巴器官。脾髓有红髓和白髓之分。红髓主要负责红细胞和血小板的合成，白髓主要由小动脉周淋巴鞘（periarteriolar lymphatic sheath，PALS）和淋巴结组成。T淋巴细胞主要存在于小动脉周围淋巴鞘中，B淋巴细胞主要存在于淋巴结中。它们共同为机体免疫功能服务。

淋巴结为圆形或椭圆形的灰红色小体。外形上，正常的淋巴结一侧隆凸，另一侧凹陷，凹陷中央处成为淋巴结门。淋巴结门处有输出淋巴管，而淋巴结凸侧为输入淋巴管所连接之处。除淋巴结之外的其他淋巴器官，只有输入淋巴管，没有输出淋巴管。因而，淋巴器官中仅有淋巴结有实现淋巴液过滤功能的结构基础。淋巴结按分布的位置不同，可分为浅淋巴结和深淋巴结两大组。浅淋巴结位于浅筋膜内，正常情况下也有被触及的可能；深淋巴结位于深筋膜深面，一般生理状态下难以触及。淋巴结多沿血管排列，一般位于关节屈侧和身体较隐蔽处，如腹股沟、腋窝、腘窝等处。淋巴结作为另一意义重大的次级淋巴器官，其数目及形状大小都是可变的。一般认为，人体的淋巴结有 400 ～ 700 个之多。淋巴结的数目受淋巴结大小的影响，还受性别等因素的影响。淋巴结的大小在正常情况下多为 0.2 ～ 0.5cm，大多其实是不易触及的；当然，在炎症情况下，淋巴结肿大后就可能被触及了。淋巴结包括两个功能区——皮质区和髓质区，它们分别位于淋巴结的外围和中心部（见图 1-1-3）。淋巴结的皮质区有淋巴滤泡，这些淋巴滤泡主要由分布在浅层的 B 淋巴细胞和分布在深层的 T 淋巴细胞构成。在髓质区的髓索，主要由淋巴细胞、巨噬细胞和网状细胞组成。它被大的毛细淋巴管所分隔开来。淋巴结可能随年龄的增长而退化，但随年龄增长而退化的是髓质部分，其皮质部分依然完好。因此，随着年龄增长而减小的是淋巴结的体积，而非数目。

引流某一器官或部位的第一级淋巴结，临床通常称为前哨淋巴结（sentinel lymph node）。当该器官或部位发生病变时，细菌、毒素或肿瘤等病变可沿着淋巴管进入相应的前哨淋巴结，该淋巴结进行阻截和清除，从而阻止病变扩散蔓延。此时，相应的前哨淋巴结因发生细胞增殖等病理变化可肿大。如果前哨淋巴结不能阻止病变的扩散，病变可沿淋巴管道继续蔓延。因此，当前哨淋巴结肿大或者活检时发现病变，可反映其引流范围存在病变。

扁桃体是咽扁桃体、腭扁桃体、舌扁桃体和咽鼓管扁桃体的统称。这些扁桃体的上皮下固有层内都有大量的淋巴组织，淋巴组织内包含大量淋巴细胞、巨噬细胞和浆细胞。这些扁桃体具有重要的免疫防御功能。

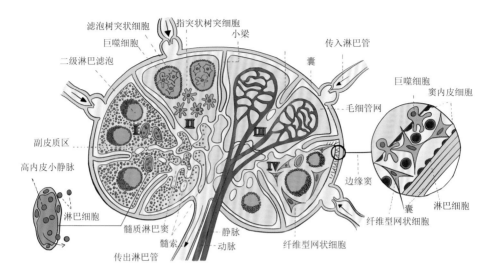

淋巴结分成四个区域。Ⅰ：淋巴组织与次级滤泡（B淋巴细胞区域），滤泡旁区域（T淋巴细胞区域），高内皮微静脉；Ⅱ：巨噬细胞和抗原提呈细胞（树突状细胞）；Ⅲ：血液供应；Ⅳ：滤泡和网状细胞。

图 1-1-3 淋巴结示意

三、淋巴组织

淋巴组织是指含有大量淋巴细胞的网状结缔组织，包括黏膜相关淋巴组织、支气管相关淋巴组织、派耶尔斑、扁桃体淋巴组织、蛛网膜淋巴组织等。淋巴组织内，由网状纤维构成网状支架，其间分布有大量淋巴细胞。淋巴组织在人体内的分布甚广，参与扁桃体、淋巴结、胸腺等器官的构成，广泛分布于消化道、呼吸道、泌尿生殖道黏膜等处。淋巴组织可分为弥散淋巴组织和淋巴小结。

（一）弥散淋巴组织

弥散淋巴组织，如其命名，分布较弥散，其内包含的淋巴细胞、巨噬细胞和网状细胞分布也较稀疏，与周围组织没有明显的界线。它主要分布于呼吸道、消化道等黏膜固有层，少数也可分布于胸膜、腹膜等内皮下。

（二）淋巴小结

淋巴小结，其实与弥散淋巴组织之间没有明显的界线，可以看作同一组织在不同生理病理状态下的表现形式。炎症情况下，淋巴细胞、巨噬细胞大量增殖，可形成淋巴小结；而在非炎症情况下，淋巴小结的淋巴细胞、巨噬细胞可能稀疏分布，进而可能变成弥散淋巴组织。

第二节　淋巴系统的功能

　　淋巴系统的功能主要是由其构成的淋巴管道、淋巴组织及淋巴器官完成的。淋巴管道通过输送蕴含水分、大分子物质的淋巴液，与血液循环系统一起完成人体体液循环，完成机体代谢，维持机体内环境稳定。通过淋巴循环，还可清除体内坏死细胞及组织碎片。淋巴器官又是人体的免疫器官，可以帮助清除外来微生物，产生淋巴细胞和抗体，无论是在细胞免疫还是体液免疫上都发挥了重要作用。淋巴系统的功能总结起来主要有三点，分别是循环功能、清除净化功能和免疫功能。

一、循环功能

　　作为除血液循环外的另一重要的循环通路，淋巴系统所承担的淋巴循环通路通过输送组织中的水分和大分子物质，一起参与人体的体液循环，以维持细胞内外环境的稳定。具体参见本书第二章第五节"淋巴循环的生理意义"。

二、清除净化功能

　　清除净化是指清除体内组织碎片和坏死细胞等。淋巴液通过输入淋巴管进入淋巴结，经过淋巴窦的过滤，经输出淋巴管离开，实现过滤功能；并有可能以同样的形式再次进入下一个淋巴结，实现再次过滤；以此类推，实现多重过滤。在淋巴循环中，组织碎片甚至坏死破碎的细胞经过淋巴结等淋巴器官的过滤，被清除净化。这是新陈代谢的重要一环。虽说清除净化功能独立于循环功能，但清除净化实际上也是需要借助于淋巴循环功能才能一起实现的。

三、免疫功能

　　淋巴器官又是免疫器官，通过淋巴循环，可输送抗原提呈细胞，输送淋巴细胞，也可输送外来微生物至免疫器官中被识别，最终发挥免疫防御功能，清除外来微生物。淋巴液在经过淋巴结时，会受到淋巴细胞和巨噬细胞的免疫检查，必要时激活免疫机制启动免疫反应。淋巴液的流速在经过淋巴结时明显减慢，是为了给这样的过滤和免疫激活留出足够的时间。

淋巴器官普遍具有免疫功能，因而被称为"免疫器官"；淋巴组织也是一样，因此被称为"免疫组织"。淋巴与免疫密不可分。淋巴液的成分包含抗原提呈细胞及其他免疫细胞，包含免疫的大小分子及其他免疫成分；不仅提供了免疫功能实现的主体，也提供了免疫功能实现的载体以及输送管道。

此外，关于淋巴管生长与再生功能，我们明确知道的是，正常组织中的淋巴管再生能力很强。无论是在器官移植还是在皮片移植中，若血液循环建立良好，移植区的淋巴管很容易与受区的淋巴管自行再通，无须人工吻合淋巴管。但在肿瘤根治术患者中，有部分患者可能在淋巴结清扫后淋巴管不能再生再通而发生淋巴水肿的情况。有研究表明，组织纤维化可能是阻碍淋巴管再通的重要原因。因此，抗组织纤维化可能是防治淋巴水肿的研究方向之一。一般认为，淋巴管的再生与生长受几个关键生长因子的控制，包括血管内皮生长因子 C（vascular endothelial growth factor C，VEGF-C）和成纤维细胞生长因子（fibroblast growth factor，FGF）。最近对 VEGF-C 和 FGF 信号转导的研究表明，它们在控制内皮代谢过程（如糖酵解和脂肪酸氧化）中起着重要作用，而糖酵解和脂肪酸氧化又在调节淋巴管生成中起着重要作用。这些进展大大增加了我们对淋巴生物学的理解，并有望开辟新的治疗前景。

参考文献

[1]　丁文龙 . 系统解剖学 [M]. 北京：科学出版社，2004.

[2]　顾晓松 . 人体解剖学 [M]. 北京：科学出版社，2004.

[3]　刘宁飞 . 淋巴水肿诊断与治疗 [M]. 北京：科学出版社，2014.

[4]　刘执玉 . 淋巴学 [M]. 北京：中国医药科技出版社，1996.

[5]　[德]M. 福迪，E. 福迪 . 福迪淋巴学 [M]. 3 版 . 曹烨明，阙华发，黄广合，等主译 . 上海：世界图书出版公司，2017.

[6]　Akgul A. Future concepts: lymphangiogenesis in lymphedema therapy[J]. Plastic and Reconstructive Surgery, 2020, 145(1): 214e–215e.

[7]　Yu PC, Wu GS, Lee HW, et al. Endothelial metabolic control of lymphangiogenesis[J].Bio Essays, 2018, 40(6): 1.

第二章

淋巴液与淋巴循环

当血液流经毛细血管时，血浆中的物质透过毛细血管壁形成组织液。组织液与血液相互渗透。从毛细血管动脉端滤过的液体，大部分从毛细血管的静脉端被重吸收。而大约10%的滤过液经过毛细淋巴管和淋巴系统回流至血液系统，称为淋巴循环。通过重吸收，蛋白质、脂肪及营养物质运载入血；通过淋巴循环，红细胞、细菌及循环所产生的废物得以清除。因此，淋巴循环作为体液循环的重要组成部分，对维持机体的内环境稳态具有重要作用，同时也是肿瘤细胞播散的重要途径。

第一节 淋巴液的生成

当血液到达毛细血管床时，毛细血管内的压力仍有 4～5kPa，由于此压力的存在，所以每天有 20～30L 血浆从毛细血管漏入组织间隙，其中90% 被毛细血管末端和微静脉重吸收，剩余的 10% 则进入淋巴管形成淋巴液。淋巴液吸收的动力来源于组织液与毛细淋巴管内淋巴液之间的压力差。该压力差升高，则淋巴液产生的速度加快。

淋巴系统发源于毛细血管区域，通过外周结缔组织从中分离，成为毛细淋巴管。浅表的毛细淋巴管直径在 50～70μm，它们相互连接，呈网络状分布，形成初级的淋巴管丛。毛细淋巴管仅为单层的扁平内皮细胞覆盖，淋巴内皮细胞串状排列在原纤维蛋白丝中，细胞顶端的突起结构如同叠瓦相互覆盖，形成摆动末端（见图 2-1-1）。当组织液的压力发生变化时，压力差传导到胶原纤维和毛细淋巴管的锚丝，产生辐射状张力，内皮细胞摆动末端像阀口一样向管腔内开启，毛细淋巴管的横断面积和容量同时增加，组织液便进入毛细淋巴管。摆端的开放是单向的，能阻止进入淋巴管的组织液反流入组织间隙，因而，又被称为内皮微瓣膜（endothelial microvalve, EV）。毛细淋巴管基膜不完整，内皮细胞间开口的直径大约为5μm，故毛细淋巴管通透性较毛细血管强，确保了液体、相对分子质量较大的血浆蛋白、细胞碎片、异物、

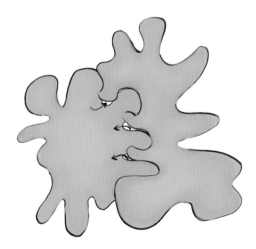

图 2-1-1　毛细淋巴管内皮细胞间的叠瓦状排列，形成摆动末端，原纤维蛋白受应力牵拉时，摆动末端开放，间质液进入初始毛细淋巴管形成淋巴液

细菌以及肿瘤细胞等可以通过。这种由组织间隙压力改变产生的生物力学作用，又被称为组织泵。当淋巴管充满时，这种淋巴液产生的活动就结束了。这时，毛细淋巴管内的压力实际上高于周围间质组织的压力，压力差导致内皮微瓣膜关闭。毛细淋巴管的开启和关闭在机体内不断往复，淋巴液不断地产生（见图 2-1-2）。

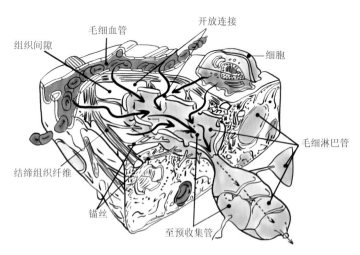

图 2-1-2　淋巴液的生成过程：液体滤过毛细血管进入间质，形成组织液。初始淋巴管与间质相互作用形成淋巴液，淋巴液生成后进入预收集淋巴管

第二节　淋巴液的成分

组织液一旦进入淋巴管就成为淋巴液，淋巴液成分也就是组织间隙内必须由淋巴系统输送的物资，包括蛋白质、水、各种细胞、细胞碎片、颗粒及脂肪等。来自某一组织的淋巴液的成分与该组织的组织液非常接近。淋巴液的颜色，除肠道淋巴系统的乳糜液吸收脂肪酸后表现为乳白色外，其他组织的淋巴液均为透明澄清的液体。

一、蛋白质

血液里每天至少有一半的蛋白质会离开毛细血管，进入组织间隙，因此，间质蛋白质浓度可以长期低于血液蛋白质浓度。间质蛋白质为细胞提供营养、参与免疫防御并促进凝血，它们还负责运输脂肪、矿物质、激素和废物等。从毛细血管动脉端渗漏到组织间隙的蛋白质，大部分由淋巴系统负责回收，主要为小分子蛋白（如白蛋白、少量球蛋白），也含纤维蛋白原，故淋巴液在体外可发生凝固。此外，有些外源性蛋白质，如细菌分解产生的蛋白质，也是淋巴液的组成部分。在肢体静息状态下，淋巴液中蛋白含量为 $1 \sim 1.5\text{g/dL}$；在淋巴回流障碍（如淋巴水肿）时，淋巴液中蛋白水平可明显增高。

二、透明质酸

除蛋白质分子外，淋巴液中的大分子物质还包括透明质酸（hyaluronic acid，HA）。透明质酸是一种高分子量的线性多糖，由组织间质中的成纤维细胞合成，是细胞基质和多种组织的重要组成成分。透明质酸的生理功能包括：调节细胞增殖和迁移；保湿和润滑；调节蛋白质合成；调节炎症反应；调节免疫功能等。透明质酸不在原位代谢，主要通过淋巴循环输出组织间隙，其中大部分在淋巴结分解，其余的入血，进入肝脏代谢，一天经胸导管输送的透明质酸总量至少有 150mg，其中大部分来源于皮肤组织。透明质酸从组织中输出的量取决于淋巴回流的量。关于淋巴水肿是高蛋白水肿的定义，一直存在争议。研究表明，在很多慢性淋巴水肿患者的组织液中，蛋白质的含量在正常范围，即为血清含量的一半，而透明质酸含量显著高于正常范围。因为多糖类物质形成的网状结构可能在其所处位置对其他大分子产生排斥作用，所以淋巴液中的透明质酸和胶原可能对血浆蛋白产生排斥作用。

三、水

身体中 10%～20% 的水通过滤出方式离开毛细血管进入淋巴，是其他淋巴液成分的溶剂。身体一天中所产生的淋巴液要比由胸导管和右淋巴管返回血液的滤出液（3L）多得多，剩余的滤出液大部分被淋巴结的毛细血管重吸收。淋巴中的水在人体体液管理中有着至关重要的作用。

四、细胞与颗粒

人类淋巴液中所含的细胞主要是淋巴细胞、少量的巨噬细胞和红细胞。创伤或组织挤压所产生的细胞碎片、细菌和癌细胞等也通过淋巴系统运输。淋巴细胞通过循环回到血液的过程在人体免疫反应中有着重要的作用。癌细胞经过淋巴管道输送，可以形成淋巴管癌栓或淋巴结转移。通过呼吸、消化系统或外伤进入人体的其他颗粒，如粉尘、真菌孢子和其他细胞成分，也被淋巴管吸收并输送到淋巴结，并激活免疫过程。

五、脂　肪

小肠绒毛的毛细淋巴管能吸收部分脂肪化合物，因此肠道的淋巴液含有大分子的脂肪和蛋白，外观呈牛奶样，称为乳糜液。肠淋巴管也称乳糜管。乳糜液经乳糜池、胸导管，汇入左侧的颈静脉角，进入血液循环，这一过程称为乳糜回流。

第三节　淋巴循环途径

一、淋巴循环

组织内的液体和蛋白质进入毛细淋巴管后，便开始了它们返回血液的旅程，该过程被形象地称为淋巴回流。淋巴回流是单向的，没有中心驱动的开放式循环系统，它与血液循环系统互相独立，又互相依存、互为补充。健康成人在安静状态下从淋巴管回流入血的淋巴液为每小时 120mL，其中约 100mL

经由胸导管，20mL 经由右淋巴导管进入血液。由此推算，每天生成的淋巴液总量约为 2 ～ 4L，大致相当于全身血浆总量。中枢神经系统曾被认为没有淋巴管，但是 Antoine Louvean 等于 2015 年发现在脑膜血管的周围存在功能型的淋巴系统，该系统由大脑神经胶质细胞管理，血管周围间隙承担了淋巴管的角色，并作为中枢神经系统内的淋巴引流途径而存在。中枢神经系统内回流对于脑脊液循环、颅内压调控和中枢神经系统免疫性疾病的抗体产生都有重要意义。

在第一章中，我们已经介绍过初始淋巴管是淋巴液形成的起始部位，初始淋巴管壁缺乏肌纤维，故而不能主动收缩，只能被动地感受周围环境的变化。淋巴内皮细胞通过锚丝附着于结缔组织，因而周围组织的运动牵力可引起初始淋巴管的运动。在此处，毛细淋巴管内的压力由盲端到其根部逐渐降低，且淋巴液的流动主方向与毛细淋巴管的管轴方向平行，利用高速摄像显微镜可观察到微淋巴管内淋巴液的流动情况。

初始淋巴管在组织间隙内彼此吻合成丛，逐渐汇聚成较大的集合淋巴管。集合淋巴管的管壁内皮细胞间没有开放连接，管壁外有周细胞，在初始淋巴管与集合淋巴管交界处有一对瓣膜，使淋巴液只能由初始淋巴管流向集合淋巴管。集合淋巴管壁平滑肌的自主收缩活动和淋巴管腔内的瓣膜共同构成淋巴管泵，推动淋巴回流。淋巴液排入稍大一些的管道（即淋巴管），在淋巴管内呈向心性流动，沿途经过多个淋巴结，大量的水被重吸收，细菌、其他微生物以及机体的其他代谢产物被充分过滤，并在淋巴结中获得淋巴细胞。最终，淋巴液汇集到人体两大淋巴干中的一条。淋巴干则连接和开口于颈部底部的静脉。其中一条主干——右淋巴管，排出身体右上部分淋巴液，通过右锁骨下静脉将淋巴返回血液。另一个主干——胸导管，将身体的其余部分淋巴液排入左锁骨下静脉（见图 1-1-1）。

对于某一器官来说，局部淋巴结也是淋巴循环的第一道防线，局部淋巴结的引流范围也可能包含周围的多个淋巴结区域，比如腹股沟淋巴结的引流范围包括下肢、臀部、会阴、躯干下部等区域。淋巴管比同级的动脉和静脉要粗许多，这种特点有助于淋巴管容纳较多的淋巴液，同时也为淋巴管的收缩提供了较大的空间。

二、外周淋巴循环

（一）头面及颈部淋巴引流

颈部淋巴引流丰富，有 300 多颗淋巴结，占据了全身淋巴结数量的 1/3。颈部引流不仅收集头、颈部淋巴，也收集胸部及上肢的部分淋巴。

头面部淋巴结主要位于头颈交界处，有枕淋巴结、乳突淋巴结、腮腺淋巴结、下颌下淋巴结和颏下淋巴结等，收纳相应器官以及头面部浅层的淋巴，然后汇入颈外侧深淋巴结。

颈部淋巴结可以分为前群和外侧群，又可分别分为浅群和深群（见表 2-3-1）。

表 2-3-1　颈部的淋巴结分布与引流

颈部淋巴结	分布	收纳区域	注入区域
前群浅淋巴结	沿颈前静脉分布	颈部浅筋膜、皮肤	颏下淋巴结、锁骨上淋巴结、下颌下淋巴结
前群深淋巴结	喉、气管、甲状腺等周围	相应器官	颈前淋巴结、锁骨上淋巴结
外侧浅淋巴结	胸锁乳突肌浅面，沿颈外静脉分布	枕部、乳突、腮腺、颌下及颏下等的淋巴结	颈深上淋巴结
外侧深淋巴结	胸锁乳突肌深面，沿颈内静脉分布	1. 舌、咽、腭扁桃体、下颌下、颏下淋巴结。2. 喉、气管、甲状腺等处淋巴结。3. 部分胸壁上部、乳房上部及上腹部的淋巴结	汇成颈干→胸导管/右淋巴导管

颈前群浅淋巴结主要沿颈静脉分布，引流颈部浅层皮肤和肌肉组织的淋巴。前群深淋巴结则分布在喉、气管、甲状腺周围，输出管注入颈外侧群深淋巴结。

颈外侧群浅淋巴结位于胸锁乳突肌浅面，沿着腮腺和锁骨上淋巴结的颈外静脉外侧排列，收集枕部、耳部及腮腺等处淋巴，注入颈深上淋巴结。颈外侧群深淋巴结位于胸锁乳突肌深面，上始于颅底，下至颈根部，呈链状沿颈内静脉排列，分布在颈外侧三角区域，少数位于副神经周围，或沿锁骨下动脉及臂丛排列。以肩胛舌骨肌和颈内静脉交界处为界，分为颈深上组和颈深下组。颈深上淋巴结收纳舌、咽、腭扁桃体、下颌下、颏下淋巴结淋巴回流，并汇入颈深下组。颈深下淋巴结收纳头颈部喉、气管、甲状腺等器官的淋巴回流，也收纳部分胸壁上部、乳房上部及上腹部的淋巴回流，其输出管汇合成颈干。左颈干注入胸导管，右颈干注入右淋巴导管，在汇入部位常缺少瓣膜。

（二）乳腺淋巴引流

乳腺的淋巴液主要注入腋淋巴结群和胸骨旁淋巴结群。

乳腺是位于体表的器官，所以乳腺的淋巴引流方式以体表的皮肤淋巴引流为基础。已知在皮肤和皮下组织中，淋巴系统可以分为上皮下淋巴管丛、真皮下淋巴管丛和皮下淋巴管丛，这3种淋巴管丛纵向连接形成淋巴管道系统。乳腺皮肤中的真皮下淋巴管丛流向乳头侧，皮下淋巴管丛则位于乳腺的背侧，浅、深两层淋巴管丛相互吻合。在乳晕处，上皮下淋巴管丛和真皮下淋巴管丛组成乳晕下淋巴管丛，在此注入乳头和乳晕的淋巴管；而皮下淋巴管丛接收大部分的乳房淋巴液，通过丰富的淋巴管道进入腋窝，另一部分则进入胸骨旁的淋巴系统，或经腹部上区的淋巴吻合、穿过上腹壁进入膈下及肝脏的淋巴系统。

1. 腋淋巴结群

腋淋巴结群位于腋窝内腋血管及其分支周围，约有 $10 \sim 24$ 个，腋淋巴结收纳同侧上肢、同侧乳房、胸壁和腹壁上部等处的淋巴管，其输出管汇成锁骨下干后，左侧注入胸导管，右侧注入右淋巴导管。

腋淋巴结根据位置可分为 5 个群。

（1）外侧群淋巴结群：位于腋动脉、腋静脉远侧段周围，收纳上肢大部分淋巴管及肘淋巴结输出管。

（2）胸肌淋巴结群：位于胸小肌下缘，胸外侧动、静脉周围，收纳胸、腹外侧壁和乳房外侧、中央部的淋巴管。

（3）肩胛下淋巴结群：位于腋窝后壁肩胛下动、静脉周围，收纳项背部、肩胛区的淋巴管。

（4）中央淋巴结群：位于腋窝内的脂肪中，肋间臂神经周围，此群接受上述 3 个淋巴结群的输出管。

（5）尖淋巴结群：位于腋窝尖部，腋动脉、腋静脉的近侧段，收纳中央淋巴结输出管和乳房上部的淋巴管，其输出管大部分汇成锁骨下干，小部分注入锁骨上淋巴结。

2. 胸骨旁淋巴结群

胸骨旁淋巴结群位于肋间隙前缘，与乳腺内动脉走行一致，引流部分乳腺及胸腹部的肝脏、胸膜、膈、心包和横纹肌组织等区域的淋巴液。

（三）上肢淋巴引流

上肢浅部淋巴管起始于手掌和手指，在手部呈网状分布于浅层皮下组织，经过腕部汇入前臂淋巴结。

上肢浅部淋巴管与浅静脉伴行，可以划分成三个区域，即桡侧区、尺侧区和正中区域。三区集合淋巴管在肘前正中相汇，从正中静脉、贵要静脉旁穿过，汇至肘前淋巴结，最后汇成更大的淋巴管，注入腋淋巴结群。前臂桡侧区的浅淋巴管有时会伴随头静脉直接汇至腋淋巴结群。

上肢深部淋巴管位于筋膜下，与深静脉走行一致，在前臂区域与桡动脉、尺动脉、掌侧动脉和骨间背侧动脉相伴，在上臂伴随肱动脉，注入腋淋巴结群。

上肢继发性淋巴水肿是乳腺癌术后的常见并发症之一。淋巴-静脉吻合术是目前治疗淋巴水肿比较简便的术式之一，了解上肢的淋巴系统解剖有助于术者准确地定位可供吻合的淋巴管。

（四）下肢淋巴引流

下肢的集合淋巴管从脚趾、足和大腿外侧的皮下组织下方发出，一路曲折上行，过程中或发出分支，或与周围淋巴管相互吻合和交叉，淋巴管径也随之增大。下肢淋巴管同样分为浅、深两层。浅淋巴管伴浅静脉（如隐静脉）行于皮下组织；深淋巴管与深静脉和动脉伴行，最后注入腹股沟深淋巴结。

下肢的淋巴结主要有腘淋巴结和腹股沟淋巴结。腘淋巴结位于腘窝，收纳小腿后外侧部浅淋巴管和足、小腿的深淋巴管，注入腹股沟深淋巴结。腹股沟浅淋巴结又可分为上、下两组，上组排布于腹股沟韧带周围，下组位于大隐静脉末端，收纳腹前壁下部、臀部、会阴、外生殖器、下肢大部分浅淋巴管，其输出管大部分注入腹股沟深淋巴结，少部分注入髂外淋巴结。腹股沟深淋巴结位于股静脉根部区域，收纳腹股沟浅淋巴结的淋巴输出，也收纳下肢深淋巴管的淋巴输出，汇入髂外淋巴结。因此，腹股沟区淋巴结清扫是引发下肢淋巴水肿的重要因素。熟悉下肢的淋巴管、静脉的分布、数量和走行特点有助于外科医生开展下肢的淋巴－静脉吻合术。同时，下肢尤其大腿内侧和外侧部位也是皮瓣手术的理想供区。

三、中枢系统的淋巴循环

血管周围间隙最早由德国病理学家 R.Virchow 和法国生物学家 C.P.Robin 分别于 1851 年和 1859 年提出，故称为 Virchow-Robin space（VRS）。它是软脑膜血管周结构的延伸，包绕在动脉和静脉血管周围形成微小组织间隙。间隙的内壁为血管壁，外壁由星形胶质细胞足突包绕而成。脑血管腔隙的液体通过类淋巴系统融入脑脊液，经过脑神经根周围的淋巴管，由鼻黏膜下的淋巴管吸收回流至淋巴结，或直接经蛛网膜颗粒回流至血液循环。而脑间质液则沿动脉、毛细血管外壁回流至颈部淋巴结。中枢神经系统的脑间质液进入 VRS 形成淋巴液，引流至颈深淋巴结，最终汇入全身淋巴系统。在动物实验中，结扎颈部的淋巴管会出现脑水肿和脑血管周围腔隙的扩大。

此外，根据颅内动脉的分布特点，淋巴管前淋巴系统可以分为前循环系统的大脑淋巴管前淋巴系统和后循环系统的小脑淋巴管前淋巴系统，分别将脑内淋巴液通过颈内动脉系统和椎－基底动脉系统血管外膜中的淋巴管前淋巴系统引流至颈部淋巴结。最近，有学者提出颅基底侧的脑膜淋巴管是脑脊液引流的另一出路，也是大脑清除废物的重要机制。

四、淋巴分水岭

淋巴分水岭是皮肤上的线性区域，是不同淋巴区域的分割线。同一区域内的淋巴集合管吻合较多，分水岭上的淋巴集合管则相对较少。淋巴分水岭可以分为矢状分水岭和水平分水岭，共同将躯干划分为左上、左下、右上、右下 4 个淋巴区域，这 4 个区域也被称为象限。

（一）矢状分水岭

矢状分水岭，也称中线分水岭，是头顶与会阴（前、后）的连接线，其将头部、颈部、躯干和外生殖器的淋巴引流区分成相等的左右两部分。

（二）水平分水岭

1. 上水平分水岭将颈、肩与臂、胸部分隔开，此线从颈静脉切迹（胸骨柄）开始向外至肩峰，并继续向后延伸达 C_7 和 T_2 间椎体水平。

2. 下水平分水岭始于脐部，沿着胸廓下缘向脊柱延伸。该分水岭将躯干分为上、下两个区域。

（三）躯干与四肢之间的分水岭

1. 腹股沟分水岭，从耻骨联合开始，沿髂嵴至骶骨顶点。腹股沟分水岭将躯干和下肢分开。

2. 腋分水岭，从喙突开始，沿着腋襞向后延伸到肩胛冈中点，将手臂与躯干分开。

在正常情况下，淋巴集合管内的瓣膜会阻挡相邻区域之间的淋巴液流动，少量淋巴液可能通过毛细淋巴管穿过分水岭。在淋巴淤滞的情况下，膨胀的淋巴管阻力增大，迫使淋巴液反向流动，越过分水岭，并经由其他通路流动。淋巴集合管异常膨胀最终可导致瓣膜功能不全。瓣膜功能不全会导致淋巴从淤滞区域向毗邻的正常区域反向流动。此时，跨区域吻合可能被激活以防止水肿的发生，这是自身避免淋巴淤滞的部分机制。如果出现水肿，可以利用这些区域间的吻合手术改变淤滞淋巴液的流向。

第四节　淋巴循环的影响因素

一、淋巴液生成的影响因素

淋巴液的生成是一个复杂的生物力学过程。毛细淋巴管可被看作多孔介质，其中的淋巴液流动属于渗流。因此，淋巴液的生成受到间质流体压力、间质固相的应力、毛细淋巴管的舒缩等多个因素的影响。间质孔隙度则直接影响淋巴流量。

（一）间质流体压力

淋巴液的产生主要靠组织液压力的升高和毛细血管壁通透性的增加。任何增加组织液压力和降低毛细淋巴管压力的因素均可导致淋巴液生成增多。其中，组织液压的变化对淋巴液的生成具有重要影响。

淋巴液生成速度缓慢而不均匀，并可在长时间内处于停滞状态，肌肉收缩、胃肠道蠕动、肺呼吸、心脏搏动以及其他外力作用（如推拿、拔罐等），一切可以升高间质压力的因素，均可使淋巴液生成增快。曾有学者对体表按摩的周期、皮肤位移的大小与真皮淋巴流量的关系进行研究，指出淋巴流量与按摩频率的对数及按摩振幅的平方呈线性关系，认为淋巴形成的关键因素是初始淋巴管因周围组织结构变形而产生周期性张缩。

（二）毛细淋巴管的舒缩运动

初始淋巴管虽然没有平滑肌结构，不能自主收缩，但其含有可收缩的肌动球蛋白细丝。淋巴内皮细胞间的瓣膜结构，决定了淋巴液的形成和流动具有周期性。与心脏类似，初始淋巴管的被动的舒张和收缩是淋巴形成和运输的原动力。

二、淋巴液回流的影响因素

集合淋巴管将初始淋巴管中形成的淋巴液输运回静脉。沿淋巴管的压力梯度是淋巴液回流的重要力量，影响因素较多，其中最重要的是淋巴管的主动收缩性，也就是淋巴泵的作用。在淋巴管扩张时，组织液进入淋巴管，此时的淋巴管瓣膜处于开放状态；在淋巴管收缩时，淋巴管瓣膜关闭，推动淋巴液在淋巴管内流动。由于淋巴管内的活瓣防止了逆流，所以淋巴液只能从外周向心脏方向流动，此性能与静脉血管类似。但是，与心脏泵驱动的血液流动不同，淋巴管壁薄、压力低，任何来自外部的压力（如局部组织的运动和血液流动所产生的压力）都能推进淋巴液流动。驱动淋巴液流动的力量不足，或淋巴循环通路阻塞，将导致淋巴液凝滞，造成局部浮肿、沉重和蛋白质滞留。研究显示，在静脉压显著升高时，淋巴流量明显增加。呼吸活动增强会使胸导管淋巴流量明显增加。其他因素，如骨骼肌收缩、邻近动脉的搏动及外力对组织的压迫等，都可成为推动淋巴回流的动力。病理情况下，如感染、肿瘤、脉管畸形等都可以影响淋巴回流而引起淋巴水肿等症状。在有瓣膜功能障碍的情况下，淋巴液可以向远端逆流，称为淋巴反流。

三、神经体液因素的影响

神经体液因素是体内稳态调节的重要机制，淋巴回流和淋巴管的收缩活动也受神经体液因素的调节。刺激内脏神经可加强淋巴管收缩，增加淋巴回流量。刺激交感神经可通过 α 和 β 受体调节淋巴管的收缩活动。

第五节　淋巴循环的生理意义

淋巴循环作为高等脊椎动物体内仅次于血液循环系统的第二套脉管系统，是人体循环系统的重要组成部分，对于调节组织压力、维持血压、维持细胞外环境稳定、免疫防御、吸收脂肪以及保证组织细胞正常功能的许多生命活动都有重要意义。在器官水肿、肿瘤转移和炎症反应等多种疾病发生和发展过程中具有关键性的作用。

一、维持体液平衡功能

淋巴系统可以被认为是一个引流系统，当血液在体内循环时，血浆通过毛细血管壁渗透到组织中。逸出的血浆部分被称为间质液或细胞外液，它含有氧气、葡萄糖、氨基酸和组织细胞所需的其他营养物质。虽然大部分液体会立即渗透回血液中，但仍有一部分会和颗粒物一起被留下。淋巴回流的生理功能就是将组织液中的蛋白质分子带回至血液中，这对维持血容量和血浆蛋白的恒定具有重要意义。

淋巴回流过程中清除了组织液中不能被毛细血管重吸收的较大的分子，以及组织中的红细胞、细胞碎片、病毒和细菌等。淋巴回流的速度虽然缓慢，但一天中的淋巴回流量大致等于全身的血浆量，故淋巴回流对于维持血浆和组织液之间的平衡、净化体液环境有着重要的作用。

二、免疫防御功能

淋巴循环的过程中产生淋巴细胞和浆细胞，它们是机体免疫应答的重要成员。细菌、病毒或癌细胞等可沿淋巴管侵入，进入淋巴结，引起局部淋巴结肿大。病原体流经淋巴窦时，巨噬细胞可清除其中的异物，其对细菌的清除率可达 99%，但对病毒及癌细胞的清除率常很低。抗原进入淋巴结后，巨噬细胞和交错突细胞识别、加工和提呈抗原，携带相应特异性受体的淋巴细胞发生增殖、活化。识别抗原与细胞间协作的部位在浅层皮质与深层皮质交界处。在引起体液免疫应答时，淋巴小结增多增大，髓索内浆细胞增多。在引起细胞免疫应答时，副皮质区明显扩大，效应性 T 细胞输出增多。淋巴结内的 T 细胞约占淋巴细胞总数的 75%，B 细胞占 25%，大颗粒淋巴细胞则极少。淋巴结内细胞免疫应答和体液免疫应答常同时发生，以哪一种为主视抗原性质而定。当病原体侵入机体时，往往引起该处组织的淋巴结肿大。淋巴结实质内有许多神经末梢，淋巴细胞表面有多种神经递质受体，说明神经系统对淋巴结内的免疫应答有一定的调节作用。

三、参与肠道吸收功能

小肠绒毛的毛细淋巴管可以回收脂肪并转运至血液循环，因此，肠道的淋巴液含有大分子脂肪和蛋白质，外观呈牛奶样，即乳糜液。乳糜液由肠淋巴管吸收后经乳糜回流回收入血。此外，有些药物的吸收也经肠道的淋巴回流来完成。

参考文献

[1] 刘宁飞 . 淋巴水肿诊断与治疗 [M]. 北京：科学出版社，2014.

[2] 刘执玉 . 淋巴学 [M]. 北京：中国医药科技出版社，1996.

[3] 吕田明，黄小玉，史翠丽 . 中枢神经系统淋巴循环与相关疾病研究进展 [J]. 中国现代神经疾病杂志 , 2015, 6(15): 492–497.

[4] 姚伟，丁光宏，沈雪勇，等 . 淋巴循环动力学模型研究 [J]. 生物医学工程学杂志，2008, 4(25): 831–834.

[5] [德]M. 福迪，E. 福迪 . 福迪淋巴学 [M]. 3 版 . 曹烨明，阙华发，黄广合，等主译 . 上海：世界图书出版公司，2017.

[6] Akgul A. Future concepts: lymphangiogenesis in lymphedema therapy[J]. Plastic and reconstructive surgery, 2020, 145(1): 214e-215e.

[7] Aukland K, Reed RK. Interstitial lymphatic mechanisms in the control of entracellular fluid volume[J]. Physiological Reviews, 1993, 73: 1-60.

[8]　Louveau A，Smirnov I，Keyes TJ，et al. Structural and functional features of central nervous system lymphatic vessels [J]. Nature, 2015, 523(7560): 337-341.

[9]　Robert L, Fraser E, Kimpton WG, et al. Uptake and degradation of hyaluronan in lymphatic tissue[J]. Biochem J, 1988, 256: 153-158.

第三章 淋巴水肿的病因病理学及危害

淋巴水肿的病因主要是淋巴液在淋巴管内回流障碍及含大量蛋白质的组织液积聚导致局部水肿。

第一节　淋巴水肿的概念及流行病学

一、淋巴水肿概念

淋巴水肿是由于淋巴管阻塞或淋巴管发育不全，导致淋巴液引流障碍，滞留于组织间隙而形成局部的组织肿胀。随后的缺氧状态会导致慢性炎症和组织纤维化。皮肤存在广泛的毛细淋巴管，由于周围组织的抗原积累，淋巴水肿患者容易反复发生皮肤感染。

二、流行病学特点

淋巴水肿在全球都是一个非常严重的问题。据报道，全球大约有2亿名淋巴水肿患者，其中美国有300万名患者，中国淋巴水肿患者人数估计在600万以上，并且这个数字还在逐年增加。慢性淋巴水肿的发生率在1.33‰～1.44‰。原发性淋巴水肿罕见，估计发病率为1/10万，通常发生在儿童时期，大多数淋巴水肿患者有继发性疾病。继发性淋巴水肿的发病率大概在千分之一，诊断时的平均年龄在50～58岁。丝虫病是全球继发性淋巴水肿最常见的原因；而上肢淋巴水肿是乳腺癌最常见的并发症。在乳腺癌的综合治疗中，腋窝淋巴结清扫和辅助放射治疗都是淋巴水肿的诱发因素。目前，乳腺癌相关的上肢淋巴水肿已受到越来越多研究者的关注。上肢淋巴水肿在接受腋窝前哨淋巴结活检的乳腺癌患者中的发生率大约为 5% ～ 6.9%，在接受标准腋窝淋巴结清扫的患者中约为 13%，在接受 I 和 II 级腋窝淋巴结清扫并接受放化疗的患者中约为 25%。

下肢淋巴水肿较上肢淋巴水肿常见，但有关其发病率的报道并不多。下肢淋巴水肿常与感染、慢性静脉功能不全、肾衰竭患者的西罗莫司治疗以及恶性肿瘤（女性患者常见于子宫颈癌、子宫内膜癌和卵巢癌根治术后，男性患者常见于前列腺癌、阴茎癌根治术后）有关。一项癌症相关的继发性淋巴水肿报告显示，恶性肿瘤治疗后，继发性淋巴水肿的总发病率为 15.5%；黑色素瘤治疗后，继发性淋巴水肿的总发病率为 16%（上肢，5%；下肢，28%）。在前列腺癌的治疗中，淋巴水肿的发生率为 3% ～ 8%。在阴茎癌的治疗中，腹股沟和髂腹股沟淋巴结切除术后，23% ～ 33% 的患者发现淋巴水肿。对宫颈癌患者行根治性子宫切除治疗，下肢淋巴水肿的发生率低至 5% ～ 10%；然而辅助骨盆照射，10 年后下肢淋巴水肿的发病率将高达 49%。

第二节　淋巴水肿的病因

淋巴水肿一般可分为原发性和继发性两个大类。

一、原发性淋巴水肿

原发性淋巴水肿一般可分为遗传性淋巴水肿、早发性淋巴水肿和迟发性淋巴水肿。遗传性淋巴水肿通常也被称作 Nonne-Milroy 综合征。但也有研究报道存在其他致病基因，例如 *VEGFR3* 等可能导致遗传性淋巴水肿的产生。而早发性和迟发性淋巴水肿除发病时期不同外，实质上并无绝对差别，总计约占原发性淋巴水肿的 80%。

早发性淋巴水肿通常发生于年轻女性，发病年龄为 20 ～ 30 岁；而迟发性淋巴水肿的发病年龄较晚。早发性水肿一般起始于足背和踝部，从下肢的远心端向近心端进展，逐步波及整个小腿，但一般不会越过膝关节平面。大多数患者为单侧肢体受累。

二、继发性淋巴水肿

继发性淋巴水肿起因是淋巴管病理性阻塞，是指许多继发的因素导致淋巴管压力升高，淋巴液潴留于组织间隙，其回流产生障碍，从而引起淋巴水肿。常见的病因有：淋巴结切除术，放疗后纤维化，肿瘤浸润淋巴结，反复发作的感染引起的淋巴管纤维性阻塞。另外，部分地区丝虫病的流行和结核病的高发也是淋巴水肿的重要原因。

继发性淋巴水肿不同于原发性淋巴水肿，一般起始于肢体近心端，然后逐渐向远心端进展。损伤或手术后的继发性淋巴水肿常见于腋窝、腹股沟和腹膜后。淋巴结清扫术后的继发性淋巴水肿，如乳腺癌改良根治术行腋窝淋巴结清扫并行术后放疗的患者，大部分会出现患侧上肢不同程度的淋巴水肿；经过较长时间恢复后，急性淋巴水肿大多能通过残存淋巴管的扩张和淋巴管侧支循环代偿，从而缓解淋巴水肿症状，但仍有 20%～30% 的患者会有不可逆的慢性淋巴水肿。

感染性继发性淋巴水肿的病因主要为细菌、真菌、丝虫等感染。皮肤上的局部病灶，如足趾的皮肤裂缝以及损伤是最常见的致病菌感染途径，并且下肢静脉曲张并发溃疡和其他局部的皮肤感染也可造成淋巴水肿。继发性感染最常见的细菌是链球菌，其临床特点是反复发作的急性蜂窝织炎和淋巴管炎，全身表现较重，可有寒战、高热等感染表现，亦可伴有淋巴结的肿大与压痛。链球菌引起的感染性继发性淋巴水肿经抗感染及相应对症治疗后，寒战、高热等通常消退较快，但局部的淋巴结肿大一般消退较慢，并且病情容易反复。此外，丝虫感染是地方性淋巴水肿最常见的病因之一，其主要的传播方式是飞蚊传播，患者在发病初期可出现不同程度的发热和局部疼痛，之后病情可出现进展引起皮肤和皮下组织淋巴液的回流障碍，进而发展成淋巴水肿。其他造成感染性继发性淋巴水肿的原因主要有足癣，通常仅局限于足及足背部。对于足癣引起的继发性淋巴水肿，控制杀灭真菌是最为有效的消除方法之一。

第三节　淋巴水肿的病理学

淋巴液是由细胞间隙中的组织液组成的，然后经淋巴管流至静脉。而淋巴系统是由淋巴结以及相连的淋巴管构成的，淋巴结具有免疫保护屏障的作用，而淋巴管则是淋巴液流经的通道。淋巴水肿的发病机制主要是淋巴系统先天的发育不良或某些因素造成的闭塞或被破坏，致使淋巴液回流障碍，进而导致组织间隙中的液体总量异常增加。由于潴留的淋巴液富含蛋白质等成分，易刺激结缔组织过度增生，进而导致纤维组织取代脂肪组织，皮肤及皮下组织发生角化，最终形成典型的"象皮肿"。原发性淋巴水肿大多由淋巴管发育异常所致，一般为淋巴管先天性发育不良。而继发性淋巴水肿则往往因某些因素破坏或损伤等造成淋巴管阻塞，致使远端淋巴液回流障碍，引发淋巴水肿。最常见的为链球菌感染引起的继发性淋巴水肿及因各种恶性肿瘤行淋巴结清扫术后或放疗后引起的继发性淋巴水肿。

一、淋巴水肿的组织病理改变

原发性淋巴水肿的主要病变在真皮网状层和皮下组织，其组织间隙中有较多的淋巴液；真皮乳头部分胶原纤维呈透明变性；血管周围有不同程度的淋巴细胞浸润。继发性淋巴水肿的早期即有炎症细胞浸润，晚期组织纤维化，其表皮呈疣状增生。

二、淋巴水肿的病理分期

淋巴水肿的病理过程一般可分为三期，即水肿期、脂肪增生期、纤维增生期。

（一）水肿期

发病初期，组织间液积聚，淋巴液回流受阻，淋巴管内压力增高，导致淋巴管扩张、扭曲，瓣膜功能逐渐丧失，淋巴液反流，淋巴管周围纤维化，影响毛细淋巴管吸收组织间液和大分子物质的能力，致使体液和蛋白质在组织间隙中积聚。下肢淋巴水肿的肿胀首先从踝部开始，由下而上逐渐扩展，为慢性进展性无痛性水肿，肢体呈均匀性增粗，以踝部和小腿下 1/3 为甚，此时皮肤尚光滑柔软，指压时有凹陷性水肿，抬高患肢或卧床休息后，肿胀可以明显消退，但无明显的皮肤改变，严重者可累及生殖器及内脏。

（二）脂肪增生期

水肿持续存在，在脂质成分的刺激下，巨噬细胞和脂肪细胞吞噬淋巴液内的脂质成分，使得皮下脂肪组织增生，肢体韧性增加，皮肤角化尚不明显，水肿过渡为非凹陷性且抬高肢体不能缓解，淋巴水肿进入脂肪增生期。此阶段的组织肿胀主要包括淤滞的淋巴液和增生的脂肪组织，皮肤明显纤维化。

（三）纤维增生期

在高蛋白成分的长期刺激下，皮肤和皮下组织产生大量纤维组织，淋巴管壁也逐渐增厚、纤维化，导致组织液更难进入淋巴管内，高蛋白水肿进一步加重。高蛋白水肿液是细菌等微生物的良好培养基，促使局部容易诱发感染，肢体形成不可逆性水肿，丹毒反复发作。感染又增加局部组织纤维化和硬化，加重淋巴管阻塞，形成恶性循环，此期称为纤维增生期。

第四节　淋巴水肿对人体的危害和影响

淋巴水肿会对患者的日常生活会造成严重的危害。淋巴水肿主要表现为肢体肿胀，早期可表现为凹陷性水肿；晚期由于组织内部蛋白质沉积，纤维结缔组织增生，故呈非凹陷性水肿。如不及时治疗，会引起下肢淋巴液回流障碍，导致患者出现肢体循环不畅的现象。严重的淋巴水肿会影响正常的活动，肢体肿胀变形，皮肤增厚、粗糙，坚如象皮，故又称"象皮肿"，使得患者无法正常活动，影响生活质量，也影响患者的心理健康，所以应尽早进行针对性治疗，避免局部水肿引起严重的并发症。淋巴水肿是由淋巴回流不畅引起的，早期干预的效果比较好，随着病变程度加重，会发生静脉血液循环障碍，引起静脉炎等，并会引起溃疡性病变，甚至引起恶变。严重的晚期淋巴水肿可能诱发淋巴管或血管内皮细胞恶变，形成淋巴管肉瘤。

乳腺癌术后并发上肢淋巴水肿是由于手术过程破坏淋巴管结构或阻塞淋巴管而造成淋巴液聚集，引起肢体持续肿胀的慢性症状。乳腺癌术后患者出现上肢淋巴水肿，临床表现为患肢疼痛、肿胀、麻木，并且与健侧相比明显增粗。患肢的疼痛与肿胀严重影响患者睡眠，上肢淋巴水肿的患者可能因此减少社会活动。很多患者长期处于很大的心理压力中，生活质量下降。因此，乳腺癌术后淋巴水肿患者的生活质量是亟须解决的重要问题。

对淋巴水肿患者生活质量的评估通常采用欧洲癌症治疗研究组织针对肿瘤患者制定的生活质量核心问卷（quality of life questionnare-core 30，QLQ-C30）。整体生活质量量表和功能量表得分越高，表示患者的整体生活质量及功能越好；症状量表得分越高，表示患者的症状越明显。

有研究对 243 例改良根治术后生存 2 年以上的乳腺癌患者进行调查，结果提示淋巴水肿会导致患者肩关节活动明显受限，并对患者的生理状况、情感状况、功能状况造成负面影响。也有研究者提出，健康信念模式可提高患者对淋巴水肿预防行为的执行率以及降低淋巴水肿的发生率，干预组患者生活质量总分、情感状况、功能状况、社会家庭状况及附加关注评分都明显高于对照组，具有更好的生活质量。

第五节　淋巴水肿的干预与治疗价值

淋巴水肿的发生严重影响患者的生存质量。早期发现淋巴水肿并对其进行合理的干预和治疗，可以明显降低淋巴水肿的并发症。目前，淋巴水肿的干预和治疗方法有药物治疗、物理治疗、手术治疗及传统医学治疗等。

一、药物治疗

国内外学者对此进行了一系列的尝试。Piller 报道了利用苯并吡喃酮 / 香豆素类药物的蛋白水解作用，来降低胶体渗透压，可以改善蛋白质淤积导致的淋巴水肿。Cacchio 等报道使用复合药物 Linfadren 能够提高综合性消肿治疗（comprehensive decongestive therapy，CDT）的效果，且未观察到任何不良反应。Micke 等认为，淤滞的淋巴液中存在大量的氧自由基，加重了炎症和淋巴液淤积，而微量元素硒可能通过活化谷胱甘肽过氧化物酶发挥抗氧化作用来缓解淋巴水肿，口服亚硒酸钠 4～6 周治疗继发性淋巴水肿有一定疗效。国内学者将祖国传统医学应用于治疗淋巴水肿，也取得了一定的疗效。郭思思等使用芩矾汤湿渍治疗下肢淋巴水肿，取得了一定的疗效。张丽芳和刘育婷报道使用改良中药硬膏贴敷治疗淋巴水肿，治疗组患者的水肿改善有效率达 95.9%。但是，到目前为止尚无公认的有效治疗淋巴水肿的药物，已有的临床研究多为单中心小样本对照试验，还需进一步探索有效治疗的药物。

二、物理治疗

CDT 被认为是可以改善淋巴水肿的最有效治疗方法之一，包括手法淋巴引流（manual lymphatic drainage，MLD）、压力治疗、个体化训练和皮肤护理。手法淋巴引流通过特殊的节奏，对淋巴结周围皮肤进行按摩，从而达到改善淋巴回流的作用。其可能的作用机制包括：①通过模拟淋巴管泵的功能，促进多余的组织液排出，增加淋巴液及其他组织液转运，促进局部血液循环；②减少局部炎性介质，缓解炎性产物所致的水肿；③软化局部纤维性硬结，有利于肢体伸展运动。Ezzo 等报道，基于 Cochrane 数据库的系统综述，其亚组数据分析表明，MLD 结合压迫绷带在缓解患肢肿胀方面明显优于单纯的压迫绷带，尤其适合轻中度水肿的患者。Zimmermann 等将 67 例接受乳腺癌手术的患者分为两组，其中 MLD 治疗组 33 例从术后第 2 天开始给予 MLD 辅助治疗。对比术前和术后 6 个月患侧上臂周径，MLD 治疗组在 MLD 辅助治疗前后的差异无统计学意义，而对照组在 MLD 辅助治疗前后的差异具有统计学意义，提示 MLD 可以减缓淋巴水肿的发生。周剑国等应用 MLD 对 14 例亚临床感染性淋巴水肿患者进行治疗，所有患者的局部炎症均得到控制，随访 4 个月至 2 年，疗效满意。

国内压力治疗弹性加压穿戴比较常见，根据患者情况穿戴压力为 30～40mmHg 的袖套和手套，建议清醒时佩戴。而在美国，较为常见的是压力泵疗法，其原理是通过对多腔气囊有序、反复的充放气，对肢体和组织产生循环压力，促进淋巴液回流。罗永红等采用空气波压力治疗仪对 58 例乳腺癌术后淋巴水肿患者患肢进行治疗，患肢淋巴水肿基本恢复正常，目前该方法常作为淋巴水肿的辅助治疗手段。

三、手术治疗

手术治疗淋巴水肿始于 19 世纪，经过多年的发展，目前形成减负手术和重建手术两大类。

淋巴水肿的减负手术如近年来常用的 Brorson 吸脂术（liposuction），主要作用于中、晚期 BCRL 患者，手术起到局部减负作用，通过该术式去除局部淤积的淋巴液、增厚的纤维组织以及皮下过剩的脂肪，改善肿胀肢体外观，从而使受累肢体功能得到恢复。而吸脂术与加压治疗的联合也能起到协同作用，O'Brien 等报道两者联合能使患肢水肿体积减小 23%。

淋巴水肿的重建手术包括血管化淋巴结移植（autologous vascularized lymph node transfer，ALNT）、淋巴静脉吻合（lymphatico-venous anastomosis，LVA）和淋巴管移植（lymphatic vessel grafting，LVG）等，手术治疗的目的在于恢复受损淋巴系统的结构与功能。Becker 等报道将腹股沟区淋巴结血管化后，连同皮瓣转移至患侧腋窝，患者局部水肿消退比例约为 41.7%（10/24）。

四、传统医学治疗

国内学者应用祖国传统医学对 BCRL 的治疗进行探索，也取得了一定的效果。王志光和邢晓娟采用梅花针叩刺对 34 例 BCRL 患者进行治疗，治疗后总有效率达 94.1%。王慧静等报道，艾灸疗法早期干预可以促进患肢功能康复，效果显著。吴玉华等采用当归芍药散加味治疗 BCRL，同时配合功能锻炼，总有效率达 86.8%。

淋巴水肿对患者的生活质量造成了巨大的负面影响，因此为淋巴水肿患者及时提供适当的干预和治疗措施有利于提高患者的生活质量。目前，临床使用的多种干预和治疗方式均显示出对淋巴水肿的治疗价值，然而对治疗的选择缺乏统一的标准。

总体来说，CDT 是各种治疗模式的基础；对于合适的患者，手术能快速有效改善症状；药物治疗方案有待验证；传统医学治疗则是有益的补充。因此，对于淋巴水肿患者，需进行个体化、规范化的治疗，以提高治疗的效果。

参考文献

[1] 代莉莉，段艳芹．乳腺癌术后上肢淋巴水肿患者的生活质量和上肢活动度调查 [J]．护理学报，2012，19（13）：20-22．

[2] 郭思思，段英民，王玉林，等．芩矾汤溻渍治疗下肢淋巴水肿 [J]．医药界，2019（24）：1．

[3] 罗永红，易琼，兰英花．空气波压力治疗仪治疗乳腺癌术后患肢淋巴水肿的效果观察 [J]．华西医学，2012（1）：99-100．

[4] 牛少辉．微针刺络对下肢丹毒继发性淋巴水肿干预作用的临床研究 [D]．北京：北京中医药大学，2020．

[5] 盛继群，曾峰，李畅，等．原发性先天性淋巴水肿一家系 VEGFR3 基因突变分析 [J]．中华医学遗传学杂志，2010，27（4）：371-375．

[6] 孙沣．原发性肢体淋巴水肿发病机制研究进展 [J]．国外医学：外科学分册，2003（2）：104-106．

[7] 王慧静，吴贤，詹静，等．艾灸疗法早期干预促进乳腺癌术后患肢功能恢复的临床观察 [J]．中国中医药科技，2012，19（5）：75-76．

[8] 王玲，李惠萍，王德斌，等．健康信念模式教育对乳腺癌患者术后淋巴水肿发生率及生活质量的影响 [J]．中华行为医学与脑科学杂志，2012，21（9）：803-806．

[9] 王志光，邢晓娟．梅花针叩刺治疗乳腺癌术后上肢水肿 34 例 [J]．上海针灸杂志，2013（5）：416．

[10] 吴玉华，万冬桂，张晓春．当归芍药散加味治疗乳腺癌术后同侧上肢肿胀 38 例 [J]．中医药学报，2003（1）：45．

[11] 吴在德，吴肇汉．外科学 [M]．7 版．北京：人民卫生出版社，1984．

[12] 杨伊兰，龙笑．继发性淋巴水肿的治疗进展 [J]．医学研究杂志，2020，49（3）：170-172．

[13] 张丽芳，刘育婷．改良中药硬膏贴敷治疗乳腺癌术后淋巴水肿临床研究 [J]．现代中医药，2020，40（5）：77-80．

[14] 赵冲，黎万荣，王然，等．淋巴水肿的研究现状 [J]．西南军医，2009，11（6）：1119-1120．

[15] Aaronson NK, Ahmedzai S, Bergman B, et al. The European Organization for Research and Treatment of Cancer QLQ-C30: a quality-of-life instrument for use in international clinical trials in oncology[J]. J Natl Cancer Inst, 1993, 85(5): 365-376.

[16] Amdur RJ, Parsons JT, Fitzgerald LT, et al. Adenocarcinoma of the prostate

treated with external-beam radiation therapy: 5-year minimum follow-up[J].
Radiother Oncol, 1990, 18(3): 235-246.

[17] Anscher MS, Prosnitz LR. Postoperative radiotherapy for patients with carcinoma of the prostate undergoing radical prostatectomy with positive surgical margins, seminal vesicle involvement and/or penetration through the capsule[J]. J Urol, 1987, 138(6): 1407-1412.

[18] Becker C, Assouad J, Riquet M, et al. Postmastectomy lymphedema: long-term results following microsurgical lymph node transplantation[J]. Ann Surg, 2006, 243(3): 313-315.

[19] Bevan-Thomas R, Slaton JW, Pettaway CA. Contemporary morbidity from lymphadenectomy for penile squamous cell carcinoma: the M.D. Anderson Cancer Center Experience[J]. J Urol, 2002, 167(4): 1638-1642.

[20] Brorson H. From lymph to fat: liposuction as a treatment for complete reduction of lymphedema[J]. Int J Low Extrem Wounds, 2012, 11(1): 10-19.

[21] Brorson H. Liposuction gives complete reduction of chronic large arm lymphedema after breast cancer[J]. Acta Oncol, 2000, 39(3): 407-420.

[22] Brorson H. Liposuction in lymphedema treatment[J]. J Reconstr Microsurg, 2016, 32(1): 56-65.

[23] Cacchio A, Prencipe R, Bertone M, et al. Effectiveness and safety of a product containing diosmin, coumarin, and arbutin (Linfadren ®) in addition to complex decongestive therapy on management of breast cancer-related lymphedema[J]. Support Care Cancer, 2019, 27(4): 1471-1480.

[24] Chatani M, Nose T, Masaki N, et al. Adjuvant radiotherapy after radical hysterectomy of the cervical cancer. Prognostic factors and complications[J]. Strahlenther Onkol, 1998, 174(10): 504-509.

[25] Cho Y, Do J, Jung S, et al. Effects of a physical therapy program combined with manual lymphatic drainage on shoulder function, quality of life, lymphedema incidence, and pain in breast cancer patients with axillary web syndrome following axillary dissection[J]. Support Care Cancer, 2016, 24(5): 2047-2057.

[26] Cormier JN, Askew RL, Mungovan KS, et al. Lymphedema beyond breast cancer: a systematic review and meta-analysis of cancer-related secondary lymphedema[J]. Cancer, 2010, 116(22): 5138-5149.

[27] Damstra RJ, Voesten HGJM, Klinkert P, et al. Circumferential suction-assisted lipectomy for lymphoedema after surgery for breast cancer[J]. Br J

Surg, 2009, 96(8): 859-864.

[28] Ezzo J, Manheimer E, Mcneely ML, et al. Manual lymphatic drainage for lymphedema following breast cancer treatment[J]. Cochrane Database Syst Rev, 2015(5): Cd003475.

[29] Greskovich FJ, Zagars GK, Sherman NE, et al. Complications following external beam radiation therapy for prostate cancer: an analysis of patients treated with and without staging pelvic lymphadenectomy[J]. J Urol, 1991, 146(3): 798-802.

[30] Kambayashi J, Ohshiro T, Mori T. Appraisal of myocutaneous flapping for treatment of postmastectomy lymphedema. Case report[J]. Acta Chir Scand, 1990, 156(2): 175-177.

[31] Ketterer C. Surgical options for lymphedema following breast cancer treatment[J]. Plast Surg Nurs, 2014, 34(2): 82-85, quiz 86-87.

[32] Micke O, Bruns F, Mücke R, et al. Selenium in the treatment of radiation-associated secondary lymphedema[J]. Int J Radiat Oncol Biol Phys, 2003, 56(1): 40-49.

[33] O' Brien BM, Khazanchi RK, Vinod Kumar PA, et al. Liposuction in the treatment of lymphoedema; a preliminary report[J]. Br J Plast Surg, 1989, 42(5): 530-533.

[34] Pilepich MV, Krall J, George FW, et al. Treatment-related morbidity in phase III RTOG studies of extended-field irradiation for carcinoma of the prostate [J]. Int J Radiat Oncol Biol Phys, 1984, 10(10): 1861-1867.

[35] Piller NB. Lymphoedema, macrophages and benzopyrones[J]. Lymphology, 1980, 13(3): 109-119.

[36] Qi F, Zhao L, Zhou A, et al. The advantages of using traditional Chinese medicine as an adjunctive therapy in the whole course of cancer treatment instead of only terminal stage of cancer[J]. Biosci Trends, 2015, 9(1): 16-34.

[37] Ravi R. Prophylactic lymphadenectomy vs observation vs inguinal biopsy in node-negative patients with invasive carcinoma of the penis[J]. Jpn J Clin Oncol, 1993, 23(1): 53-58.

[38] Zimmermann A, Wozniewski M, Szklarska A, et al. Efficacy of manual lymphatic drainage in preventing secondary lymphedema after breast cancer surgery[J]. Lymphology, 2012, 45(3): 103-112.

第四章 淋巴水肿的临床诊断

淋巴水肿的诊断无"金标准"，主要通过临床症状及辅助检查来诊断。目前，人们对淋巴水肿尚普遍缺乏医学认识。淋巴水肿是一种严重可致残的疾病，长期影响患者的生理和社会心理健康。本章节将详细讲解淋巴水肿的临床表现、辅助检查及鉴别诊断，以期增加对淋巴水肿的认识，做到早期预防、早期诊断、早期治疗。

第一节　临床表现

一、症　状

淋巴水肿可分为原发性淋巴水肿和继发性淋巴水肿，其临床表现主要有以下几个方面。

1. 感觉异常，患者常有患处酸胀、沉重、刺痛等不适主诉，症状可能出现在无明显水肿之前。

2. 肿胀，表现为肢体远心端早发，自肢体远心端向近心端扩展，呈慢性、进展性及无痛性，可累及生殖器甚至内脏。肿胀早期呈凹陷性，通过休息或抬高患肢可缓解。随着组织硬化及皮下脂肪堆积，呈现非凹陷性，表明淋巴水肿处于不可逆阶段。

3. 皮肤改变，初期色泽微红，皮温略高；随着病情进展，皮肤干燥，色素沉着，皮肤增厚角化，出现棘皮病以及疣状增生，同时可伴有指（趾）甲营养不良，皮肤附件（毛发、汗腺、皮脂腺）缺失。

4. "象皮肿样"改变，晚期患肢体积异常增大，外形明显畸形，严重影响日常生活。

5. 慢性淋巴水肿患者容易出现反复性继发性感染、溃疡以及淋巴管漏。

6. 少数发生恶变，演变成皮肤淋巴管肉瘤，表现为红紫色的斑块或结节，周围可见卫星病变，常伴溃烂（见图 4-1-1）。有些淋巴水肿患者可因原发肿瘤进展，合并皮肤脉管内癌栓，出现皮肤大片泛红。

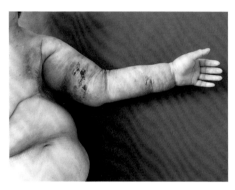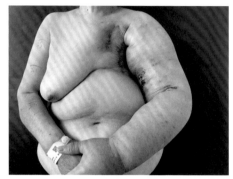

图 4-1-1　皮肤淋巴管肉瘤

二、体　征

1. 双侧肢体同样位置的周径或体积差距，可作为疾病诊断及严重程度、疗效评估的有效方法之一。

2. 淋巴水肿早期可出现 Pitting 征阳性，即按压肿胀部位出现凹陷（见图 4-1-2）。随着病情进展，Pitting 征消失，出现 Stemmer 征阳性，即手指和脚趾背部的皮肤提起困难或无法提起（见图 4-1-3）。Stemmer 征阳性是淋巴水肿的重要标志体征。

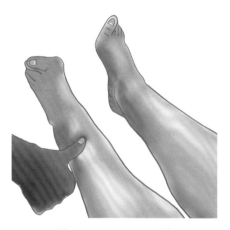

图 4-1-2　Pitting 征阳性

3. 淋巴水肿皮肤随病情进展发生变化：皮肤色素沉着，增厚，角化过度，疣状增生，可呈苔藓样或鹅卵石样改变，乳房皮肤增厚可表现为"橘皮样"。

4. 琴弦症，见于腋网综合征，皮下触及单条或多条纤维条，常在腋窝区域沿着上臂内侧向肘前间隙甚至指间延伸，患肢活动受限。

5. 还需评估血管情况，注意有无瘢痕、感染、溃疡及肢体活动障碍等。

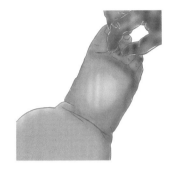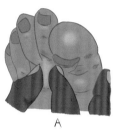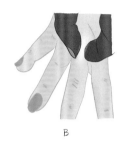

A   B

图 4-1-3　Stemmer 征阳性

三、并发症

（一）继发性感染

淋巴水肿患者易发生反复性细菌感染及真菌感染，多见淋巴水肿Ⅱ期及Ⅲ期。反复性感染又进一步导致淋巴管阻塞、淋巴液淤积，损伤淋巴系统而加重淋巴水肿，形成恶性循环。

细菌感染主要包括蜂窝织炎、淋巴管炎及淋巴结炎。淋巴管炎又可分为浅层的网状淋巴管炎（丹毒）、管状淋巴管炎以及深层淋巴管炎。真菌感染主要累及皮肤或指甲，在下肢淋巴水肿患者中常见足癣及甲沟炎。症状表现为指甲变黄色、分裂剥落、增厚，足趾间皮肤瘙痒，皮肤硬结等。

（二）溃　疡

溃疡也是淋巴水肿常见的并发症之一，且溃疡发生后难以愈合，发生反复性溃疡。淋巴水肿导致血液循环差，使组织缺氧发生溃疡，轻微皮肤损伤后易出现破溃。皮肤破损的创口局部纤维增生，在纤维瘢痕增生基础上再发生的溃疡终成不易愈合的慢性溃疡。在溃疡的基础上常合并淋巴液渗漏，长期未经治疗护理的慢性溃疡有发生恶变的可能。

（三）感觉与功能障碍

根据病情严重程度不同，除患者自觉患肢肿痛感、沉重感、麻木感外，影响患者生活质量的主要症状就是疼痛感。引起疼痛感的原因有很多，如由肿瘤放疗后的神经丛损伤导致的疼痛、皮肤瘢痕引起的疼痛、炎症相关性疼痛等。腋网综合征使患者肩膀、手肘、手腕的关节活动度受限，且由条索状牵拉引起疼痛感。下肢淋巴水肿引起关节功能挛缩，还可引起关节病变、韧带炎和肌腱炎。如不积极治疗，则上、下肢等淋巴水肿可导致患肢运动模式改变、姿势不良、肌肉平衡失调、关节炎、慢性疼痛等。长期感觉及功能障碍易引起患者负面情绪，影响生活质量，增加经济负担。

（四）骨质疏松症

骨质疏松症（osteoporosis）是由骨密度和骨质量下降，骨微结构破坏，造成骨脆性增加的骨病。临床上，患者常出现患处酸痛，负荷增加时加剧，严重时伴活动受限。骨质疏松症患者还易发生脆性骨折。

淋巴水肿可使患肢发生骨质疏松的风险增加，但淋巴水肿导致骨质疏松的机制尚不明确。淋巴水肿患者局限性骨质丢失的一个原因可能是患肢活动受限、运动减少；另一个原因可能是慢性炎症。淋巴液聚集使组织氧含量降低，诱发 T 淋巴细胞免疫反应，引起慢性炎症性骨质丢失，同时炎症介质水平升高导致破骨细胞活化。此外，复杂性区域疼痛综合征使交感神经活性增强，血管收缩影响组织血流也被认为是引起骨质疏松的潜在原因。

（五）淋巴液反流

淋巴液反流是指因淋巴管瓣膜功能不全使淋巴液发生逆流。淋巴管瓣膜功能不全包括淋巴管壁膜功能不全或淋巴管收缩障碍。淋巴液反流使皮肤出现淋巴囊肿，表现为腋窝、肘部、外生殖器等部位的皮肤出现疱状结构。淋巴囊肿很容易破裂，发生淋巴漏，同时为病原体开放窗口，易造成感染。

（六）深静脉血栓形成

深静脉血栓形成（deep venous thrombosis，DVT）主要指血液在深静脉腔内异常凝集，导致静脉回流障碍。DVT 发生后会出现受累静脉区的疼痛，肢体肿胀，局部皮温升高，浅静脉扩张，可伴有发热。急性期需警惕血栓脱落出现肺栓塞的风险，后期血栓机化后可出现血栓栓塞后综合征（post-thrombotic syndrome，PTS）。PTS 常发生在血栓形成 2 年内，表现为静脉曲张、色素沉着、溃疡、脂性硬皮症等，影响生活质量。单纯淋巴水肿与 DTV

的临床表现有相似之处，易造成淋巴水肿患者DVT漏诊，结合病史、超声多普勒检查及静脉顺行造影等可以诊断。

（七）继发性恶性肿瘤

皮肤淋巴管肉瘤是一种罕见和致命的并发症。淋巴管肉瘤是一种具有高度侵袭性的恶性肿瘤，预后差，5年生存率小于10%。慢性淋巴水肿在10年以上的患者发生淋巴管肉瘤的风险达10%。Stewart-Treves综合征（Stewart-Treves syndrome，STS）最初用于描述乳腺癌术后淋巴水肿患者出现同侧上肢或胸前皮肤的淋巴管肉瘤，后被泛指因先天性或获得性的长期慢性淋巴回流障碍导致的血管或淋巴管肉瘤。与淋巴水肿有关的其他恶性肿瘤还包括鳞状细胞癌、基底细胞癌、皮肤淋巴瘤、黑色素瘤、卡波西肉瘤等。由淋巴水肿导致的继发性恶性肿瘤的发病率极低，两者的因果关系还需进一步明确，肿瘤生发的内在机制还不清楚。

四、临床分期

（一）结合肢体的纤维化软组织改变以及肢体抬高后的结局的分级

据国际淋巴协会标准，可将淋巴水肿分为以下四期（见图4-1-4）。

0期：亚临床期。患者可有患肢酸胀、沉重等不适感，但未见明显淋巴水肿。该阶段淋巴循环系统受损，组织液成分发生细微变化，但淋巴系统的运输能力尚可应付其自身的淋巴负荷，水肿的发生可能在数年或数月之后。若进行预防干预，可降低发生淋巴水肿的风险。

Ⅰ期：可逆期（轻度淋巴水肿）。此期的淋巴水肿呈凹陷性水肿，临床上可见明显的肢体肿胀，按压肿胀部位可出现凹陷，即Pitting征阳性；抬高患肢或休息后，水肿可暂时缓解，且无纤维化样皮肤损害表现。该阶段主要表现为结缔组织中逐渐积聚富含蛋白的淋巴液，可见各类增殖细胞增加。若及时进行治疗，患者的肢体有希望恢复到正常围度。

Ⅱ期：不可逆期（中度淋巴水肿）。此期的表现为抬高患肢或休息后肿胀不能自行消退，Pitting征逐渐消失；在Ⅱ期后期，呈非凹陷性水肿。此阶段演变为结缔组织纤维化以及皮下脂肪堆积。经过综合消肿治疗，患肢围度尚可改善但硬化组织不会完全消退。该阶段患肢感染风险增加，反复感染的患者可能发展至Ⅲ期。

Ⅲ期：淋巴水肿象皮病（重度淋巴水肿）。随着组织硬化和脂肪堆积加重，呈非凹陷性水肿，且出现营养性皮肤改变，以棘皮病、皮肤增厚角化及疣状增生、深层皮肤皱褶为特点，患肢呈象皮肿样改变。感染愈加频发，常伴有皮肤感染和溃烂。该阶段除可通过物理消肿治疗来缓解症状外，还可选择手术治疗减小肢体的严重肿大。

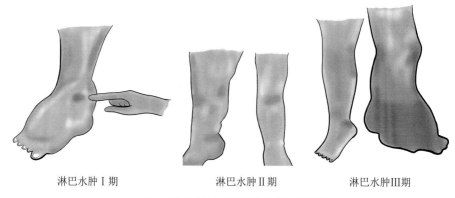

淋巴水肿Ⅰ期　　　　　　淋巴水肿Ⅱ期　　　　　　淋巴水肿Ⅲ期

图 4-1-4　淋巴水肿分期（国际淋巴协会标准）

（二）基于淋巴水肿严重程度的分级

美国物理治疗协会（American Physical Therapy Association，APTA）根据肿胀肢体与健侧肢体的围度之差将淋巴水肿分为轻、中及重度：围度之差＜3cm，属于轻度；围度之差在 3～5cm，属于中度；围度之差＞5cm，属于重度。

（三）基于患肢体积的分级

根据患侧肢体体积与健侧肢体体积的差异，可将淋巴水肿分为轻、中及重度：轻度，患侧肢体体积增加小于20%；中度，患侧肢体体积增加20%～40%；重度，患侧肢体体积增加超过40%。

第二节　辅助检查

淋巴显像（lymphoscintigraphy）是简单无创的一种检查方法，可显示淋巴系统的结构变化和淋巴液动态回流的功能，对于了解淋巴回流通畅情况具有重要的临床意义，可用于淋巴水肿等疾病的诊断和鉴别诊断。

一、放射性核素淋巴闪烁显像

（一）原　理

毛细淋巴管是淋巴生成的初始部位，由单层内皮构成，基底膜不完整。许多大分子物质（相对分子质量＞37000或颗粒直径＞4～5nm）不能穿透毛细血管基底膜，只能通过淋巴系统的内皮细胞吞噬或经内皮间隙引流进入淋巴系统。淋巴显像就是利用这个原理将放射性胶体颗粒或高分子物质注到皮下或组织间隙。这些高分子物质或胶体颗粒不能透过毛细血管基底膜，而主要借助于毛细淋巴管壁的通透性和内皮细胞的胞饮作用迅速进入毛细淋巴管，引流至淋巴结。其中一部分被淋巴窦单核巨细胞摄取或吞噬而滞留在该站淋巴管内，另一部分随淋巴液继续转运至下一站淋巴结，还有部分最后进入血液循环被肝、脾单核巨噬细胞吞噬清除。借助SPECT显像仪器可以追踪显像剂的输送过程，获得淋巴结及淋巴液循环的动态影像，显示引流淋巴结及淋巴链的分布、形态、大小、功能状态及淋巴液流通情况。

当淋巴结受到肿瘤细胞代谢产物及肿瘤相关抗原侵袭时，致结构遭到破坏、吞噬细胞功能受到抑制、局部淋巴结摄取显像剂的能力下降或消失，表现为放射性减低或缺损。当有癌栓或丝虫、外伤、放疗、丹毒、感染等时，引起淋巴系统阻塞、淋巴引流受阻、显像剂在阻塞的远端淋巴结内沉积导致该处显像剂浓聚，淋巴链显影中断。

淋巴显像具有较高的特异性，除淋巴系统外，肝、脾、膀胱可轻度显影，其他组织一般不显影。

（二）显像剂

理想的淋巴显像剂要求具有注射部位滞留少、清除快，颗粒分散度小、稳定性好，淋巴结的摄取率高，在淋巴结相对滞留时间较长，半衰期和能量合适等特点。最合适的淋巴显像剂胶体颗粒直径应小于 25nm。若颗粒太大，则注射部位滞留多；若颗粒太小，可直接被毛细血管吸收，且很快通过淋巴结、淋巴管，以致血本底高、淋巴显像差。目前常用的淋巴显像剂有三类（见表 4-2-1）：第一类是放射性胶体物质，如 ^{99m}Tc- 硫胶体（^{99m}Tc-SC）、Tc-硫化锑（^{99m}Tc-ASC）、^{99m}Tc- 植酸钠（^{99m}Tc-PHY）；第二类是蛋白质类，如 ^{99m}Tc- 人血清白蛋白（^{99m}Tc-HAS）、^{131}I- 单克隆抗体（McAb）；第三类是高分子聚合物类，如 ^{99m}Tc- 脂质体、^{99m}Tc- 右旋糖酐（^{99m}Tc-DX）。其中，^{99m}Tc-硫化锑胶体（^{99m}Tc-ASC）具有胶体颗粒大小合适、稳定性好、淋巴结摄取率高等特点，能可靠地提供淋巴结的解剖分布。^{99m}Tc- 右旋糖酐（^{99m}Tc-DX）制备简单，清除速度快，对淋巴结引流观察清楚，特别适合肢体淋巴水肿、乳糜尿、乳糜胸、腹水、乳糜心包患者的淋巴显像。因其移行速度快，在淋巴结中滞留时间较短，所以对术中前哨淋巴结的定位有一定的影响。目前，最常用的淋巴显像剂有 ^{99m}Tc 标记的锑胶体和右旋糖酐（DX）。

表 4-2-1　常用淋巴显像剂

类型	放射性示踪剂	颗粒大小	主要特点	通常用量
胶体类	^{99m}Tc- 植酸钠（^{99m}Tc-PHY）	4 ～ 12nm	纯 γ 射线	37 ～ 74MBq(1 ～ 2mCi)
	^{99m}Tc- 硫化锑（^{99m}Tc-ASC）	5 ～ 15nm	局部清除慢，体内稳定	37 ～ 74MBq(1 ～ 2mCi)
	^{99m}Tc- 微胶体	10nm	纯 γ 射线	37 ～ 74MBq(1 ～ 2mCi)
蛋白类	^{99m}Tc- 人血白蛋白（^{99m}Tc-HAS）		移行快	74 ～ 222MBq(2 ～ 6mCi)
	^{131}I-McAb		伴有 β 射线	18 ～ 37MBq(0.5 ～ 1mCi)
高分子聚合物类	^{99m}Tc- 胶质体		不被肝吸收	37 ～ 74MBq(1 ～ 2mCi)
	^{99m}Tc- 右旋糖酐	6 ～ 7nm	移行快，适于动态显像	74 ～ 222MBq(2 ～ 6mCi)

（三）显像方法

1. 显像剂注射部位

应根据全身淋巴循环的解剖生理规律，按照检查部位和范围的不同，选择在各部位淋巴回流起点的皮下、黏膜下、组织间隙、体腔及器官被膜下注射显像剂。常用的注射部位及其显示淋巴系统的范围见表 4-2-2。

表 4-2-2　常用淋巴显像剂的注射部位及其显示淋巴系统的范围

注射部位	显示淋巴系统范围	适应证
双手拇、示指间皮下	双上肢、腋窝、锁骨上淋巴结	头颈部肿瘤
双足 1~2 趾蹼间皮下	双下肢、腹股沟、髂外、髂总、腹主动脉旁淋巴结、淋巴管、淋巴干	盆腔肿瘤转移及恶性淋巴瘤；乳糜症、乳糜胸、乳糜腹、肢体淋巴管炎、肢体淋巴水肿
两侧肋缘下腹直肌后鞘（肋弓下 1~2cm 中线旁 3cm）	乳内及胸骨旁淋巴结	乳腺癌
乳晕、乳房皮下	腋窝淋巴结	乳腺癌
肿瘤内、肿瘤周围、肿瘤周围皮下	前哨淋巴结、病变上行淋巴	经淋巴系统转移的恶性肿瘤
双耳后乳突尖端皮下	颈部、耳后、锁骨区淋巴结	头面部肿瘤
肛周 3、9 点和（或）肛－尾骨连线中点	盆腔、直肠旁、骶前、髂内、腰干、乳糜池	盆腔恶性肿瘤
局部皮下	该部位皮肤局部引流淋巴结	局部皮肤肿瘤、皮肤黑色素瘤
右下腹阑尾点下	纵隔淋巴	纵隔恶性肿瘤

2. 使用方法

每个注射点注入显像剂 37~74MBq(1~2mCi)，体积 0.1~0.2mL。注射后 30 分钟，可行局部或全身显像，必要时延迟显像。局部显像预置计数 100~150k/帧，以视野内各部位淋巴结均可清晰显示为度。当用于较大范围，尤其下肢及腹部淋巴联合显像时，宜用全身显像。全身显像一般于双侧对称部位注射显像剂后以 10~20cm/min 的速度自下而上扫描。动态显像时，以 1~2帧/秒的速度动态采集 20~30 分钟。

3. 检查中注意的其他问题

（1）双侧对称性分布的淋巴显像应特别注意尽可能保持两侧注射条件一致，包括注射的时间、剂量、容积等，以便于对比观察。

（2）为防止两侧淋巴液引流发生交叉，胸廓内（乳内）淋巴显像应两侧分别进行，一般先注射患侧，显像一次 3 小时后再注射健侧。

（3）病灶引流淋巴投药应通过内镜，将显像剂分3～5点注入胃肠道、膀胱、支气管黏膜下或前列腺等器官包膜下，以观察上述部位的淋巴结引流情况。体位需根据注射部位及局部引流淋巴结生理特征决定，一般取仰卧位。每人每次用量不超过185MBq（5mCi）。

（4）为改善效果，临床可联合应用上述方法（如胸骨旁＋腋窝，或腹膜后＋盆腔），亦可在同一部位多点位注射。

（5）肢体远端投药后，应嘱患者适当运动，有助于显像剂随淋巴回流。腋窝淋巴结显像时，受检者应双手抱头充分暴露腋窝部。

（四）图像分析

1. 正常图像

正常人的淋巴系统，特别是淋巴结的数量、大小以及分布，即使是同体，两侧亦可不同。淋巴显像的清晰度和影像完整性受注射质量、淋巴结的功能影响较大。对正常图像的判断需结合显像部位淋巴系统的解剖特点、两侧对比，观察其走行趋势和连贯性，不拘泥于淋巴结的数目、大小、形态及显像剂分布的绝对一致和对称。同时注意肝内显像剂的摄取程度，排除淋巴引流区域的炎症、手术、放疗等影响淋巴结功能的其他因素。淋巴系统显像具有以下共同特点：淋巴结影像较清晰；淋巴链影像连贯，无固定的中断现象；淋巴结影呈圆形或卵圆形，显像剂分布均匀，左右两侧大致对称；淋巴结内显像剂分布与距注射点的距离有关，距离较近则显像剂分布较浓，距离较远则淋巴结影像随着距离的增加而逐渐变淡。

（1）颈部淋巴结：前位可见乳突注射点下方较大的耳后淋巴结（此淋巴结显示与否可作为注射质量的客观判断指标）。向下可见两侧颈深及颈浅两组淋巴结，每组2～7个淋巴结。颈深淋巴结向内下，沿气管两旁走行；颈浅淋巴结在颈外侧皮下向下延伸，两侧大致对称；侧位像可见两条淋巴链呈"人"字形，颈深淋巴结在前，颈浅淋巴结在后。

（2）腋窝及锁骨下淋巴结：前位像可见两侧淋巴结群对称地从腋窝斜向上延伸至颈根部，呈"八"字形分布。侧位像在条件合适时可显示腋窝淋巴结中央群、外侧群、后群等，大致呈菱形分布，形态、数目可有个体差异；锁骨上淋巴结一般不显影。

（3）胸廓内淋巴结：在胸骨旁 1～3cm 处肋间隙可见每侧各 3～7 个淋巴结影，上下排列成链，在胸廓上部分布较密集。20％的正常人两侧淋巴结间有横跨交通支，两条淋巴链的淋巴结数目和大小不一定相等，淋巴结浓聚显像剂的多少也可不对称。注射点到肋弓水平可见到 1～2 个膈淋巴结，这是注射是否成功的重要标志。部分正常人可见到位于中线的剑突淋巴结。

（4）腹股沟与腹膜后淋巴结：腹股沟深组、浅组淋巴结，髂外和髂总淋巴结，腹主动脉旁淋巴组成的淋巴链呈倒"Y"形排列，两侧淋巴链基本对称，各组各段之间连贯性好，正常人乳糜池及胸内淋巴系基本不显影，部分人左、右腰干之间有交通支，约 1/5 的人两侧髂淋巴结不对称。^{99m}Tc-DX 作示踪剂时可见双肾及膀胱显影。

（5）盆腔淋巴结：常从后位观察，每侧只能看到 1～2 个闭孔淋巴结或直肠旁淋巴结，左右相似；前位可见髂总和主动脉旁淋巴结影像。因盆腔内毛细淋巴管少，吸收显像剂差，故髂、腰淋巴结的显像清晰度较差。

2. 异常影像

（1）显影时间明显延迟：2～4 小时后仍不见明确的淋巴结或淋巴管显影。

（2）淋巴系统梗阻：淋巴链中断，局部显像剂淤积，或出现侧支影像，淋巴管迂曲、扩展，显像剂外漏或向皮肤反流，提示淋巴系统严重梗阻。2～4 小时后肝不显影，组织内血本底不升高，提示淋巴系统重度梗阻。

（3）淋巴结肿大：一处或多处淋巴结体积增大而显像剂摄取降低。

（4）显像缺失或中断：淋巴结影像缺失或淋巴链明显中断。

（5）两侧淋巴显像明显不对称：一侧淋巴管扩张，淋巴结增大或缺损。

3. 淋巴水肿的诊断

淋巴水肿是最常见的良性淋巴疾病，下肢淋巴水肿最为多见。淋巴水肿是由淋巴液回流受阻或淋巴液反流引起的浅层软组织内体液聚集，以及由此继发产生的纤维增生、脂肪硬化、筋膜增厚及整个患肢变粗的病理状态。

原发性淋巴水肿多为先天或遗传性的淋巴系统缺陷所致；多数发生在发育期，以女性多见，好发于左下肢。显像时，水肿下肢显影差，淋巴管显影中断，淋巴结摄取显像剂量少，显像剂向表皮反流扩散，甚至不显像。显像剂滞留在注射部位，属于淋巴通道增殖低下或不增殖；很少见增殖升高型原发性淋巴水肿。

另一种与遗传有关的 Nonne-Milroy 症淋巴水肿常伴有乳糜胸、乳糜腹和肠蛋白丢失症，淋巴显像时可见下肢水肿处无放射性、腹股沟及盆腔淋巴结处不显影。

继发性淋巴水肿可继发于外伤、感染、寄生虫病、肿瘤、辐射损害等情况，可发生于淋巴系统的任何部位，淋巴显像可见局部淋巴引流缓慢甚至停滞，淋巴管显影中断并多有扩张，可出现多条侧支淋巴管显影等表现；局部淋巴回流加快增强，淋巴管没有明显的中断伴扩张，多提示近期感染；四肢淋巴显像可以明确水肿的部位和程度，为手术提供可靠的依据。

二、磁共振淋巴显像

磁共振淋巴造影（magnetic resonance lymphography，MRL）是临床上评估淋巴水肿的前沿方法之一，其通过在指或趾蹼间隙经皮注射钆对比剂，在淋巴系统吸收和转运对比剂的特异性下，经磁共振成像显影淋巴管，可以明确水肿病因，例如淋巴管阻塞、先天性淋巴畸形和淋巴管紊乱等。MRL 不仅有助于肢体淋巴水肿的诊断和鉴别诊断，还有助于理解和探讨淋巴循环障碍疾病发生的病理生理基础。与传统的淋巴系统显影技术相比，MRL 在诊断淋巴系统解剖学和功能学异常上有着更高的敏感度与准确性。

（一）主要特点

1. 无电离辐射，操作简单，重复性好，创伤小，患者耐受性好。

2. 高分辨成像，对淋巴管和区域淋巴结的精细形态学进行显像，可以提供淋巴管和淋巴结形态结构及功能方面的详尽信息。

3. 对比剂运动和吸收的速度较慢，通过间隔时间的重复扫描，可实现对淋巴流量的实时监测，并观察评估淋巴回流功能。

（二）检查要点

1. 检查体位及线圈

患者的体位、线圈布置及扫描方位取决于检查部位，及单侧或双侧成像。对上肢，一般采用单侧成像，采取仰卧位头先进的扫描体位，嘱患者将手臂放在一侧，并尽可能远离身体，以减少胸廓呼吸运动带来的伪影，手臂用海绵垫支撑并且固定，将表面线圈覆盖在腕关节到肩关节之间；对下肢，可以双侧同时成像，采取仰卧位脚先进的扫描体位，用表面线圈采取分段扫描，第一段从脚踝至膝关节，第二段从膝关节至腹股沟，或用专用的外周血管线圈可同时覆盖整个下肢。

2. 对比剂注射

钆对比剂需皮下注射 4 个指（趾）间隙，可以最大范围覆盖淋巴引流区域。为减轻疼痛，每 10mL 钆对比剂内加入 1mL 1% 利多卡因制成对比剂混合液。采用 24G 的细针，用 1mL 注射器皮内注射对比剂混合液。注射时，需要注意皮肤形成边缘清晰的皮丘，这是皮内注射的对比剂池标志，注射时针尖的深度一定要精确地位于表皮下，因毛细淋巴管集中在真皮内，故若注射过深会使对比剂沿着初级淋巴网回流而造成不显影。注射完成后，按摩注射部位 60s 以促进淋巴摄取。

3. 磁共振扫描

磁共振扫描由两个主要部分组成：在注射钆对比剂前，采用 3D-T_2WI-TSE 快速自旋回波加脂肪抑制序列平扫，可观察淋巴水肿的严重程度和外观分布，如图 4-2-1 所示；在注射钆对比剂后，分别于 5 分钟、15 分钟、25 分钟、35 分钟、45 分钟进行多次增强扫描，采用三维容积内插快速扰相 GRE（西门子称 VIBE，GE 称 LAVA，飞利浦称 THRIVE）序列进行淋巴系统成像。水溶性顺磁性钆对比剂结合快速扰相梯度回波 T_1WI 成像可以使未强化的组织信号明显降低，突出淋巴管的显像，再结合 3D MIP 技术，实现任意角度的重建，如图 4-2-2 所示。扫描序列参数见表 4-2-3。

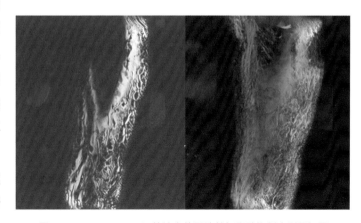

图 4-2-1　3D-T_2WI-TSE 快速自旋回波并加脂肪抑制序列平扫图

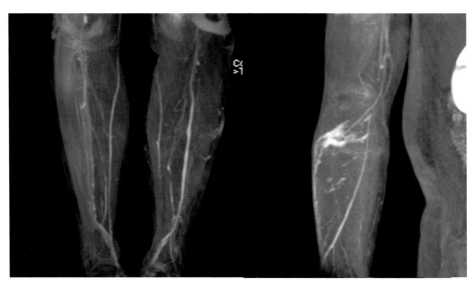

图 4-2-2　三维容积内插快速扰相序列造影图

表 4-2-3　MRL 序列参数

脉冲序列	3D-T$_2$WI-TSE	T$_1$-VIBE-DIXON
扫描方位	冠状位	冠状位
重复时间（ms）	2400	4.21
回波时间（ms）	701	1.34
层厚（mm）	2	2
层间距（mm）	0	0.4
FOV（cm）	450×365	450×365
矩阵	384×384	320×288
相位编码方向	左右	左右
翻转角	140°	9°

（三）诊断要点

　　淋巴管和静脉的区分是一个诊断难题，大多数情况下可以基于精确的珍珠项链样淋巴管单位的结构区分淋巴管和静脉。因为皮内注射的钆对比剂是低分子对比剂，注射后静脉也会摄取钆对比剂，可通过集中形态来区分：静脉口径较均匀，走向更为平滑；而淋巴管口径各不相同，多呈现不规则状或串珠状，且通常是扭曲和不连续的。在多期动态 MRL 扫描过程中，淋巴管会随着时间的推迟而增强；而静脉的血流速度快于淋巴的回流速度，因此静脉增强的峰值期会更早出现，过了峰值期后，静脉增强会随着时间的推迟而降低。在 MIP 图像上，强化的静脉对淋巴管的观察存在一定的干扰，但是通过三维 MIP 图像的旋转和扩张淋巴管的形态特征，可以很好地将两者区分开来。

（四）局限性

过敏患者存在对比剂的相关风险，造影成本较高且检查时间长，并受限于被检人员的身体条件，例如是否有幽闭恐惧症，或体内是否有铁磁性和机械活动的植入物等。

MRL 检查是一种微侵入性成像技术，不仅可以评估水肿的淋巴管，而且可以为淋巴水肿的病理学形态和病理生理方面提供重要信息，便于显微外科手术的选择。此外，MRL 还可以提供关于淋巴系统功能和定量的信息，可以进一步提高对淋巴疾病的评估，如对淋巴囊肿和确认汇入淋巴管的领域也有重要价值。

三、正电子发射断层淋巴显像

目前，正电子发射断层显像（positron emission tomography，PET）淋巴显像主要指使用 ^{18}F-ALF-NEB 或 ^{68}Ga-NEB 等新型分子探针来进行的 PET 淋巴显像。^{68}Ga-NEB 在被注射到皮下组织之后，其会与细胞基质的内源蛋白结合形成 ^{68}Ga-NEB- 蛋白复合物，此复合物会通过毛细淋巴管的单层内皮细胞间隙进入淋巴循环系统，再经过探测器扫描而进行淋巴系统显像。由于复合物分子体积大，所以不能通过毛细血管的内皮间隙进入血液循环。

通过 ^{68}Ga-NEB PET/CT 淋巴显像，能够清晰地观察到淋巴引流通路。^{68}Ga-NEB PET/CT 淋巴显像能够在 1 小时内结束检查，而传统的单光子核素淋巴显像往往需要 6 小时甚至 24 小时才能够完成检查。因此，^{68}Ga-NEB PET/CT 淋巴显像比传统的单光子核素淋巴显像可以更加早期和精确地做出诊断。^{68}Ga-NEB PET 淋巴显像有望为淋巴引流功能评估及淋巴水肿显微手术提供有价值的信息，但未能提供相对客观的评价指标；此外，^{68}Ga-NEB PET/CT 淋巴显像缺乏足够的淋巴管及周围软组织病变信息。有研究表明，相比于单光子核素淋巴显像与 MR 淋巴显像的结合，^{68}Ga-NEB PET 淋巴显像与 MR 淋巴显像的结合可以提供更加个性化的显微手术治疗方案，且前两者的结合能够对淋巴水肿进行分级并且提供淋巴管的病理状态，这种优势是后两者的结合所不能做到的。

^{68}Ga-NEB PET 淋巴显像和 MR 淋巴显像的非同机结合虽然有很多优势，但是患者需要接受两种检查、注射两种淋巴显像剂，大大增加了患者的痛苦和检查时间。因此，^{68}Ga-NEB PET/MR 一体机淋巴显像是一种有应用前景的淋巴显像技术。最新的研究表明，与传统淋巴显像技术相比，^{68}Ga-NEB PET/MR 淋巴显像能够更清晰地显示淋巴管，并且额外地提供淋巴管的解剖和功能信息。研究提示，SUVslv/dlv（SLV's SUV/DLV's SUV）与单侧下肢淋巴水肿的临床严重程度具有相关性，其在双侧下肢淋巴水肿的评估中具有潜在价值。因此，淋巴水肿的临床严重程度有可能通过 ^{68}Ga-NEB PET/MR 淋巴显像进行预测，这将为显微外科手术的个体化治疗方案的制定提供有价值的淋巴管疾病信息。

四、吲哚菁绿荧光淋巴造影

吲哚菁绿（indocyanine green，ICG）荧光淋巴造影自 2007 年首次应用以来，已经成为一种新的淋巴水肿诊断方法。显像前，在手指或脚趾间隙皮下注射 0.2mL 0.5% 的 ICG。注射后几分钟内，使用近红外光对皮肤表面照射来进行淋巴显像。利用红外摄像机对淋巴管内的 ICG 进行成像，并检测淋巴管中的淋巴引流情况。

在非淋巴水肿的肢体中，淋巴引流的影像是正常的线性模式；如果出现飞溅、星尘或弥散模式，则表明存在淋巴水肿。在上肢的继发性淋巴水肿中，ICG 荧光淋巴造影的诊断准确度较高，并且其侵入性小、成本低，是一种有价值的替代单光子核素淋巴造影的方法。

当然，ICG 荧光淋巴造影也存在一些重要的局限性。临床研究中使用的 ICG 剂量和装置的设计差异很大，并没有确定的剂量和装置。ICG 荧光淋巴造影不能很好地对病态肥胖患者进行评估，因为无法观察到距离皮肤表面超过 2cm 的淋巴管，并且单光子核素淋巴显像比 ICG 荧光淋巴造影更能观察淋巴囊肿的存在及位置。

五、超声淋巴水肿显像

淋巴水肿是由淋巴系统功能障碍导致淋巴液在组织间隙异常增多引起的，

分为原发型和继发型，以继发性淋巴水肿最多见，常见于区域淋巴结清扫或放疗后。

（一）超声解剖基础

正常皮下组织是由低回声的脂肪小叶和高回声的结缔组织间隔共同构成的网络样结构（见图 4-2-3 和图 4-2-4），神经与静脉内径相对较粗，可显示于组织间隔内；而正常淋巴管内径细小，常无法显示（常规超声检查时）。

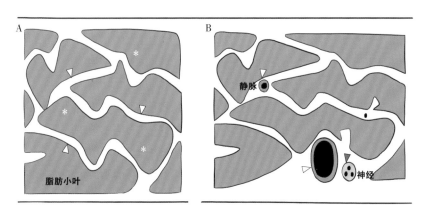

图 4-2-3　正常皮下组织示意

（图 A：白三角▽指示高回声的结缔组织间隔，白星号＊指示低回声的脂肪小叶。图 B：白三角▽指示静脉，灰三角▼指示神经）

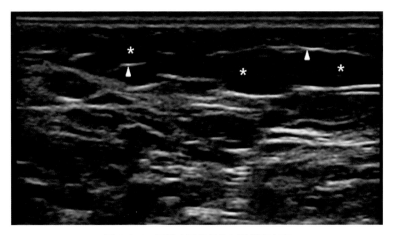

图 4-2-4　正常皮下组织的灰阶超声表现

（白三角△指示高回声的结缔组织间隔，白星号＊指示低回声的脂肪小叶）

（二）超声表现

1. 灰阶超声

（1）表皮与真皮之间界限模糊，皮下组织明显增厚。

（2）淋巴液含高浓度蛋白以及淋巴水肿常合并感染，这些因素可刺激纤维组织增生。超声表现为脂肪小叶回声增高，呈铺路石样改变（见图4-2-5）。

（3）由于淋巴回流障碍，致远端淋巴管网扩张，超声表现为皮下组织内不规则裂隙样无回声，沿肢体长轴分层排列。

（4）严重者无回声裂隙增多、增宽，其内可显示条带样结构，可能为扩张的淋巴管。

（5）后方深部的肌层层次结构清晰，回声正常。

（6）深静脉管腔通畅，因皮下组织水肿压迫，浅静脉可轻度迂曲扩张，管腔血流通畅。

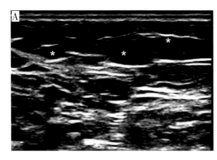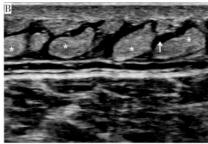

图 4-2-5　上肢软组织的二维声像图

（图A：正常软组织声像图，白星号＊指示正常的脂肪小叶，呈偏低回声。图B：软组织淋巴水肿声像图，白箭头 → 指示裂隙样无回声区内的条带样高回声，可能为扩张的淋巴管；白星号＊指示回声增高的脂肪小叶，呈铺路石样改变）

2. 彩色多普勒显像

（1）皮下组织内裂隙样无回声区内未见血流信号，提示该区域为非血管结构（见图4-2-6）。

（2）深、浅静脉管腔内血流通畅，但慢性静脉疾病患者可出现淋巴功能受损，从而引起静脉性淋巴水肿，这时可合并深静脉血栓等情况。

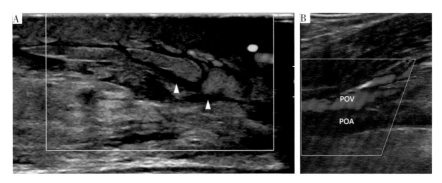

图 4-2-6　软组织淋巴性水肿的彩色多普勒声像图

（图A：淋巴水肿的彩色多普勒声像图，白三角△指示无血流信号充盈的裂隙样无回声区。图B：正常下肢深静脉彩色多普勒声像图，所示腘静脉内血流信号充盈良好。POV：腘静脉；POA：腘动脉）

3. 超声新技术

超声弹性成像可以从组织形态学、皮下血供及组织硬度等方面，对淋巴水肿的组织分布及组织病理变化等进行实时评估，以精准辅助康复治疗；超声造影可显示肢体淋巴管及淋巴结（见图 4-2-7），可对肢体淋巴回流障碍性疾病进行评估等。

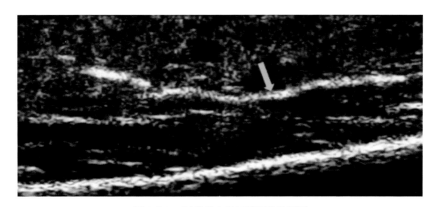

图 4-2-7　肢体浅表淋巴管超声造影图

（绿箭头↑指示造影后显影的淋巴管。供图：文哲教授团队）

（三）鉴别诊断

肢体淋巴水肿应与单纯静脉性水肿相鉴别。

静脉性水肿超声表现（见图 4-2-8）：①皮肤、皮下组织及深筋膜的厚度、回声基本正常，深筋膜后方的肌层增厚、纹理增粗、回声增强；②增厚的肌纤维间隙内可见裂隙样无回声区；③静脉性水肿时，深静脉内可见血栓形成，

53

CDFI 显示血栓段静脉内无血流充盈或仅探及细束血流信号。静脉性淋巴水肿时，两者可合并存在，因此当超声检查发现淋巴水肿特征时，应同时扫查静脉系统，避免漏诊、误诊。

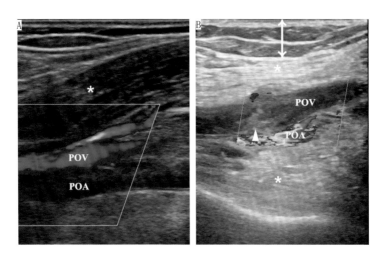

图 4-2-8　软组织静脉性水肿的彩色多普勒声像图

（图 A：正常腘静脉声像图，白星号 * 所示肌层回声正常。图 B：腘静脉血栓所致静脉性水肿的声像图，腘静脉管腔内充满血栓，未见血流信号充盈，白星号 * 所示肌层回声增强，为静脉性水肿表现；白三角△指示腘静脉内血栓；双箭头↕指示回声正常的皮下组织。POV：腘静脉，POA：腘动脉）

（四）诊断要点

1. 表皮与真皮之间界限模糊，皮下组织明显增厚。

2. 脂肪小叶回声增高，呈铺路石样。

3. 皮下组织内不规则裂隙样无回声。

4. 深、浅静脉管腔多血流通畅（除外静脉性淋巴水肿）。

（五）诊断价值

临床上诊断淋巴水肿的辅助检查较多，与淋巴管造影、核素扫描、CT 及 MRI 等相比，超声检查具有无创、特异性高、敏感度高、方便进行多次重复检查等优势，可用于淋巴水肿的诊断及鉴别诊断、淋巴管识别与定位等，能客观反映疾病的严重程度和病理进程，辅助指导治疗与康复。

第三节 鉴别诊断

淋巴水肿诊断前需排除其他原因引起的水肿。早期淋巴水肿很难与其他常见的肢体肿胀原因区别开来，如静脉功能不全、脂肪水肿、药物引起的水肿等。淋巴水肿诊断前还需与全身系统性疾病相鉴别，如心血管系统疾病、肾功能不全、甲状腺功能异常等。

（一）慢性静脉功能不全

慢性静脉功能不全（chronic venous insufficiency，CVI）由静脉逆流引起，是下肢水肿的最常见原因。CVI所致的水肿呈凹陷性，早期通过抬高肢体可消退；随着疾病发展，组织纤维化，水肿呈非凹陷性，常伴有浅静脉曲张、皮肤营养不良病变（色素沉着、湿疹、皮下脂质硬化）、溃疡等症状，而肢体疼痛较为少见。

（二）脂肪水肿

脂肪水肿（lipedema）是一种脂肪代谢障碍疾病，可能与女性雌孕激素水平变化、肥胖及遗传等因素有关。发病者几乎都为女性，尤其是青年女性。其主要特征是脂肪不正常分布，呈对称性，通常累及腿部、臀部、手臂，而足踝或手腕处几乎正常，呈手铐或手镯样改变；常伴剧烈疼痛和触摸痛，易出现瘀伤；组织水肿呈非凹陷性，Stemmer征阴性，抬高患肢几乎不能缓解。脂肪水肿进展可使淋巴回流受限，引起继发性淋巴水肿。临床上将脂肪水肿分为四期：Ⅰ期，皮肤光滑，增厚的皮下组织可含有小结节；Ⅱ期，皮下组织增厚，皮肤表面凹凸不平，呈橘皮样变化，皮下结节从核桃大小到苹果大小不等；Ⅲ期，皮下组织变厚变硬，皮下结节更大，畸形小叶状脂肪沉积形成，尤以大腿及膝盖周围明显，可能导致肢体轮廓严重变形；Ⅳ期，脂肪水肿＋淋巴水肿。脂肪水肿的主要处理手段包括控制体重、综合消肿治疗、吸脂术、减肥手术等。

（三）药物源性水肿

药物源性水肿常发展缓慢，呈对称性，具有可逆性。抗肿瘤药物，如紫杉类化疗药物可使血管通透性增加，乳腺癌患者单用紫杉类化疗药物时引起体液潴留的风险增加。抗高血压药物，由于血管扩张作用，刺激肾素－血管紧张素－醛固酮系统，故可引起水钠潴留。钙通道阻滞剂可以干扰淋巴管的收集及泵送功能。某些抗生素、磺胺类、雷公藤等药物由于肾毒性，也可引起水肿。此外，胰岛素、肾上腺皮质激素、性激素等药物可使内分泌功能紊乱而导致水肿。对于淋巴水肿患者，应尽量避免使用此类药物。

（四）其他原因

1. 心源性水肿

心源性水肿的特点是水肿首先出现于身体低垂部位，呈对称性及凹陷性。主要见于右心衰竭患者。

2. 肾源性水肿

肾源性水肿的特点是晨起眼睑及颜面部水肿，呈凹陷性，很快发展为全身性水肿。常见于各种肾炎及肾病患者。

3. 肝源性水肿

肝源性水肿患者可出现腹水，也可出现双下肢水肿，逐渐向上蔓延。主要见于肝硬化患者。

4. 黏液性水肿

黏液性水肿由于组织间液中亲水物质增加，水肿呈非凹陷性、局限性，且水肿不受体位影响，局部皮肤变厚粗糙、皮温低。主要见于甲状腺功能减低或亢进患者。

5. 妊娠性水肿

妊娠性水肿是指在妊娠后期，肢体和面部发生的不同程度的水肿，多数为生理性水肿，少数因肾脏疾病、心脏病、子痫等引起病理性水肿。

参考文献

[1] 陈林海，杨专，郑钧水，等. 淋巴水肿影像诊断的研究进展 [J]. 中华整形外科杂志，2020，36（9）：1023-1028.

[2] 韩晓玲，谢永高，邓晓丹. 高频彩色超声声像图对肢体淋巴水肿的诊断价值 [J]. 中国医学影像学杂志，2011，19（5）：355-357.

[3] 李少林，王荣福，安锐，等. 核医学 [M]. 9 版. 北京：人民卫生出版社，2020.

[4] 刘勇，邵敬，王莹莹，等 . 超声造影成像下肢浅表淋巴管的初步研究 [J]. 中国超声医学杂志，2020，36（10）：946-949.

[5] 路青，刘宁飞，许建荣 . 肢体淋巴水肿 MR 间质淋巴成像技术初探 [J]. 中华放射学杂志，2009（4）：397-401.

[6] 张永学，安锐，黄钢，等 . 核医学 [M]. 3 版 . 北京：人民卫生出版社，2016.

[7] Akita S, Mitsukawa N, Kazama T, et al. Comparison of lymphoscintigraphy and indocyanine green lymphography for the diagnosis of extremity lymphoedema[J]. J Plast Reconstr Aesthet Surg, 2013, 66(6): 792-798.

[8] Bunke N, Brown K, Bergan J. Phlebolymphemeda: usually unrecognized, often poorlytreated[J]. Perspectives in Vascular Surgery & Endovascular Therapy, 2009, 21(2): 65.

[9] Giuseppe MF, Francesco G, Susanna G, et al. MR lymphangiography: a practical guide to perform it and a brief review of the literature from a technical point of view [J]. BioMed Research International, 2017(4): 1-8.

[10] Granzow JW, Soderberg JM, Kaji AH, et al. An effective system of surgical treatment of lymphedema[J]. Annals of Surgical Oncology, 2014, 21(4): 1189-1194.

[11] Hayashi A, Yamamoto T, Yoshimatsu H, et al. Ultrasound visualization of the lymphaticvessels in the lower leg[J]. Microsurgery, 2016, 36(5): 397-401.

[12] Hou GZ, Jiang YY, Jian S, et al. Hemolymphangioma involving bones and bladder detected on ^{68}Ga-NEB PET/CT: a rare case report[J]. Medicine (Baltimore), 2019, 98(15): e15213.

[13] Liu N, Zhang Y. Magnetic resonance lymphangiography for the study of lymphatic system in lymphedema [J]. Journal of Reconstructive Microsurgery, 2016, 32(1): 66-71.

[14] Lohrmann C, Foeldi E, Speck O, et al. High-resolution MR lymphangiography in patients with primary and secondary lymphedema[J]. American Journal of Roentgenology, 2006, 187(2): 556-561.

[15] Mihara M, Hara H, Araki J, et al. Indocyanine green (ICG) lymphography is superior to lymphoscintigraphy for diagnostic imaging of early lymphedema of the upper limbs[J]. PLoS One, 2012, 7(6): e38182.

[16] Mitsumori LM, McDonald ES, Wilson GJ, et al. MR lymphangiography: how I do it[J]. Journal of Magnetic Resonance Imaging, 2015, 42(6): 1465-1477.

[17] Niimi K, Hirai M, Iwata H, et al. Ultrasonographic findings and the clinical

results of treatment for lymphedema [J]. Ann Vasc Dis, 2014, 7 (4): 369–375.

[18] Notohamiprodjo M, Weiss M, Baumeister R, et al. MR lymphangiography at 3.0 T: correlation with lymphoscintigraphy[J]. Radiology, 2012, 264(1): 78–87.

[19] O'Donnell TF Jr, Rasmussen JC, Sevick-Muraca EM. New diagnostic modalities in the evaluation of lymphedema[J]. J Vasc Surg Venous Lymphat Disord, 2017, 5(2): 261–273.

[20] Rockson SG. Lymphedema after breast cancer treatment[J]. N Engl J Med, 2018, 379(20): 1937–1944.

[21] Schaverian MV, Coroneos CJ. Surgical treatment of lymphedema[J]. Plast Reconstr Surg, 2019, 144(3): 738–758.

[22] Schmid-Schnbein GW. Microlymphatics and lymph flow[J]. Physiological reviews, 1990, 70(4): 987–1028.

[23] Sharma R, Wendt JA, Rasmussen JC, et al. New horizons for imaging lymphatic function[J]. Ann NY Acad Sci, 2008, 1131: 11–36.

[24] Sigrist RMS, Liau J, Kaffas AE, et al. Ultrasound elastography: review of techniques and clinical applications[J]. Theranostics, 2017, 7(5): 1303–1329.

[25] Stadelmann WK, Tobin GR. Successful treatment of 19 consecutive groin lymphoceles with the assistance of intraoperative lymphatic mapping[J]. Plastic and Reconstructive Surgery, 2002, 109(4): 1274–1280.

[26] Stewart FW, Treves N. Lymphangiosarcoma in postmastectomy lymphedema: a report of six cases in elephantiasis chirurgica[J]. Cancer, 1948, 1(1): 64–81.

[27] Suehiro K, Morikage N, Murakami M, et al. Significance of ultrasound examination of skin and subctaneous tissue in secondary lower extremity lymphedema[J]. Ann Vasc Dis, 2013, 6(2): 180–188.

[28] The diagnosis and treatment of peripheral lymphedema: 2020 Consensus Document of the International Society of Lymphology[J]. Lymphology, 2020, 53(1): 3–19.

[29] Tsopelas C, Sutton R. Why certain dyes are useful for localizing the sentinel lymph node[J]. J Nucl Med, 2002, 43(10): 1377–1382.

[30] Yamamoto T, Matsuda N, Doi K, et al. The earliest finding of indocyanine green lymphography in asymptomatic limbs of lower extremity lymphedema patients secondary to cancer treatment: the modified dermal backflow stage and concept of subclinical lymphedema[J]. Plast Reconstr Surg, 2011, 128(4): 314e–321e.

[31] Zetzmann K, Ludolph I, Horch RE, et al. Imaging for treatment planning in lipo-and lymphedema[J]. Handchir Mikrochir Plast Chir, 2018, 50(6): 386-392.

[32] Zhang W, Wu PL, Li F, et al. Potential applications of using [68] Ga-Evans Blue PET/CT in the evaluation of lymphatic disorder: preliminary observations[J]. Clin Nucl Med, 2016, 41(4): 302-308.

第五章 淋巴水肿的评定

肿胀是淋巴水肿患者最先出现的症状，也是首先要面临的问题。另外，随着病程进展，患者还会出现麻木、疼痛、沉重感等感觉异常，并逐渐累及肢体运动功能，导致日常生活活动能力下降，影响患者的生活质量，还有可能会引起心理问题。因此，尽早发现上述功能障碍的存在及其严重程度，可为患者后期顺利开展相应的康复治疗创造有利条件。本章主要介绍水肿程度、感觉、运动、日常生活活动能力以及生活质量等方面功能障碍的相关评定方法，心理评估详见本书第十一章。

第一节 水肿程度评定

临床上，淋巴水肿最常见累及四肢肢体，也可发生于面部、躯干和外生殖器。本节主要介绍肢体淋巴水肿的水肿程度评定方法。

一、周径测量法

周径测量法是评价淋巴水肿患者肢体肿胀程度的最简单、最常用的方法，用无弹性的卷尺测量上、下肢不同位置的围度，通过监测肢体围度的变化来了解淋巴水肿的发生和发展情况。

（一）方法与步骤

1. 下肢围度

受检者取仰卧位，嘱其放松下肢肌肉。依次测量足踝、小腿和大腿的围度。下肢的测量位置一般选取足背（跖趾关节）、外踝、小腿（髌骨下缘向下

10cm)、大腿（髌骨上缘向上 10cm）以及大腿根部（见图 5-1-1），然后分别测量并比较不同部位的周长（围度）。

2. 上肢围度

受检者取坐位或站立位，嘱其上肢自然垂于体侧。上肢的测量位置一般选取掌虎口、腕横纹、肘横纹、肘横纹下 10cm、肘横纹下 5cm、肘横纹上 10cm 以及上臂根部（见图 5-1-2），然后分别测量并比较不同部位的周长（围度）。

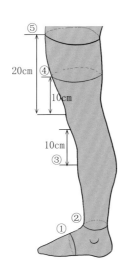 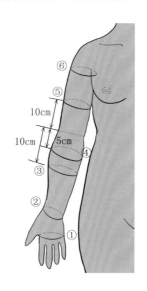

图 5-1-1　下肢围度测量　　　　　图 5-1-2　上肢围度测量

（二）评价指标

根据测量结果计算患肢肿胀率、治疗前后的水肿减退率，可以评估肢体水肿的严重程度以及治疗效果。

1. 患肢肿胀率

患肢肿胀率＝（患肢周径－健肢周径）÷ 健肢周径 ×100%。患肢肿胀率数值越大，提示淋巴水肿程度越重，治疗的难度也就越大。

2. 水肿减退率

水肿减退率＝（治疗前周径－治疗后周径）÷ 治疗前周径 ×100%。水肿减退率数值越大，提示淋巴水肿的治疗效果越好。

（三）注意事项

1. 熟悉体表标志，找准测量位置。

2. 每日早、晚测量两次，同时要注意自觉症状、皮肤皱褶和肢体活动情况的变化。

3. 测量时需征得受检者同意，尽量裸露检查局部。在为女性受检者测量时，需有女性医护人员在场或家属陪同。

二、水置换测量法

水置换测量法在临床上也较为常用，适用于对上肢或足部淋巴水肿的水肿程度评定、疗效评价及预后评估。

（一）方法与步骤

目前，水置换测量法主要有两种：①在特定容器内放满水，然后将被测肢体放进入容器内，直接测量所溢出的水的容积，或称重后计算水的容积。②在容器内放入一定量的水，置入一定长度肢体后观察容器内水面的高度变化。

（二）评价指标

根据排开的水量（容积）了解肢体淋巴水肿的发生和发展情况。

（三）注意事项

1. 测量不少于两次，取均值。

2. 每次放入水面下的肢体长度需一致。

3. 将水温控制在 24 ～ 34℃，不宜过冷或过热。

4. 女性受检者需有女性医护人员在场或家属陪同，需征得同意后再裸露局部肢体。

第二节　感觉评估

淋巴水肿患者因肢体肿胀会有一系列不适感，如疼痛、紧张、沉重、烧灼或麻木的感觉。自我感觉通常先于客观体征，尤其在水肿早期，因此重视淋巴水肿患者的主观评价有利于早期诊断和治疗干预。对淋巴水肿患者的感觉功能评估不仅会用到通用的评估手段，而且会用到针对特定水肿类型的专业问卷。

一、通用感觉评估

通用感觉评估主要为对痛觉的评估，临床常用的镇痛评定方法主要有视觉模拟评分、数字评分法、修订版 Wong-Baker 面部表情疼痛评估法和口头评分法。

（一）视觉模拟评分

视觉模拟评分（visual analogue scale，VAS）主要用一条长 100mm 的直线，0 的一端表示无痛，100 的一端表示难以忍受的最剧烈疼痛（见图 5-2-1）。让患者在直线上相应位置作标记，表示自己体会到的疼痛严重程度。VAS 需要患者有一定的抽象思维能力。

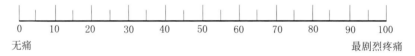

图 5-2-1　视觉模拟评分

（二）数字评分法

数字评分法（numeric rating scale，NRS）需要患者根据主观疼痛程度选取 0～10 的数字代表其疼痛程度。0 分表示无痛，10 分表示难以忍受的最剧烈疼痛。1～3 分为轻度疼痛，4～6 分为中度疼痛，7～10 分为重度疼痛。NRS 较适用于 10 岁以上，有一定文化程度的患者。

（三）修订版 Wong-Baker 面部表情疼痛评估法

修订版 Wong-Baker 面部表情疼痛评估法（Wong-Baker faces pain scale revision，FPS-R）要求患者从 6 种面部表情的卡通图片中选取与自己疼痛程度相一致的卡通面孔（见图 5-2-2）。FPS-R 较适合对 3 岁以上患者进行疼痛评估，特别是老年人或文化程度低、表达有困难者。

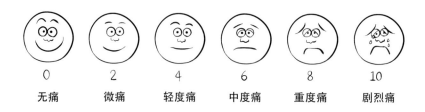

图 5-2-2 修订版 Wong-Baker 面部表情疼痛评估法

（四）口头评分法

口头评分法（verbal rating scale，VRS）有多个版本，常用的为 5 点评分法，其疼痛等级为：0 为无痛，1 为轻微的疼痛，2 为引起不适感的疼痛，3 为比较疼痛，4 为严重疼痛，5 为剧烈疼痛。VRS 需要患者有一定的语言理解能力。

二、特定类型的专业问卷

（一）淋巴水肿乳腺癌问卷

淋巴水肿乳腺癌问卷（lymphedema and breast cancer questionnaire，LBCQ）适用于对乳腺癌术后上肢淋巴水肿症状严重程度进行评估，共有 56 个条目，包括沉重感、肿胀、上肢麻木程度、关节活动度、疼痛等 19 个淋巴水肿相关症状，评估时间点为"目前或过去 1 个月"和"过去 1 年内"。回答"是"计 1 分，"否"不计分，总分为"目前或过去 1 个月内"得分与"过去 1 年内"得分之和。LBCQ 症状相关得分满分 38 分，分数越高说明症状越严重。

（二）妇科恶性肿瘤淋巴水肿问卷

由手术或放疗引起的直接或间接的区域淋巴引流系统损伤而造成的下肢淋巴水肿，是妇科恶性肿瘤术后常见的并发症之一。妇科恶性肿瘤淋巴水肿问卷（gynecologic cancer lymphedema questionnaire，GCLQ）的评估内容包括沉重感、水肿（整体）、肿胀（局部）、感染相关症状、疼痛感、麻木感、肢体功能 7 个症状群，共 20 个条目，适用于对子宫颈癌、子宫内膜癌、卵巢癌、外阴癌、阴道癌等妇科恶性肿瘤术后下肢水肿的诊断和评估。

（三）下肢淋巴水肿自感症状评估问卷

下肢淋巴水肿自感症状评估问卷包括肿胀、凹陷、疼痛或不适、肢体沉重、皮肤紧绷、麻木和刺痛、皮肤质地、大腿水肿、臀部水肿、下腹水肿、小腿膝盖水肿、足部水肿及脚踝水肿 13 个条目，总分 0～52 分，总分大于或等于 5 分为阳性，提示存在淋巴水肿，其灵敏度和特异度分别为 92.6％和 86.1％。

第三节　运动评估

对淋巴水肿患者的运动评估主要包括肌力评估、关节活动度测量和以上下肢功能为主的量表评定。

一、肌力评估

肌力评估方法包括徒手肌力测试（manual muscle test，MMT）、等长肌力测试、等张肌力测试、等速肌力测试。其中，MMT 简便易行，应用最为广泛（见表 5-3-1），临床上可根据累及部位进行相应肌肉的肌力评定。

表 5-3-1　MMT 肌力分级标准

级别	名称	评定标准	相当于正常肌力的百分比
0	零（zero，O）	无可测知的肌肉收缩	0%
1	微缩（trace，T）	有微弱肌肉收缩，但没有关节活动	10%
2	差（poor，P）	在去重力条件下，能完成关节全范围运动	25%
3	尚可（fair，F）	能抗重力完成关节全范围运动，不能抗阻力	50%
4	良好（good，G）	能抗重力及轻度阻力完成关节全范围运动	75%
5	正常（normal，N）	能抗重力及最大阻力完成关节全范围运动	100%

二、关节活动度测量

关节活动度（range of motion，ROM）可分为主动关节活动度（active range of motion，AROM）和被动关节活动度（passive range of motion，PROM）。临床一般采用通用量角器进行测量，针对不同关节，采取相应姿势，同时测定 AROM 和 PROM。

淋巴水肿患者上肢和下肢都有可能累及，易受累关节有肩关节、肘关节、腕关节、髋关节、膝关节、踝关节等。对于淋巴水肿可能累及的关节，关节活动度评估方法详见表 5-3-2。

表 5-3-2　部分关节活动度测量法

关节	活动	被检查者体位	量角器放置方法		
			轴心	固定臂	移动臂
肩	屈、伸	坐或立位，臂置于体侧，肘伸直	肩峰	平行于腋中线	平行于肱骨纵轴
	外展	坐或立位，臂置于体侧，肘伸直	肩峰	平行于身体中线	平行于肱骨纵轴
	内、外旋	仰卧，肩外展90°，肘屈90°	鹰嘴	垂直于地面	平行于尺骨
肘	屈、伸	仰卧或坐或立位，取解剖位	肱骨外上髁	平行于肱骨纵轴	平行于桡骨
	旋前旋后	坐位，臂置于体侧，肘屈90°	中指尖	垂直于地面	伸展拇指的手掌面
腕	屈、伸	坐或立位，前臂完全旋前	尺骨茎突	平行于前臂纵轴	平行于第二掌骨纵轴
	尺、桡侧外展	坐位，屈肘，前臂旋前，腕中立位	腕背侧中点	前臂背侧中线	第三掌骨纵轴
髋	屈	仰卧或侧卧，对侧下肢伸直	股骨大转子	平行于身体纵轴	平行于股骨纵轴
	伸	侧卧，被测下肢在上	股骨大转子	平行于身体纵轴	平行于股骨纵轴
	内收、外展	仰卧	髂前上棘	两侧髂前上棘连线的垂直线	髂前上棘至髌骨中心的连线
	内旋、外旋	仰卧，两小腿于床缘外下垂	髌骨下端	垂直于地面	平行于胫骨纵轴
膝	屈、伸	俯卧或仰卧或坐在椅子边缘	膝关节或腓骨小头	平行于股骨纵轴	平行于胫骨纵轴

三、以上下肢功能为主的量表评定

（一）Fugl-Meyer 运动功能评定量表

Fugl-Meyer 运动功能评定（Fugl-Meyer assessment，FMA）量表是最为常用的康复评定量表之一，其运动功能评估分为上肢和下肢两部分，其中上肢 33 项、下肢 17 项，每项最高得分均为 2 分，上肢运动功能评定总分 66 分，下肢运动功能评定总分 34 分。评估内容包括肩、肘、手腕、手、髋关节、膝关节、踝关节的运动功能。FMA 在上肢或下肢淋巴水肿引起的运动功能障碍评定中均可使用。

（二）上肢功能调查量表

上肢功能调查（disability of arm-shoulder-hand，DASH）量表作为评估肩、肘、腕、手关节功能的主观量表，可全面评估上肢功能程度，在上肢淋巴水肿患者的评估中应用较多。该量表包含 A、B、C 三个部分，其中 C 部分针对音乐或体育专业人士，一般患者仅需评定 A 和 B 部分。A 部分和 B 部分共有 30 个项目（见表 5-3-3 和表 5-3-4）。DASH 分值 =（A、B 两部分值总和－30）/1.2，0 分表示上肢功能完全正常，100 分表示上肢功能极度受限。

表 5-3-3　DASH 量表 A 部分

项目	活动能力				
	无困难	有点困难	明显困难但能做到	很困难	不能
拧开已拧紧的或新的玻璃瓶盖	1	2	3	4	5
写字	1	2	3	4	5
用钥匙开门	1	2	3	4	5
准备饭菜	1	2	3	4	5
推开一扇大门	1	2	3	4	5
将物品放到头部上方的小柜子里	1	2	3	4	5
繁重的家务劳动（擦地板、洗刷墙壁）	1	2	3	4	5
花园及院子的劳动（打扫卫生、松土、割草修建花草树木）	1	2	3	4	5
铺床	1	2	3	4	5
拎购物袋或文件箱	1	2	3	4	5
搬运重物（超过 5kg）	1	2	3	4	5
更换头部上方的灯泡	1	2	3	4	5
洗发或吹干头发	1	2	3	4	5
擦洗背部	1	2	3	4	5
穿毛衣	1	2	3	4	5
用刀切食品	1	2	3	4	5
轻微体力的业余活动（打牌、织毛衣等）	1	2	3	4	5
进行使用臂部力量或冲击力的业余活动（使用锤子、打高尔夫球、网球等）	1	2	3	4	5
进行灵活使用臂部的业余活动（如打羽毛球、壁球、飞盘）	1	2	3	4	5
驾驶或乘坐交通工具	1	2	3	4	5
性功能	1	2	3	4	5

续表

项目	活动能力				
	无困难	有点困难	明显困难但能做到	很困难	不能
影响您同家人、朋友、邻居以及其他人群社会交往的程度	1	2	3	4	5
影响您的工作或其他日常活动的程度	1	2	3	4	5

表 5-3-4　DASH 量表 B 部分

项目	症状严重程度				
	无	轻微	中度	重度	极度
休息时肩、臂或手部疼痛	1	2	3	4	5
活动时肩、臂或手部疼痛	1	2	3	4	5
肩、臂或手部麻木、针刺样疼痛	1	2	3	4	5
肩、臂或手部无力	1	2	3	4	5
肩、臂或手部僵硬	1	2	3	4	5
肩、臂或手部疼痛对睡眠的影响	1	2	3	4	5
肩、臂或手功能障碍使您感到能力下降，缺乏自信	1	2	3	4	5

第四节　日常生活活动能力评估

日常生活活动能力（activity of daily living，ADL）是指人们为了独立生活、维持生存所需要每日重复进行的、最基本的、具有共同性的活动。淋巴水肿会对患者的运动功能、感觉功能造成损害，进而影响日常生活活动能力。目前，评定日常生活活动能力的量表有很多种，使用相对较多的为Barthel 指数量表和功能独立性评估（functional independence measure，FIM）量表。

Barthel 指数量表包括进食、洗澡、修饰、穿衣、控制大便、控制小便、用厕、转移、行走及上下楼梯 10 项内容，满分 100 分（见表 5-4-1）。FIM 量表分为 7 级 6 类 18 项（见表 5-4-2），每项满分 7 分，最高分为 126 分（运动功能评分 91 分，认知功能评分 35 分），最低分 18 分。Barthel 指数量表和FIM 量表对一般淋巴水肿患者均适用。

表 5-4-1　Barthel 指数量表

项目	评分	标准	评定结果
进食	0	较大或完全依赖	
	5	需部分帮助（切面包、抹黄油、夹菜、盛饭）	
	10	全面自理（能进各种食物，但不包括取饭、做饭）	
洗澡	0	依赖	
	5	自理（无指导能进出浴池并自理洗澡）	
修饰	0	需要帮助	
	5	自理（洗脸、梳头、刷牙、剃须）	
穿衣	0	依赖他人	
	5	需一半帮助	
	10	自理（自己系、开纽扣，系鞋带等）	
控制大便	0	失禁或昏迷	
	5	偶有失禁（每周＜1次）	
	10	控制	
控制小便	0	失禁或昏迷或需由他人导尿	
	5	偶有失禁（每24小时＜1次）	
	10	控制	
用厕	0	依赖他人	
	5	需部分帮助	
	10	自理（包括擦、整理衣裤、冲水）	
转移	0	完全依赖他人，无坐位平衡	
	5	需大量帮助（1～2人，身体帮助），能坐	
	10	需少量帮助（言语或身体帮助）	
	15	自理	
平地行走 45米	0	不能步行	
	5	在轮椅上能独立行动	
	10	需1人帮助步行（言语或身体帮助）	
	15	独立步行（可用辅助器，在家及附近）	
上下楼梯	0	不能	
	5	需帮助（言语、身体、手杖帮助）	
	10	独立上下楼梯	

总分：

满分100分。20分以下为完全依赖；20～40分为明显依赖，需要很大帮助；41～60分为部分自理，需要帮助；60分以上为基本自理；100分为完全自理

表 5-4-2　功能独立性评估（FIM）量表

项目	类别	评分	标准
运动功能	自理能力	1	进食
		2	梳洗修饰
		3	洗澡
		4	穿裤子
		5	穿上衣
		6	上厕所
	括约肌控制	7	膀胱管理（排尿）
		8	直肠管理（排便）
	转移	9	床、椅、轮椅间
		10	如厕
		11	盆浴或淋浴
	行走	12	步行/轮椅
		13	上下楼梯
	运动功能评分		
认知功能	交流	14	理解
		15	表达
	社会认知	16	社会交往
		17	解决问题
		18	记忆
	认知功能评分		

FIM 总分：

评分标准：

独立：（1）完全独立（7分）。

　　　（2）有条件的独立（6分）。

依赖：（1）有条件的依赖：①监护和准备（5分）；②少量身体接触的帮助（4分）；③中度身体接触的帮助（3分）。

　　　（2）完全依赖：①大量身体接触的帮助（2分）；②完全依赖（1分）。

总分126分，完全独立；108分～125分，基本独立；90～107分，有条件的独立或极轻度依赖；72～89分，轻度依赖；54～71分，中度依赖；36～53分，重度依赖；19～35分，极重度依赖；18分，完全依赖。

第五节　生活质量评估

由于淋巴水肿的病因众多，所以淋巴水肿患者的生活质量评估相关量表种类也较多，大致可分为三类，即普适性量表、癌症患者生活质量适用量表以及针对淋巴水肿的生活质量量表。

一、普适性生活质量评估量表

普适性生活质量评估量表适用于各类人群、各种疾病，常见的有简明健康调查量表（36-item short form healthy survey，SF-36）、世界卫生组织与健康有关生存质量测量表（World Health Organization quality of life，WHOQOL-100）及其简表（WHOQOL-BREF）、健康生活质量量表（quality of well-being scale，QWB）。

SF-36 涉及 8 个领域，涵盖机体健康（生理功能、生理职能、机体疼痛和总体健康）和精神健康（活力、社会功能、情感职能和精神健康）两个方面。量表总分满分为 100 分，得分越高则生活质量越高。

WHOQOL-100 由 6 个领域（机体功能、心理功能、独立性、社会关系、环境、精神/信仰）的 24 个小方面外加一个总的健康状况构成。每个小方面由 4 个条目构成，分别从强度、频度、能力、评价四个方面反映同一特质。

二、癌症患者生活质量适用量表

癌症患者生活质量适用量表主要有欧洲癌症研究与治疗组织（European Organization for Research and Treatment of Cancer，EORTC）的癌症患者生活质量核心量表（quality of life questionnaire-C30，QLQ-C30）、癌症治疗功能评价系统（functional assessment of cancer therapy，FACT）等。

QLQ-C30 适用于所有因癌症引起淋巴水肿的患者，该量表共分为 15 个维度、30 个条目，包括 5 个功能维度和 10 个症状维度。其中，每个条目分为 4 个等级：1 分为没有，2 分为有一点，3 分为较多，4 分为很多。各个维度所包含的条目得分总和除以条目数，即为该维度的得分。针对不同癌症（如乳腺癌等）患者，也有相应特异性模块。

FACT 由共性模块和特定癌症的子量表共同构成，最新版本的共性模块主要分为机体状况、社会/家庭状况、情感状况和功能状况四个部分。特异模块有乳腺癌（FACT-B）、宫颈癌（FACT-Cx）、卵巢癌（FACT-O）等，可根据淋巴水肿患者原发癌症类型选用。

三、淋巴水肿生活质量量表

淋巴水肿生活质量量表数量较多，多由国外不同机构设计，国内有汉化版本，如淋巴水肿生活质量量表（the lymphedema quality of life inventory，LyQLI）、上肢淋巴水肿生活质量量表（upper limb lymphedema quality of life questionnaire，ULLQoL），及上肢淋巴水肿患者功能、残疾、健康问卷（the lymphedema functioning, disability and health questionnaire for upper limb lymphedema，Lymph-ICF-UL）等，可根据患者不同水肿部位，选择相应的淋巴水肿生活质量量表进行评定。

参考文献

[1] 李丹，楼寒梅. 妇科恶性肿瘤相关的下肢淋巴水肿的防治 [J]. 中华整形外科杂志，2019，35（7）：710-713.

[2] 励建安，黄晓琳. 康复医学 [M]. 北京：人民卫生出版社，2018.

[3] 廖春丽，王聪，周欣，等. DASH 简式评分表中文版应用于乳腺癌病人上肢功能障碍评价研究的信效度检验 [J]. 护理研究，2014，28（10）：3581-3583.

[4] 万崇华. 常用生命质量测定量表简介 [J]. 中国行为医学科学，2000，9（1）：69.

[5] 万丽，赵晴，陈军，等. 疼痛评估量表应用的中国专家共识（2020 版）[J]. 中华疼痛学杂志，2020，16（3）：177-187.

[6] 王鹤玮，贾杰. 乳腺癌术后上肢淋巴水肿的检查与评估研究进展 [J]. 中国康复理论与实践，2017，23（9）：1001-1006.

[7] Armer JM, Radina ME, Porock D, et al. Predicting breast cancer-related lymphedema using self-reported symptoms[J]. Nursing Research, 2003, 52(6): 370-379.

[8] Yost KJ,Cheville AL, Weaver AL, et al. Development and validation of a self-report lower-extremity lymphedema screening questionnaire in women[J]. Physical Therapy, 2013, 93(5): 694-703.

第六章

淋巴水肿的治疗策略

淋巴水肿的临床治疗较为棘手，至今仍无根治的方法。目前，治疗方法主要包括保守治疗和手术治疗。各种治疗方法各有优缺点，但缺乏最佳的治疗方案。如何有效治疗淋巴水肿，是医务工作者需要关注并解决的问题。

第一节　淋巴水肿治疗的现状

尽管对淋巴水肿的治疗已经有很长的历史，但是对于临床医师来说，淋巴水肿的治疗依然是一个挑战。在过去的几十年间，临床专家们一直在探索有效的治疗方法，但依然未能从根本上解决问题，疗效难以维持且个体差异较大。目前，针对淋巴水肿的治疗主要包括物理治疗、药物治疗和手术治疗。其主要目标在于减轻水肿症状，保护患肢功能，防止病情进一步恶化。

一、物理治疗

物理治疗的原理是通过物理温热和机械压力改善局部微循环，以促进淋巴回流，防止纤维组织增生，延缓疾病的发生和发展。常见的物理治疗有以下几种。

1. 抬高患肢。单纯抬高淋巴水肿患肢可减轻肿胀，特别是早期疾病。但仅仅抬高肢体并不是有效的长期治疗方法。患者不应使肢体长时间处于重力依赖位，例如久站、久坐或跷二郎腿。

2. 专业按摩。按摩可加快淋巴反流，促进淋巴液进入另一个区域。

3. 压力治疗。弹性绷带可以降低组织弹性，辅以运动，使肌肉收缩，促使淋巴液流入瓣膜丰富的淋巴管。

4. 空气压力泵（intermittent pneumatic compression，IPC）可代替按摩方法。但其潜在的缺点有损伤浅表淋巴管和形成纤维环。

5. 烘烤和微波利用热量促进淋巴液回流。此外，低频激光疗法被认为可以刺激淋巴管运动，提高淋巴运输速度，抑制皮下组织纤维化，对淋巴水肿的治疗有特殊作用，值得进一步研究。

20 世纪 80 年代，德国医生 Foldi 夫妇改进并发展了一套综合物理治疗技术。它是一种非侵入式、多步骤的对淋巴水肿及其相关病症的治疗方法，包含手法淋巴引流（manual lymphatic drainage，MLD）、压力治疗、功能锻炼和皮肤护理四个部分。其利用身体正常的淋巴管和淋巴通路，引流水肿区域淋巴液，使肢体恢复正常尺寸或接近正常尺寸，并防止再产生淋巴积液。物理治疗不仅可减小肢体体积达到消肿的目的，而且可以长期维护和增强淋巴管收缩性，较好地减轻淋巴水肿的症状。但其缺点是易复发且不能根治，患者依从性和满意度都较低。但因其安全、价格低廉且见效快，所以目前在临床上为治疗淋巴水肿的主要方法之一。

二、药物治疗

对于淋巴水肿的急性期，临床上也常采用药物治疗。常用的代表药物有利尿剂，但其消除周围淋巴水肿的作用有限，反而可能引起体内电解质紊乱。因此，利尿剂只在急性期短暂使用。香豆素类药物也可用于治疗淋巴水肿，作为苯并吡喃酮类药物，其作用原理是降解组织间蛋白，调节淋巴管及组织内外的渗透压，增强吞噬清除细胞的能力，从而多方面减轻淋巴水肿，但其在高剂量时对肝脏有毒性作用，目前已经停用。

淋巴水肿是一组复杂的病理过程，若依赖单功能或单项作用的药物治疗，疗效往往非常有限。中药在治疗淋巴水肿方面具有一定的优势。通过对大量患者长期的临床观察研究，证实了中药治疗对淋巴水肿的有效性。目前，针对中药成分及提纯的研究不断深入，中药及祖国医学在治疗乳腺癌术后淋巴水肿上优势突显，但还需要更多有力的证据。

三、手术治疗

淋巴水肿的手术治疗可分为三个方面。

1. 减少淋巴系统负荷，包括切除病变组织和负压抽吸（抽脂）。为了减少淋巴系统负荷的回流，通常采取病变切除术，即通过手术方法去除患肢的浅层软组织，包括皮肤、皮下组织和肌膜，然后将其全层皮肤覆盖。这种方法对晚期难治性肢体淋巴水肿有一定疗效，但手术创伤大、疤痕明显、伤口愈合差，并且术后有合并淋巴漏并发症的可能，在临床应用上患者难以接受。

2. 促进淋巴回流，包括大网膜引流、筋膜条引流和带蒂皮瓣引流。但是淋巴液的外部介质引流仍存在疗效不确定、易感染、手术创伤大等问题，难以在临床上广泛应用。

3. 重建淋巴引流通道，包括淋巴静脉吻合、淋巴管移植、静脉替代淋巴管移植和淋巴结移植。近年来，随着显微外科手术的不断发展，基于淋巴管（结）－静脉吻合逐步成为广泛接受的手术方式，该手术通过显微淋巴管吻合术，重建淋巴回流通道，生理上符合淋巴循环特点，成为严重的、易复发的阻塞性淋巴水肿的首选手术治疗方法。淋巴静脉吻合术、淋巴结静脉吻合术、集合淋巴管吻合术和束状淋巴管吻合术通常用于该手术。

淋巴吻合术的发展归因于两个方面。其一是一些临床工作者在显微外科技术的帮助下不断改进吻合技术，提高吻合质量，以确保淋巴吻合的通畅性。许多学者认为，淋巴静脉吻合术应在多个吻合部位进行，应在同一肢体的近端、中端和远端选择不同的平面，而不是局限在患肢的近端。二是临床工作者提出的疗效与淋巴管吻合的组织学结构有关，鉴于淋巴系统压力低静脉系统，淋巴静脉吻合使部分静脉回流，容易发生吻合口阻塞，所以选择能防止静脉逆流的吻合方式，可以在很大程度上提高淋巴水肿的治疗效果。该术式风险小，创伤小，费用低廉，短期效果确切，并且可反复进行，目前受到越来越多国内外学者的关注。

第二节 淋巴水肿的分期及治疗原则

目前，关于淋巴水肿的分期标准还没有统一的规定。比较常用的有国际淋巴学会（International Society of Lymphology, ISL）分期系统，来描述淋巴水肿的严重程度；也可使用其他几种分类系统，包括 Campisi 分期系统、美国物理治疗协会（American Physical Therapy Association, APTA）和美国国立癌症研究所不良事件通用术语标准（Common Terminology Criteria for Adverse Events, CTCAE）的分期系统。这些分类方法通常仅涉及肢体的物理情况，另外还可以通过吲哚菁绿（Indocyanine green, ICG）造影评估淋巴系统的运输功能。

一、术后淋巴水肿高风险者

除一般措施外，物理治疗可提高术后有发生淋巴水肿风险的所有患者的上肢活动能力。在癌症治疗相关的淋巴水肿早期，甚至在淋巴水肿发作之前进行治疗，都可以预防淋巴水肿的进展。对于接受腋窝淋巴结清扫术的患者，随机试验结果支持应用物理治疗，因为其可以改善上肢活动性，从而限制淋巴水肿的进展。治疗方法包括手法淋巴引流、瘢痕组织按摩以及主动和辅助性肩部锻炼。早期物理治疗组的淋巴水肿发生率明显降低。

二、轻度淋巴水肿

对于轻度淋巴水肿患者，除采取一般措施外，我们还建议进行物理治疗并建议患者穿上压力衣。压缩程度应根据血管状况和压力耐受性而确定。在一项证明压力疗法对乳腺癌术后女性患者有效的随机试验中，将 90 名单侧淋巴水肿的女性患者分为手法引流联合压力治疗组和单独的弹性织物组，经过 24 周治疗证实，联合治疗在减小肢体体积方面的功效约为单独疗法的 2 倍（24 周时，分别为 31% 和 16%）。手法淋巴引流对乳房手术后淋巴水肿患者是安全的，联合压力疗法，还可进一步减小肢体体积。无论采用哪种治疗方法，60%～80% 的试验参与者均表示疼痛和沉重症状等有所改善。

三、中度淋巴水肿

对于中度淋巴水肿患者，除采取一般措施外，我们还建议，只要无特殊禁忌证，应进行强化物理治疗而不是低强度治疗，通常采用全面的综合消胀治疗。对中度淋巴水肿（Ⅱ期）的治疗与轻度淋巴水肿相似，但物理治疗的强度和压力较高，通常应由物理治疗师施行治疗而不是自我治疗。患者需要坚持治疗才能取得长期成功。一项评估上肢或下肢淋巴水肿患者的研究表明，在平均随访 9 个月后，依从性好的患者可维持至少 90% 的淋巴水肿减少，而依从性差者初始疗效可降低约 1/3。支持手法引流在乳腺癌手术后淋巴水肿中功效的证据来自观察性研究和小型随机试验。作为综合疗法的一部分，手法淋巴引流可以可靠地减小肢体体积，这也是多学科治疗的一部分。观察性研究表明，肢体体积减小 33%～68%，外观和（或）功能得到改善。一项小型Ⅲ期经过 53 例乳腺癌治疗试验后，将出现淋巴水肿的患者随机分为两组：一组接受综合治疗，包括手法引流、多层绷带加压、抬高四肢、进行治疗性运动和皮肤护理；另一组接受物理治疗，包括绷带、手臂抬高、头颈部锻炼、肩部锻炼和皮肤护理。通过测量手臂的周长和体积，结果综合消肿治疗组显示出了更明显的水肿改善效果。但是，另一项试验表明，作为淋巴水肿的一线治疗方法，与单纯加压疗法相比，联合治疗的效果不明显。该试验随机将 95 名女性乳腺癌相关的淋巴水肿患者（定义为与健康侧相比，患侧的手臂容积绝对增加至少 10%）进行联合治疗，以减少肿胀或单独加压穿着。与压力服组相比，联合治疗组的手臂容积绝对减少更为显著（250mL vs.142mL），但平均手臂容积减少的差异无统计学意义（29% vs.23%）。两组之间的主要不良事件（包括短暂的皮疹或轻度至中度疼痛）没有差异。

四、严重淋巴水肿

对严重淋巴水肿患者，除采取一般措施外，我们还建议，只要没有特定的禁忌证，应行加强物理治疗而不是低强度治疗，通常采用综合消肿治疗。对严重淋巴水肿患者，除采取常规措施和强化物理治疗措施外，还可从空气波压力治疗仪（intermittent pneumatic compression，IPC）中受益。如果淋巴水肿得到控制并且可以通过 IPC 减轻，则应穿压力衣服以保持肢体周长并防止进一步肿胀。评估 IPC 效果的早期观察性研究表明，使用 IPC 这样的新型设备可以减少肢体测量。一项回顾性研究结果进一步支持该装置对淋巴水肿患者有益，研究包括 718 例淋巴水肿患者，并在 2007 － 2013 年接受了高级气动加压装置（advanced pneumatic compression will device，APCD）疗法。该研究比较了购买 APCD 之前和之后 12 个月的结果。APCD 的使用显著降低了治疗组患者蜂窝织炎的发生率（从 21% 降低到 4.5%），减少了与淋巴水肿相关操作的需要（从 59% 降低到 41%），并且每位患者的淋巴水肿相关总治疗费用降低。因此，IPC 是淋巴水肿多学科治疗的有效补充。另外，一项针对 80 位轻度至中度淋巴水肿患者的早期试验发现，充气加压治疗组与对照组之间的肢体周长变化（1.9cm vs 0.5cm）没有显著性差异。但是，考虑到与 IPC 应用相关的实际问题，特别对于下肢淋巴水肿患者，我们更倾向对重度淋巴水肿的患者使用 IPC；而轻度至中度淋巴水肿患者很少需要使用 IPC。对于不能进行手法引流或对加压衣物成分（如乳胶）过敏的轻度患者，也可以将其用作辅助治疗。

第三节　继发性肢体淋巴水肿的治疗

继发性肢体淋巴水肿主要包括肿瘤根治手术、损伤性以及感染性淋巴水肿，其治疗方式主要包括非手术治疗和手术治疗。同时可以根据疾病分期以及患者的实际情况，采用多种方法联合治疗，以提高患者的远期生活质量。

一、非手术治疗

（一）手法淋巴引流

手法淋巴引流（manual lymphatic drainage，MLD）是指依据淋巴回流的途径，徒手施加一定压力，对患肢进行向心性或离心性淋巴管按摩，刺激正常的淋巴管道，促进患肢水肿消退。

（二）加压疗法

加压疗法指使用弹力绷带、弹力袜、梯度压力长袜以及气动压缩装置等压迫患肢，控制患肢周径，依靠运动过程或使用过程中的按摩效果，产生治疗效应。

（三）治疗性锻炼

治疗性锻炼，又称功能锻炼。对于轻、中度下肢淋巴水肿患者，建议抬高患肢，亦可进行爬楼梯、慢走等运动，可达到加快淋巴回流、促进水肿消退的效果。对于重度水肿患者，早期建议在床上锻炼，包括下肢抬举动作以及脚后跟滑行动作，活动髋、膝、踝关节，同时配合腹式深呼吸，并且不应长时间站立。

（四）皮肤和指甲的护理

细致的卫生护理可有效地减少蜂窝织炎及皮肤感染等的发生。

（五）药物治疗

1. 西医药物治疗的效果较为局限，主要用于对抗局部感染与炎症反应，以及抗皮肤纤维化等并发症的发生。例如使用抗生素治疗蜂窝织炎，应用抗真菌药物控制真菌感染。

2. 七叶皂甙钠（马栗种子提取物）可以改善毛细血管和淋巴管的通透性，降低其渗透压，减轻炎症反应，促进患肢淋巴回流，达到良好的治疗效果。

3. 利尿剂作用起效快；但对于慢性淋巴水肿，利尿剂的疗效通常十分有限，还可能导致容量不足，长期使用可发生低血压、电解质紊乱等并发症。

4. 地奥司明具有增强静脉张力、改善微循环从而促进淋巴回流的作用。

（六）中医治疗

有报道，国内部分医院应用中药治疗淋巴水肿，比如复方中药"淋巴方"、当归芍药散加味，取得了一定的治疗效果。其他的中医治疗方法，如梅花针扣刺、艾灸穴位、穴位贴敷等中医经验方也可试用。

（七）低水平激光疗法

低水平激光疗法（low-level laser therapy, LLLT）可以刺激淋巴管生成，增加淋巴液活动，减少皮下组织纤维化，从而改善淋巴水肿。LLLT与各种物理治疗联合应用可取得较好的疗效。

二、手术治疗

手术治疗主要应用于保守治疗失败的中晚期肢体淋巴水肿患者。其核心理念是切除异常的皮肤组织和恢复正常的淋巴引流。因此，外科治疗主要分为两种：一种是切除患肢多余纤维和脂肪组织的减容性手术；另一种是恢复淋巴组织连续性和功能的重建手术。

（一）减容性手术

减容性手术适用于以纤维脂肪成分为主的晚期淋巴水肿患者，主要包括患肢病损组织切除术和抽脂术。

1. 患肢病损组织切除术

患肢病损组织切除术，即完全切除水肿区域的病变组织，范围包括病变处皮肤、皮下组织及深筋膜，并加以游离植皮或皮瓣覆盖创面。目前，此方法仍然是晚期淋巴水肿最有效的治疗方式。Charles 在 1912 年首次描述了这种手术方式，即传统的 Charles 术式，随后涌现出多种改良术式和分期手术方式。但是，此方法在术中进一步去除浅表皮肤淋巴侧支，没有针对淋巴循环障碍本身，对肢体的损害和侵犯较大，故仅用于淋巴水肿晚期组织增生和纤维化等严重的情况。

此术创伤性较大，虽然手术清除增生的病变组织，但同时也破坏残存的淋巴管和血管，使回植的皮片营养极差，并发症严重。因此，该项手术现已较少开展。

2. 抽脂术

抽脂术通过切除多余的脂肪组织，打开肌肉筋膜，促进浅淋巴引流向深部，减少淋巴液的生成。与传统的病损组织切除术相比，抽脂术具有创伤小、安全性高、可反复抽吸等优点。适用于保守治疗无效或出现脂肪肥大的晚期淋巴水肿患者。但是，晚期淋巴水肿患者患肢体积增大，术中抽脂更加困难，术后效果欠满意，行抽脂术的预后不如早期患者。

（二）重建淋巴回路手术

淋巴组织重建手术的目的是通过手术重建淋巴水肿病变部位的淋巴循环。淋巴组织重建手术可大致分为淋巴管－微静脉吻合术、血管化淋巴结移植术和淋巴旁路手术。

1. 淋巴管 - 微静脉吻合术

（1）手术背景：20世纪60年代，淋巴管 - 微静脉吻合术（lymphatic-microvenule anastomosis，LVA）被首次报道，其原理是通过显微手术重建淋巴回流通路，使组织间隙淤滞的淋巴液经静脉系统回流。

（2）术前评估及注意事项：通过吲哚菁绿或核素检查，观察患肢淋巴管的分布，明确淋巴水肿分期，手术适用于Ⅰ～Ⅱ级淋巴水肿患者，同时可作为辅助手术，与淋巴管/结移植手术组成综合手术治疗方案。

（3）手术关键技巧：①确认并选择有功能的淋巴管。目前多采用肢体远端注射专利蓝染料或采用吲哚菁绿淋巴显像技术进行，后者配合红外荧光设备可在术前示踪具有功能的淋巴管。②选择适合的吻合静脉。适合于LVA的静脉应具有直径合适、位置合适以及静脉反流概率较低等特点。而较为粗大的静脉由于存在较大的管腔压力，所以容易造成静脉淋巴反流，这也是手术失败的主要原因之一。

（4）术后护理：抬高患肢，改善循环，术后2～3周后行规范综合消肿治疗。

（5）手术评价：LVA作为治疗乳腺癌术后上肢淋巴水肿的一种常规术式，对早期淋巴水肿患者的短期效果明显，但长期效果有待进一步明确。此外，该术式还存在以下不足：①需要较高的显微外科技术，在基层单位难以开展；②相对静脉而言，淋巴管的管壁更为薄弱，难以维持长时间的通畅。

经改进的淋巴旁路手术选用了瓣膜功能较好的静脉，保证了淋巴液从淋巴管流入静脉的单向性，减少了当淋巴管压力小于静脉压时发生血液反流、血栓堵塞吻合口的现象，提高该术式的远期效果。

近年来，随着乳腺癌术后上肢淋巴水肿治疗理念的更新，乳腺癌手术同时应用LVA对上肢淋巴水肿进行预防性手术治疗受到推崇。多篇文献报道应用即刻淋巴管静脉吻合手术预防上肢淋巴水肿，并取得了较好的预防效果，然而目前仍缺乏长期大规模的临床研究报道。

2. 血管化淋巴结移植

（1）手术背景：1991年，血管化淋巴结移植（vascularized lymph node

transfer，VLNT）被首次报道用于重建乳腺癌栓术后淋巴水肿淋巴回路手术，原理是应用显微外科技术将包含血供的淋巴结皮瓣移植于腋窝、肘或腕等部位，形成新的淋巴管网络。腹股沟外侧淋巴结皮瓣最常用作供区。

（2）术前评估及注意事项：通过吲哚菁绿或核素检查，观察供区淋巴结分布情况，选择合适的手术范围，手术适用于Ⅱ～Ⅲ级淋巴水肿患者。

（3）手术关键技巧：①选择含有较多淋巴结的区域。于供区位置注射吲哚菁绿，应用淋巴显像技术来确定手术范围。②选择适合的静脉血供系统。应用热成像技术或多普勒超声，寻找并定位供区皮瓣的动脉或静脉，术中仔细分离血管。

（4）术后护理：抬高患肢，改善皮瓣循环，术后72小时观察皮瓣存活情况。

（5）手术评价：VLNT已被应用于治疗肿瘤术后淋巴水肿的患者，将淋巴结皮瓣移植到淋巴水肿患肢，重建该部位的淋巴循环，有效地降低淋巴水肿和肢体蜂窝织炎的发生率。VLNT治疗淋巴水肿的机制可分为两种：① VLNT可以起到类似"海绵"或"泵"的作用，将淋巴液聚集于淋巴结后通过淋巴结皮瓣本身含有的淋巴静脉通路汇入静脉系统。②淋巴结皮瓣可以刺激淋巴管再生。该理论认为，淋巴结皮瓣内含有刺激局部淋巴管生成的因子，新生淋巴管的产生增强了皮瓣受区与淋巴结皮瓣之间的淋巴通路联系，从而起到促进淋巴引流的作用。因此，VLNT的临床效果要明显好于LVA，但对医生的技术要求较高。此外，关于导致供体部位淋巴水肿风险的缺点时有报道，但随着术前评估手段和技术的进步，供区淋巴水肿的风险将大大降低。

3. 自体淋巴管移植

（1）手术背景：1986年，淋巴管移植术首次被报道用于淋巴管缺损修复，原理是寻找并定位供区（通常是大腿内侧）功能良好的淋巴管后，将其嫁接到淋巴回流阻塞区域，行近、远端桥接吻合。

（2）术前评估及注意事项：通过吲哚菁绿或核素检查，观察供区淋巴管分布情况，选择合适的淋巴管，手术适用于Ⅱ～Ⅲ级淋巴水肿患者。

（3）手术关键技巧：①确认并选择含有较多淋巴管的供区。于拟选供区位置注射吲哚菁绿，应用淋巴显像技术来确定手术范围。②确认受区淋巴管损伤位置。设计合适受区手术范围，截取淋巴管长度，防止吻合后的淋巴管迂曲或折叠。

（4）术后护理：抬高患肢，改善全身循环，抗感染，术后 2～3 周行患肢综合消肿治疗。

（5）手术评价：尽管自体淋巴管移植对乳腺癌术后上肢淋巴水肿有一定治疗作用，但因淋巴管壁薄，术后极易因组织压迫、淋巴管迂曲造成淋巴管再通率低，故手术的实际效果有限。目前也鲜有相关手术的报道。此外，该术式会造成供区较大范围瘢痕，也有造成供区淋巴水肿的风险。

三、未来的其他治疗方法

随着生物工程技术的发展，对淋巴水肿类相关疾病的治疗将不再局限于常规的保守治疗和手术治疗。研究者通过体外或体内原位构建新生淋巴网络，试图从根本上治疗继发性术后上肢淋巴水肿。根据技术原理的不同，其大致可分为组织工程疗法、干细胞移植疗法及生长因子疗法。

（一）组织工程疗法

（1）治疗原理：应用组织工程的方法构建具有生物功能的淋巴管，避免从患者自身取材，为继发性淋巴水肿的治疗提供了新的思路。

（2）关键技术：①以淋巴内皮细胞为种子细胞，聚羟基乙酸为支架，于体外初步构建具有良好生物力学特性及细胞相容性的淋巴管。②将人工淋巴管移植并吻合于淋巴结缺损区域的近端和远端。

（3）应用评价：目前，体外构建的淋巴管结构与体内真实淋巴管还有一定差距。体外构建的淋巴管尚缺乏动物实验和临床试验对其缓解淋巴水肿效果的验证，故组织工程淋巴通路的构建仍需要进一步研究加以完善。

（二）干细胞移植疗法

干细胞是一类具有无限的或者永生的自我更新能力的细胞，能够产生至少一种类型的、高度分化的子代细胞。近年来，研究者拟将干细胞的特性应用于诱导淋巴管生成，恢复其生理回流网络，最终减轻甚至消除淋巴水肿。

1. 骨髓间充质干细胞（bone marrow stromal cell，BMSC）

（1）治疗原理：利用 BMSC 多向分化的能力，将其注射于淋巴管缺损区域，诱导淋巴管的生成，达到缺损修复的目的。

（2）关键技术：①精确定位淋巴管缺损区域。采用吲哚菁绿、核素等，以多项淋巴管显影技术精确定位淋巴水肿的病损区域。②探索 BMSC 培养及治疗方式。

（3）应用评价：目前有关 BMSC 治疗继发性淋巴水肿的临床病例数仍较少，观察时间短，效果尚不明确。此外，BMSC 作为未分化细胞，尚不能排除其分化为其他组织甚至诱发肿瘤生长的可能性。

2. 脂肪间充质干细胞（adipose derived stem cells，ADSC）

（1）治疗原理：ADSC 具有分泌多种细胞因子的特性，其中与淋巴管发生密切相关的是血管内皮生长因子（vascular endothelial growth factors，VEGF）-C 和 D，后者可以通过激活淋巴内皮细胞表面的 VEGF 受体 3（VEGFR-3）来诱导淋巴管的生成，达到缺损修复的目的。

（2）关键技术：①精确定位淋巴管缺损区域。采用吲哚菁绿、核素等，以多项淋巴管显影技术精确定位淋巴水肿病损区域。②探索 ADSC 培养及治疗方式。

（3）应用评价：目前，仍鲜有关于 ADSC 治疗继发性淋巴水肿的临床试验报道，ADSC 的治疗效果尚需要多中心、大规模临床试验来进一步验证。

（三）生长因子疗法

（1）治疗原理：淋巴内皮细胞相关基因（如 VEGFR-3）的表达上调可以与 VEGF-C 相互作用，促进淋巴管新生。基于 VEGF-C 相关的干细胞移植实验已经证实可以形成微淋巴管，形成淋巴回流通道。

（2）关键技术：生长因子局部注射使用的剂量和方法。现已发现，高浓度的 VEGF-C 通过与血管内皮细胞表面 VEGFR-2 相结合，会导致血管渗出增加，引发组织水肿的副作用。探索并明确合理的剂量和方法成为其推广的关键技术。

（3）应用评价：VEGF-C156S 能促进淋巴管的生成，血管生成素 -1（angiopoietin-1，ANG1）既能促进淋巴管的生成，又能明显地降低血管通透性，这些药物在治疗继发性淋巴水肿的试验中已经取得了很好的效果。但生长因子局部使用的安全性仍不明确，其应用仍处于临床试验阶段，但其理论上的可行性使其可能成为未来的有效治疗方法与方向。

参考文献

[1]　Akan S, Urkmez B,Artuk I, et al. Scrotal lymphedema and its conservative treatment: a rare complication of circumcision[J]. J Coll Physicians Surg Pak, 2020, 30(1): 94-95.

[2]　Becker F. Lymphedema[J]. Rev Med Suisse, 2006, 2(51): 323-324, 327-329.

[3]　Bernas M, Thiadens SRJ, Smoot B, et al. Lymphedema following cancer therapy: overview and options[J]. Clin Exp Metastasis, 2018, 35(5-6): 547-551.

[4]　Chang DW, Masia J, Garza 3rd R, et al. Lymphedema: surgical and medical therapy[J]. Plast Reconstr Surg, 2016, 138(3 Suppl): 209S-218S.

[5]　Cobbe S, Real S, Slattery S. Assessment, treatment goals and interventions for oedema/lymphoedema in palliative care[J]. Int J Palliat Nurs, 2017, 23(3): 111-119.

[6]　Damstra RJ, Voesten HG, van Schelven WD, et al. Lymphatic venous anastomosis (LVA) for treatment of secondary arm lymphedema. A prospective study of 11 LVA procedures in 10 patients with breast cancer related lymphedema and a critical review of the literature[J]. Breast Cancer Res Treat, 2009, 113(2): 199-206.

[7]　de Godoy JMP, Pereira de Godoy HJ, Gracino de Marqui T, et al. Mobilization of fluids in the intensive treatment of primary and secondary lymphedemas[J]. Scientific World Journal, 2018, 2018: 6537253.

[8]　Fish ML, Grover R, Schwarz GS. Quality-of-life outcomes in surgical vs nonsurgical treatment of breast cancer-related lymphedema: a systematic review[J]. JAMA Surg, 2020, 155(6): 513-519.

[9]　Garza RM, Ooi ASH, Falk J, et al. The relationship between clinical and indocyanine green staging in lymphedema[J]. Lymphat Res Biol, 2019, 17(3): 329-333.

[10]　Heldenberg E, Bass A. Lymphedema-guidelines for evaluation and treatment[J]. Harefuah, 2013, 152(3): 172-174, 181.

[11]　International Society of Lymphology. The diagnosis and treatment of peripheral lymphedema: 2013 Consensus Document of the International Society of Lymphology[J]. Lymphology, 2013, 46(1): 1-11.

[12]　International Society of Lymphology. The diagnosis and treatment of periph-

eral lymphedema. Consensus document of the International Society of Lymphology[J]. Lymphology, 2003, 36(2): 84–91.

[13] Lasinski BB, McKillip Thrift K, Squire D, et al. A systematic review of the evidence for complete decongestive therapy in the treatment of lymphedema from 2004 to 2011[J]. PM R, 2012, 4(8): 580–601.

[14] Lawenda BD, Mondry TE, Johnstone PA. Lymphedema: a primer on the identification and management of a chronic condition in oncologic treatment[J]. CA Cancer J Clin, 2009, 59(1): 8–24.

[15] Michelini S, Fiorentino A, Cardone Melilotus M. Rutin and bromelain in primary and secondary lymphedema[J]. Lymphology, 2019, 52(4): 177–186.

[16] Miller A. Lymphedema–clinical picture and therapy[J]. Hautarzt, 2020, 71(1): 32–38.

[17] Pappalardo M, Lin C, Ho OA, et al. Staging and clinical correlations of lymphoscintigraphy for unilateral gynecological cancer–related lymphedema[J]. J Surg Oncol, 2020, 121(3): 422–434.

[18] Vignes S. Lymphedema: from diagnosis to treatment[J]. Rev Med Interne, 2017, 38(2): 97–105.

[19] Yoon JA, Shin MJ, Shin YB, et al. Correlation of ICG lymphography and lymphoscintigraphy severity stage in secondary upper limb lymphedema[J]. J Plast Reconstr Aesthet Surg, 2020, 73(11): 1982–1988.

[20] Yuksel A, Gurbuz O, Velioglu Y, et al. Management of lymphoedema[J]. Vasa, 2016, 45(4): 283–291.

[21] Zasadzka E, Trzmiel T, Kleczewska M, et al. Comparison of the effectiveness of complex decongestive therapy and compression bandaging as a method of treatment of lymphedema in the elderly[J]. Clin Interv Aging, 2018, 13: 929–934.

第七章 淋巴水肿的药物治疗

淋巴水肿的治疗药物较少，研究进展较为缓慢，药物治疗在淋巴水肿的治疗中主要发挥辅助性的作用。目前，用于淋巴治疗的化学药物主要包括利尿剂、苯并吡喃酮（香豆素）类、微粉纯化黄酮类成分（micronized purified flavonoid fraction，MPFF）、七叶皂苷提取物、羟苯磺酸钙、抗丝虫病药物、抗菌药物等。本章第一节将从西药治疗淋巴水肿的机制、用法用量、特殊人群用药、药物相互作用等方面进行介绍，第二节探讨淋巴水肿的中医治疗。

第一节 西药治疗

一、利尿剂

利尿剂能够排除患者体内过多的水和钠，并且可以减小细胞外液容量。因此，由恶性淋巴阻塞引起周围淋巴水肿的患者短期使用利尿剂可改善症状。然而，长期应用利尿剂可能导致水和电解质失衡。2020 年中华整形外科学分会淋巴水肿学组发布的《外周淋巴水肿诊疗的中国专家共识》和 2020 年国际淋巴学会发布的《外周淋巴水肿的诊断和治疗》（*The diagnosis and treatment of peripheral lymphedema: 2020 Consensus Document of the International Society of Lymphology*）均指出，利尿剂治疗效果有限，可应用于特定的患者，并且不推荐长期使用。

（一）用法用量

常用药物有呋塞米、螺内酯、氢氯噻嗪等。目前，各指南均未讨论利尿剂治疗淋巴水肿的特殊用法用量，临床上通常按照说明书用法用量进行治疗，详见表 7-1-1。

表 7-1-1　常用利尿剂用药信息

药物	呋塞米	螺内酯	氢氯噻嗪
半衰期	30～60 分钟	19 小时（每日 1～2 次）；12 小时（每日 4 次）	15 小时
用法用量	口服：20～40mg，每日 1 次。必要时，6～8 小时后追加 20～40mg。静脉注射：开始 20～40mg，必要时每 2 小时追加剂量，直至取得满意效果	每日 40～120mg，分 2～4 次服用，至少连服 5 日	每次 25～50mg，每日 1～2 次；或隔日治疗；或每周连服 3～5 日
代谢与排泄	88% 以原型经肾脏排泄；12% 经肝脏代谢，由胆汁排泄	80% 由肝脏迅速代谢为有活性的坎利酮，无活性代谢产物从肾脏和胆道排泄，约有 10% 以原型从肾脏排泄	部分与血浆蛋白结合，另有部分进入红细胞内。主要以原型由尿排泄
肝功能不全患者用药	严重肝功能损害者慎用，因水电解质紊乱可诱发肝昏迷		
肾功能不全患者用药	严重肾功能损害者往往需加大剂量，故用药时间间隔应延长，以免出现耳毒性等副作用	肾功能不全者慎用	严重肾功能减退者慎用，因本类药效果差，应用大剂量时可致药物蓄积，毒性增加

（二）特殊人群用药

1. 呋塞米、螺内酯、氢氯噻嗪妊娠分级分别为 C 级、C/D 级、B 级，均能通过胎盘屏障，孕妇慎用。

2. 呋塞米哺乳 L3 级，螺内酯、氢氯噻嗪均为哺乳 L2 级，但是药品说明书指出哺乳期妇女应慎用呋塞米、氢氯噻嗪。

3. 呋塞米在新生儿的半衰期明显延长，故新生儿用药间隔应延长。氢氯噻嗪可使血胆红素水平升高，因此有黄疸的婴儿慎用。

4. 呋塞米、氢氯噻嗪均可增加老年人低血压、电解质紊乱和肾功能损害风险。老年人应用螺内酯时，也较易发生高钾血症和利尿过度。

（三）临床使用注意事项

1. 呋塞米与氢氯噻嗪对磺胺类过敏者有交叉过敏的风险。

2. 三种药物均对诊断有干扰，对血糖、血尿酸、尿素氮，以及 Na^+、Cl^-、K^+、Ca^{2+} 和 Mg^{2+} 等浓度产生影响。

3. 呋塞米和氢氯噻嗪可导致低钾血症，当有发生低钾血症或有低钾血症倾向时，应注意补充钾盐。

4. 螺内酯可引起血钾升高，用药前应了解患者血钾浓度，用药期间如出现高钾血症，应立即停药。

5. 若长期服用，需要定期监测血电解质、血压、肾功能、肝功能、血糖、血尿酸及酸碱平衡等情况。

6. 呋塞米尽量避免与有肾毒性、耳毒性药物（如阿米卡星、庆大霉素等）联用，螺内酯尽量不与导致高钾血症的药物联用，氢氯噻嗪尽量避免与有光敏反应的药物联用。

常见利尿药的相互作用详见表 7-1-2。

表 7-1-2　常见利尿药的相互作用

药名	相互作用药物	相互作用后果	临床处置建议
呋塞米（furosemide）	依他尼酸	增加耳毒性与肾毒性	禁止合用
	阿米卡星	增加耳毒性与肾毒性	避免或使用替代药物
	庆大霉素		
	新霉素		
	巴龙霉素		
	链霉素		
	妥布霉素		
	钾磷酸盐	肾清除率增加，使磷酸盐血清水平降低	避免或使用替代药物
	洛非西定	过度心动过缓和低血压风险增加	避免与降低血压或脉搏的药物合用
	普瑞玛尼	显著抑制 OAT3，增加呋塞米药物水平或作用	监测不良反应，考虑减少 OAT3 底物的剂量
	海葱	促进钾的消耗从而增强毒性	避免或使用替代药物
	三氯福司	出汗、潮热、血压变化	避免或使用替代药物

续表

药名	相互作用药物	相互作用后果	临床处置建议
螺内酯（spirolactone）	阿米洛利	增加血清钾	高钾血症患者禁用
	屈螺酮		
	依普利酮		
	氨苯蝶啶		
	环孢素	增加血清钾	避免或使用替代药物
	磷酸氢二钾		
	氯化钾		
	柠檬酸钾		
	钾磷酸盐		
	洛非西定	过度心动过缓和低血压风险增加	避免与其他降低脉搏或血压的药物合用
氢氯噻嗪（hydrochl-orothiazide）	氨基乙酰丙酸	增加光毒性	避免或使用替代药物。围手术期 24 小时内避免服用氨基乙酰丙酸及其他光毒性药物
	卡马西平	全身性低钠血症风险增加	避免或使用替代药物
	环磷酰胺	降低肾脏清除率，增加骨髓抑制作用	避免或使用替代药物
	环孢素	全身性低钠血症风险增加	避免或使用替代药物
	多非利特	降低肾脏清除率，增加多非利特水平，延长 QTc 间期的风险	禁止合用
	异卡波肼	降压作用叠加	禁止合用
	洛非西定	过度心动过缓和低血压风险增加	避免合用
	氨基乙酰丙酸甲酯	增加光毒性	避免或使用替代药物
	维 A 酸		
	海葱	促进钾的消耗增加，从而增强毒性	避免或使用替代药物

二、地奥司明

地奥司明具有扩大静脉张力、增加功能性淋巴血管数量、促进淋巴和静脉回流的作用，能保护体内微循环，保持毛细血管通透性，有效减轻患者水肿程度，从而达到治疗目的。国际静脉学联盟 2013 共识文件《原发性淋巴水肿的诊断和治疗》[*International Union of Phlebology. Diagnosis and treatment of primary lymphedema. Consensus document of the International Union of Phlebology (IUP)-2013*] 指出，微粉纯化黄酮类成分可能有助于淋巴水肿治疗。2020年中华整形外科学分会淋巴水肿学组发布的《外周淋巴水肿诊疗的中国专家共识》也指出，地奥司明可用于静脉性水肿或静脉-淋巴混合性水肿的治疗。

（一）用法用量

地奥司明常用剂量为每日 0.9g（2 片），分两次于午餐和晚餐时服用。

（二）特殊人群用药

不建议孕期和哺乳期妇女使用该药。

（三）临床使用注意事项

使用时，需要注意地奥司明可导致少数患者轻微胃肠反应和自主神经紊乱，但未至必须中断治疗。目前为止，未发现其与其他药物有相互作用（详见表 7-1-3）。

表 7-1-3 地奥司明用药信息

参数	地奥司明用药信息
半衰期	11 小时
用法用量	常用剂量为每日 0.9g（2 片），分两次于午餐和晚餐时服用
代谢与排泄	药物代谢广泛，主要通过粪便排泄，约 14% 随尿排泄
肝功能不全患者用药	尚不明确
肾功能不全患者用药	尚不明确
妊娠期用药	动物研究未发现生殖毒性，但是孕妇中使用地奥司明的数据有限，不建议孕期妇女使用该药
哺乳期用药	虽然尚无有关药物随母乳分泌的资料，但在治疗期间不推荐母乳喂养
儿童	尚缺乏详细的研究资料
老年人	对于 70 岁及 70 岁以上的老年患者，或并发有其他疾病（如高血压、动脉粥样硬化、糖尿病、神经／精神性疾病以及酒精中毒）的患者，其不良反应的发生率没有明显不同，且地奥司明与治疗这些疾病的药物未见明显的相互作用

三、马栗种子提取物

马栗种子提取物通过改善患者肢体内的血液循环，降低淋巴系统的负荷，增强淋巴及其瓣膜的功能，帮助淋巴侧支循环的新生及壮大，从而消退水肿。

国际静脉学联盟 2013 共识文件《原发性淋巴水肿的诊断和治疗》和 2020 年中华整形外科学分会淋巴水肿学组发布的《外周淋巴水肿诊疗的中国专家共识》均指出，马栗种子提取物可用于治疗静脉性水肿或静脉 - 淋巴混合性水肿，但是对单纯性淋巴水肿的治疗效果仍不确定。

（一）用法用量

常用药物包括马栗种子提取物和迈之灵。马栗种子提取物每片含马栗种子干燥提取物 263.2mg，标定含有 50mg 七叶素，用法为一次 263.2～526.4mg（1～2 片），一日 2 次，或遵医嘱。迈之灵片 260mg（每片含马栗提取物 150mg），早、晚各一次，每次 260～520mg（1～2 片）；病情较重或治疗初期，每日 2 次，每次 520mg（2 片），或遵医嘱服用。

（二）特殊人群用药

尚不明确。

（三）临床使用注意事项

1. 临床使用时需注意胃溃疡患者慎用迈之灵，药片应完整服下。
2. 马栗种子提取物和迈之灵与其他药物之间的相互作用尚不明确。

四、羟苯磺酸钙

羟苯磺酸钙可通过调节微血管壁的生理功能，减小阻力，降低血浆黏稠度和血小板的高聚集性，从而防止血栓形成，并且能间接增加淋巴的引流而减轻水肿。国际静脉学联盟 2013 共识文件《原发性淋巴水肿的诊断和治疗》指出，口服羟苯磺酸钙可能有助于淋巴水肿治疗。

（一）用法用量

羟苯磺酸钙的适应证包括水肿及组织浸润的治疗，每次 1 粒（0.5g），一日 1～3 次，口服 24 小时经尿排出量为 50%，约 50% 经粪便排泄。

（二）特殊人群用药

羟苯磺酸钙是否通过人胎盘屏障尚不明确，少部分可经乳汁分泌，所以妊娠期和哺乳期妇女谨慎使用。

（三）临床使用注意事项

1. 羟苯磺酸钙有导致粒细胞缺乏症的罕见不良反应，也可能会诱发重度超敏反应（过敏反应或休克）。若出现，均需立即停药。

2. 目前尚未发现其与其他药物有相互作用。

具体用药信息见表 7-1-4。

表 7-1-4 羟苯磺酸钙用药信息

药物	羟苯磺酸钙胶囊
半衰期	5 小时
用法用量	进餐时吞服，每次 1 粒（0.5g），一日 1～3 次
代谢与排泄	口服 24 小时经尿排出量 50%，约 50% 经粪便排泄
肝功能不全患者用药	尚不明确
肾功能不全患者用药	严重肾功能不全需要透析的患者应减量
妊娠期用药	因羟苯磺酸钙是否通过人胎盘屏障尚不明确，所以使用本药应权衡利弊
哺乳期用药	羟苯磺酸钙在母乳中可微量存在，为慎重起见，应停止用药或中止哺乳
儿童	尚不明确
老年人	尚不明确

五、抗丝虫病药物

淋巴丝虫病发病机制与寄生虫死亡引起宿主炎症反应，进而引起体腔积水、淋巴水肿和象皮病，为了清除淋巴丝虫病患者血液中的微丝虫病，2020年国际淋巴学会发布的《外周淋巴水肿的诊断和治疗》推荐使用乙胺嗪、阿苯达唑或伊维菌素进行治疗，并且指出这些药物对成年线虫的杀灭作用是不固定的，可能与宿主淋巴阻塞加重的炎症免疫反应有关。三药联合方案（乙胺嗪、阿苯达唑和伊维菌素）对血液中微丝虫病清除情况优于一次两药方案（乙胺嗪＋阿苯达唑），且不低于每年一次、连续 3 年的两药方案。

（一）用法用量

乙胺嗪、阿苯达唑和伊维菌素用药信息详见表 7-1-5。

（二）特殊人群用药

特殊人群用药详见表 7-1-5。

表 7-1-5　乙胺嗪、阿苯达唑和伊维菌素用药信息

药物	乙胺嗪	阿苯达唑	伊维菌素
半衰期	8 小时	8.5 ～ 10.5 小时	至少 16 小时
用法用量	斑氏绦虫病及重度感染马来绦虫病：每日 0.6g，分 2 ～ 3 次服用，7 日为 1 个疗程。间隔 1 ～ 2 个月，可应用 2 ～ 3 个疗程。 马来绦虫病：1 ～ 1.5g，夜间顿服，也可间歇服用 2 ～ 3 个疗程。 罗阿丝虫病：2mg/kg，每日 3 次，连服 2 ～ 3 周，必要时间隔 3 ～ 4 周可复治。 盘尾丝虫病： 第 1 日：1 次，0.5mg/kg； 第 2 日，2 次，0.5mg/kg； 第 3 日，3 次，1mg/kg； 如无严重反应，增至 2mg/kg，日服 3 次，直至总疗程 14 日； 如初治全身反应严重，则可暂停使用或减量	2 岁以上儿童及成人 0.4g（2 片）	单剂量口服 200μg/kg
代谢与排泄	服药后 48 小时内以原药或代谢产物（70% 以上）形式由肾脏排泄	在肝脏转化为丙硫苯咪唑 - 亚砜与丙硫苯咪唑 - 砜，前者具有杀虫作用。药物及其代谢产物在 24 小时内 87% 从尿排出，13% 从粪便排出	肝内代谢，伊维菌素及其代谢产物在 12 天几乎全随粪便排出体外，只有 1% 以下的随尿排出
肝功能不全患者	尚不明确	严重肝功能不全患者禁用	尚不明确
肾功能不全患者	尚不明确	严重肾功能不全患者禁用	尚不明确
妊娠期用药	妊娠 X 级；暂缓治疗	妊娠 C 级；禁用	妊娠 C 级；禁用
哺乳期用药	哺乳分级不明确，暂缓治疗	哺乳 L2 级；禁用	哺乳 L3 级；禁用
儿童	尚不明确	2 岁以下儿童不宜使用	体重低于 15kg 的儿童慎用
老年人	尚不明确	尚不明确	尚不明确

（三）临床使用注意事项

1. 乙胺嗪：应从小剂量开始，以减少因虫体破坏而引起的副作用。重度感染的盘尾丝虫病患者在接受单剂乙胺嗪后，可出现急性炎症反应综合征（Mazzotti 反应），表现为发热、心动过速、低血压、淋巴结炎和眼部炎症反应，多由微丝蚴死亡引起，如初治全身反应严重，可暂停用或减小剂量，必要时可给予肾上腺皮质激素。

2. 阿苯达唑：蛋白尿、化脓性或弥漫性皮炎、各种急性传染病以及癫痫患者不宜使用本品；严重肝、肾、心功能不全及活动性溃疡病患者禁用。

3. 伊维菌素：可引起盘尾丝微丝蚴虫患者皮肤和（或）全身严重的 Mazzotti 反应及眼科反应；免疫缺陷（包括 HIV 感染）的患者可能需要重复治疗肠道类圆线虫病。

4. 目前尚未发现乙胺嗪和阿苯达唑有相互作用的禁用或慎用药物；厄达菲替尼、拉米地坦、奎尼丁、特泊替尼等药物可通过 P- 糖蛋白外排转运，提高伊维菌素的浓度或作用，尽量避免联用。

六、苯并吡喃酮（香豆素）类药物

苯并吡喃酮（香豆素）类药物可与沉积在组织间隙中的蛋白质结合，增强巨噬细胞的吞噬功能，诱导蛋白水解，从而改善淋巴水肿症状。国际静脉学联盟 2013 共识文件《原发性淋巴水肿的诊断和治疗》指出，苯并吡喃酮对淋巴水肿的作用仍不明确，因为临床试验得到相互矛盾的疗效结果，且苯并吡喃酮具有肝毒性。但是，在美国和英国，常规物理治疗、苯并吡喃酮的药物治疗与手术治疗相结合的方法仍然是常用的方法。2020 年国际淋巴学会共识文件《外周淋巴水肿的诊断和治疗》也指出，苯并吡喃酮用作淋巴水肿的辅助治疗，疗效尚不确定。

七、抗菌药物

2020 年中华整形外科学分会淋巴水肿学组的《外周淋巴水肿诊疗的中国专家共识》和 2020 年国际淋巴学会共识文件《外周淋巴水肿的诊断和治疗》均指出，当急性淋巴淤滞合并相关炎症（如蜂窝组织炎、淋巴管炎、丹毒等）时，应使用抗生素。另外，真菌感染是四肢淋巴水肿的常见并发症，此时可以用抗真菌药物治疗。患者用温和的消毒剂清洗皮肤后，再外用抗生素-抗真菌软膏也可预防和治疗感染。此外，2020年国际淋巴学会共识文件《外周淋巴水肿的诊断和治疗》指出，在淋巴丝虫病患者中，使用抗生素（如青霉素或多西环素）预防象皮肿的短期和长期效果逐渐得到广泛认可，例如多西环素可以降低淋巴水肿的发生率。

八、其他药物

国际静脉学联盟2013共识文件《原发性淋巴水肿的诊断和治疗》还指出，羟乙基芦丁（hydroethylrutosides）、O-（β-羟乙基）-芦丁（O-（β-hydroxyethyl）-rutosides）或许可用于治疗淋巴水肿。2020年国际淋巴学会共识文件《外周淋巴水肿的诊断和治疗》指明，注射透明质酸酶或类似药物的益处还不清楚，实际上可能是有害的。西罗莫司、动脉内注射自体淋巴细胞增强免疫也可能可以治疗淋巴水肿。Linfadren（包含地奥司明、香豆素、熊果苷）联合综合消肿治疗技术（complete decongestion therapy，CDT）是一种安全有效的治疗乳腺癌相关淋巴水肿的方法，疗效优于单用CDT。此外，继发性淋巴水肿患者硒含量降低，全血硒浓度随淋巴水肿期的增加而降低，亚硒酸钠治疗可减少活性氧（ROS）的产生，使淋巴水肿体积自发减少，增加淋巴水肿的物理治疗效果，并降低慢性淋巴水肿患者丹毒感染的发生率。然而，这些药物治疗淋巴水肿的临床疗效均有待验证。

第二节　中医治疗

一、概　述

淋巴水肿属中医学"水肿""水病""水气病"的范畴。《素问·平人气象论》指出"面肿曰风，足胫肿曰水"，根据不同的发病部位，辨别发病成因。《素问·水热穴论》有"其本在肾，其末在肺，皆积水也"的疾病定位，记载了"肾俞五十七穴"的治疗取穴。《素问·汤液醪醴论》记载了"开鬼门，洁净府，去宛陈莝"的治疗原则。早在3000年前的《黄帝内经》就对本病的病因病机病位、辨别、临床症状、治疗原则、临床取穴有记载。

1. 病因病机

气机运行，水液自行。而淋巴水肿是气机功能障碍的一种表现。古代医家张景岳指出，水肿主要是肺、脾、肾三脏的病变，其本在肾，其标在肺，而其制在脾。劳倦过度、金刃外伤都可以导致肺失通调、脾失转输、肾失开阖，从而水液停聚、泛滥肌肤而成水肿。

2. 临床表现

淋巴水肿以肢体水肿为主要临床表现，可见单侧或双侧肢体水肿，严重者可出现躯干水肿，甚至造成患者患肢运动及感觉功能障碍，日久易出现反复感染、溃疡、纤维增生、脂肪硬化、筋膜增厚及肢体变粗等并发症，严重影响患者的生活质量。

3. 治疗原则

起病不久，治以"发汗、利小便"，其中，治疗腰以上的水肿以发汗为主，称"开鬼门"；治疗腰以下的水肿，以利小便为主，称"洁净府"；久病或体质虚弱，需扶正祛邪，以"温阳利水"为主；在治疗水肿的同时，加以理气，"治水者当兼理气，盖气化水自化"；外伤术后或肿久不退，宜配活血祛瘀法，"去宛陈莝"。但治疗的关键指导思想是"平治于权衡"。

4. 治疗方法

根据发病时节、地域及患者的体质和病情，采用针刺、药物、导引按摩、砭石等"杂合以治"综合疗法治疗淋巴水肿。在《素问·汤液醪醴论》中记载，采用"微微运动、温暖穿衣、针刺、药物"的综合治疗方法，也体现了《素问·异法方宜论》中记载的"故圣人杂合以治，各得其所宜，故治所以异而病皆愈者……"的综合疗法。

5. 疾病的转归

在上述病因中，有单一发病，亦有兼杂而致病。淋巴水肿，以精血皆化为水，多属虚败。起病不久且年少体强，积极治疗，预后尚佳。体质虚弱，疾病日久，反复发作，损伤了阳气，则见身体抖动、胸痛；水湿下行关节，则见腰和髋关节疼痛不适，病情缠绵难愈，并发感染"久不愈，必致痈脓"，甚至加重。术后瘀血阻滞，损伤水液通道，往往水肿顽固不愈。妇科先有停经而后出现水肿者，病在血分，相对难治；先有水肿而后停经者，病在水分，相对易治。

6. 预　防

一是未病先防。"精神内守，顺应天时，饮食有节，起居有常，不妄作劳"的养生之道，肿瘤术后低盐饮食和体质调养预防。二是既病防变。在水肿发病之初，积极进行干预，防止由轻到重、由简单到复杂的转变。三是愈后防复。在水肿的康复医疗中，做到除邪务尽。患者术后存在气血亏虚、脾肾阳衰、瘀血内阻的病理特点，采取综合措施使水肿消退，亦不可立即停止康复治疗。

二、中药疗法

中药治疗淋巴水肿的记载距今已经两千余年。东汉末年"医圣"张仲景所著的《伤寒杂病论》确立了水肿的 5 种类型，"病有风水，有皮水，有正水，有石水，有黄汗"，确立了"腰以下肿，当利小便；腰以上肿，当发汗乃愈"的治疗原则，为后续淋巴水肿的治疗记载了大量有效的方剂。

（一）术后预防

1. 术后健脾益气方

推荐方剂：四君子汤加减。

药物组成：党参 15g，白术 12g，茯苓 12g，甘草 6g。

煎服方法：水煎 300mL，分两次服用，早晚各 1 次，连服 7 日。

适宜人群：面色萎黄、语声低微、气短乏力、食少便溏的脾胃气虚证人群。

2. 盆腔术后活血利水方

推荐方剂：大黄甘遂汤加减。

药物组成：制大黄 6g，甘遂 3g，阿胶珠 9g，厚朴 9g。

煎服方法：水煎 300mL，分两次服用，早晚各 1 次，连服 7 日。

适宜人群：盆腔术后少腹胀满、小便不利、口不渴、两胫微肿人群。

注意事项：本方药性峻猛，需在医生指导下服用，且不宜久服；服用本方当下血，切不可误认为病症加重，而是正气驱邪于外，病为向愈。

3. 盆腔术后温经活血方

推荐方剂：温经汤加减。

药物组成：吴茱萸 9g，麦冬 9g，当归 6g，芍药 6g，川芎 6g，人参 6g，桂枝 6g，阿胶珠 6g，牡丹皮 6g，生姜 6g，甘草 6g，半夏 6g。

煎服方法：水煎 300mL，分两次服用，早晚各 1 次，连服 7 日。

适宜人群：盆腔术后少腹疼痛、胀满者。

4. 乳腺肿瘤术后疏肝通络方

推荐方剂：逍遥散加减。

药物组成：甘草 6g，当归 12g，茯苓 12g，赤芍 12g，白术 12g，柴胡 9g，枳壳 9g，川芎 6g，路路通 6g，通草 3g。

煎服方法：水煎 150mL，分两次服用，早晚各 1 次，连服 7 日。

适宜人群：乳腺肿瘤术后。

（二）辨证治疗

1. 急性期

（1）湿毒外侵证

症状：肌肤有痒疹、脓疱病史，皮肤溃烂，疮毒内归，突然出现于头面或四肢、腹部甚至全身，皮肤鲜亮，小便色赤，伴有恶风发热，舌红苔薄黄，脉浮数或浮滑。

治则：清热解毒，利水消肿。

推荐方剂：麻黄连翘赤小豆汤合五味消毒饮加减。

药物组成：麻黄 6g，连翘 9g，杏仁 9g，赤小豆 30g，大枣 12g，桑白皮 10g，生姜 6g，炙甘草二两 6g，金银花 15g，野菊花 6g，蒲公英 6g，紫花地丁 6g，紫背天葵子 6g。

煎服方法：水煎 450mL，分 3 次服用，热服，被盖出汗为度。

随症加减：皮肤感染处红赤灼热者，可加赤芍 10g，丹皮 10g，清热解毒；皮肤瘙痒明显者，可加白鲜皮 6g，地肤子 15g，祛风止痒；皮肤感染处破溃者，可加苦参 10g，土茯苓 10g，紫花地丁加至 15g；伴有大便秘结者，加制大黄 6g，清热凉血解毒。

（2）湿浊困阻证

症状：起病缓慢，水肿多由四肢末端起，渐渐或至躯干，以下肢为甚，按之没指，小便短少，面色萎黄，四肢不温，神倦乏力，纳呆，泛恶，腹胀，舌淡，苔白或腻，脉沉缓或濡。

治则：温阳健脾，利湿消肿。

推荐方剂：胃苓散合五苓散加减。

药物组成：苍术 10g，陈皮 6g，川朴 6g，泽泻 10g，猪苓 10g，桂枝 10g，白术 10g，生姜皮 10g，大腹皮 10g。

煎服方法：水煎 300mL，分两次餐前服用，早晚各 1 次。

随症加减：腹部胀满者，加干姜 9g，温脾化湿；外感风邪、咳喘严重者，加葶苈子 10g，苦杏仁 9g，麻黄 6g；汗出怕风，关节疼痛，肿不退者，加防己黄芪汤以益气固卫行水。

（3）湿热壅滞证

症状：起病迅速，肢体迅速水肿，皮肤绷紧光亮，伴有烦躁口渴，关节疼痛，小便短赤，胸闷不饥，舌红苔黄腻，脉沉数。

治则：泻下逐水，理气化湿。

推荐方剂：当归拈痛汤加减。

药物组成：羌活 15 克，防风 9g，苍术 9g，白术 6g，猪苓 9g，泽泻 9g，葛根 6g，茵陈 15g，知母 9g，黄芩 6g，苦参 6g，当归 9g，甘草 15g，茯苓皮 30g。

煎服方法：水煎 300mL，分两次服用，早晚各 1 次。

随症加减：腹胀明显、二便严重不通者，加生大黄 6g；喘促不得卧者，加葶苈子 12g，桑白皮 10g；口干咽燥、大便干结明显者，加猪苓汤以滋阴清热利水。

2. 慢性迁延期

（1）瘀血内停证

症状：术后或久病水肿迁延不退，肿势轻重不一，肌肤瘀紫深红，肢体或腹部疼痛，痛有定处，失眠多梦，急躁易怒，入暮潮热，唇暗或两目暗黑，舌质暗红，或舌有瘀斑、瘀点，脉细涩或弦紧。

治则：活血化瘀，行气消肿。

推荐方剂：血府逐瘀汤加减。

药物组成：黄芪 30g，桃仁 12g，红花 9g，当归 9g，生地 9g，牛膝 9g，川芎 4.5g，桔梗 4.5g，赤芍 6g，枳壳 9g，甘草 6g，柴胡 3g，泽兰 9g，路路通 9g。

煎服方法：水煎 300mL，分两次服用，早晚各 1 次。

随症加减：妇女经闭不行者，加大黄蛰虫丸以祛瘀生新；乏力懒言明显者，加桂枝 15g，附子 6g，益气温阳化瘀；水肿迁延日久，则损伤肾阳，水液潴留进一步加重，可引起脾肾衰败，上逆犯胃，则有恶心呕吐，口中异味者，加温脾汤、左金丸、橘皮竹茹汤加减以温阳化浊；自觉四肢肌肉有轻微抖动者，加用防己茯苓汤以温阳化水。

（2）湿瘀阻络证

症状：肢体肿大，肿胀日益增大，皮肤粗糙增厚，甚则坚硬，按之无凹陷，皮色暗褐，凹凸不平，甚或出现肉瘤、肉刺等赘生物。若皮破后，流滋渗液，经久不愈。舌淡红，有瘀点或瘀斑，苔白腻，脉细弦。

治则：活血祛瘀，软坚利湿。

推荐方剂：萆薢化毒汤加减。

药物组成：归尾 12g，紫草 9g，牛膝 9g，防己 6g，木瓜 9g，赤芍 9g，苍术 9g，五加皮 9g，海桐皮 9g。

煎服方法：水煎 300mL，分两次服用，早晚各 1 次。

随症加减：伴有局部肿痛者，加白芷 12g，陈皮 12g，金银花 12g，甘草 6g，以散瘀消肿；伴有局部肿痛疼痛严重者，加乳香 9g，没药 9g，活血止痛；伴有皮肤化脓、内脓已成、不穿破者，加生黄芪 30g，川芎 9g，当归 12g，皂角刺 6g；脓疮破溃者，加黄芪 30g，当归 12g，补气托毒外出。

（3）血水互结证

症状：妇女产后或月经不利，后出现肢体肿大，肿胀日益增大，产后伴有小腹胀满，有形隆起，小便不利，舌质紫暗，苔黄，脉沉而涩，或停经后伴有少腹硬满急痛，小便自利，喜忘发狂，大便色黑，舌淡紫，苔白，脉沉而涩。

治则：产后破血下瘀，兼养血扶正；月经不利者，破血逐瘀。

推荐方剂：前者大黄甘遂汤，后者抵当汤。

药物组成：制大黄 12g，甘遂 6g，阿胶 6g；水蛭、虻虫各 6g，桃仁 9g，制大黄 9g。

煎服方法：水煎 300mL，分两次服用，早晚各 1 次。

随症加减：伴有小便不利严重者，加牛膝 9g，木通 6g；产后数月经闭不行者，加丹皮 12g；伴有精神恍惚、情绪抑郁者，加郁金 9g；伴有性情急躁易怒者，加山栀 13g；腹胀明显者，加槟榔 6g，厚朴 9g。

（4）脾阳虚衰证

症状：久病，反复发作，正气渐衰，或因失治、误治，水肿迁延不退，肢体水肿，腰以下为甚，按之凹陷，不易恢复，肢冷，脘腹胀满，纳食减少，面色黄浮，四肢倦怠，口淡不渴，小便量少，腹泻便溏，舌淡，苔白滑或白腻，脉沉缓或软。

治则：温阳健脾，利水消肿。

推荐方剂：附子理中汤合实脾饮加减。

药物组成：制附子 9g，人参 9g，炮姜 9g，炙甘草 9g，白术 9g，厚朴 6g，木香 6g，草果 3g，槟榔 6g，茯苓 15g。

煎服方法：水煎 300mL，分两次服用，服药后喝热粥 200mL 以上，助药力内温，并盖棉被保暖，早晚各 1 次。

随症加减：气短懒言，体倦乏力者，加党参 15g，黄芪 20g，以补益脾气；面色无华，劳作后则下肢肿胀加重，能食而乏力，大小便正常或小便多，大便烂者，参苓白术散加当归 10g，黄芪 20g，以健脾祛湿；舌苔厚腻严重者，加平胃散燥湿健脾。

（5）肾阳虚损证

症状：久病，反复发作，正气渐衰，或因失治、误治，水肿迁延不退，腰以下为甚，按之凹陷不起，心悸，气促，腰部冷痛酸重，四肢沉重疼痛，小便不利或量多，怯寒疲劳，面色灰暗或恍白，或咳，或呕，或肌肉瞤动，舌淡胖大，苔白，脉沉细或沉迟无力。

治则：温肾助阳，化气行水。

推荐方剂：肾气丸合真武汤加减。

药物组成：熟地 24g，薯蓣 12g，山茱萸 12g，泽泻 9g，茯苓 9g，丹皮 9g，桂枝 3g，制附子 3g，白芍 9g，生姜 9g，白术 6g。

煎服方法：水煎 300mL，分两次服用，早晚各 1 次。

随症加减：小便清长量多者，去泽泻，加菟丝子 15g，补骨脂 15g，以温固下元；心悸、口唇发绀、脉虚数或结代者，加人参 10g，蛤蚧 10g，五味子 6g，牡蛎 30g，以防喘脱；水毒内闭、神昏烦躁痉厥，加紫雪丹、牛黄清心丸。

（三）并发症

1. 丹　毒

症状：局部红赤肿胀、灼热疼痛，或见水疱、紫斑，甚至结毒化脓或皮肤坏死；可伴轻度发热，胃纳不香；舌红，苔黄腻，脉滑数。反复发作，可形成象皮腿。

治则：清热利湿解毒。

推荐方剂：五神汤合萆薢渗湿汤加减。

药物组成：茯苓 12g，车前子 12g，紫花地丁 12g，金银花 15g，牛膝 6g，萆薢 30g，薏苡仁 30g，赤茯苓 15g，黄柏 15g，丹皮 15g，泽泻 15g，滑石 30g，通草 6g。

煎服方法：水煎 300mL，分两次服用，早晚各 1 次。

随症加减：便秘者，加大黄 12g（后下）；湿热较盛者，加龙胆草、栀子各 12g；剧痒者，加浮萍 9g，白蒺藜 10g。

2. 蜂窝织炎

症状：痈疡肿毒初起，红肿焮痛，或身热凛寒；痈疡中期，痈疡红肿热痛，质软脓成，不易溃破，身大热，口渴便秘。苔薄白或黄，脉数有力。

治则：初起清热解毒，活血化瘀，通经溃坚；中期托毒透脓；脓尽解毒生肌。

推荐方剂：初起内服仙方活命饮，外用如意金黄散；成脓期则内服透脓散，外治切开引流；脓尽则用生肌散。

3. 肢体慢性溃疡

症状：慢性溃疡多见于下肢，创面难以愈合，伴有反复发生的皮肤破溃和淋巴液渗漏，创口局部纤维增生，在纤维瘢痕增生基础上再发生的溃疡终成不易愈合的慢性溃疡。舌淡苔白，脉沉或沉无力。

治则：益气补血。

推荐方剂：八珍汤加减。

药物组成：人参 12g，白术 12g，茯苓 12g，当归 12g，川芎 9g，白芍

12g，熟地 12g，甘草 6g，黄柏 6g，黄芩 6g，黄连 3g。

煎服方法：水煎 300mL，分两次服用，早晚各 1 次。

三、中医外治法

（一）针刺疗法

对"水病"，早在《素问·汤液醪醴论》中就记载有"缪刺其处"的针刺方法。而在《素问·水热穴论》记载了可用于治疗淋巴水肿的 57 个穴位，"肾俞五十七穴，积阴之所聚也，水所从出入也。尻上五行、行五者，此肾俞。故水病下为浮肿大腹，上为喘呼、不得卧者，标本俱病。故肺为喘呼，肾为水肿，肺为逆不得卧，分为相输俱受者，水气之所留也。伏菟上各二行、行五者，此肾之街也。三阴之所交结于脚也。踝上各一行、行六者，此肾脉之下行也，名曰太冲。凡五十七穴者，皆藏之阴络，水之所客也"。下面就淋巴水肿的不同临床治疗期、不同水肿部位，将针刺疗法的主穴和配穴进行总结。

1. 辨证取穴

（1）急性期

主症：起病急，面目浮肿，继则全身，腰以上肿甚，皮肤光亮，胸闷气促，小便不利。偏于风寒者，恶寒无汗，苔白，脉浮紧；偏于风热者，咽喉肿痛，苔薄黄，脉浮数；因湿邪困脾者，四肢浮肿，小便短少，神疲乏力，纳差，胸闷，苔白略腻，脉濡缓。

治则：宣肺、解表、利水。

处方：取背俞、太阴、阳明经腧穴为主。针用泻法，取穴肺俞、三焦俞、列缺、偏历、水分、阴陵泉。

随症选穴：面部浮肿甚加水沟；表证明显加大椎、合谷，大椎穴可加拔罐；下肢肿甚加风市，灸五十壮；胸闷、气短明显者，配膻中、肺俞、中府；纳呆、腹泻等脾胃症状明显者，配上脘、阴陵泉。

（2）慢性迁延期

主症：起病缓慢，足胫先肿，渐及全身，按之凹陷，复平较慢，面色晦暗，小便短少。偏脾阳不足者，可见神疲肢冷，脘闷腹胀，纳差便溏，小便短少，舌淡苔白滑，脉沉缓；偏肾阳虚衰者，可见腰以下浮肿严重，按之凹陷，腰部冷痛，心悸气短，四肢厥冷，怯寒神疲，面色白，尿量减少，舌淡苔白，脉沉细无力。

治则：温补脾肾，助阳利水。

处方：以足太阴经、足少阴经腧穴为主。针用补法，并用灸。穴取脾俞、肾俞、复溜、三阴交、水分、气海。

随症选穴：下肢肿甚加阴陵泉，并加灸法；乏力、气短明显者，配膻中、神阙；心悸明显者，配心俞、内关；汗多者，配合谷、复溜、足三里；失眠者，配神门、印堂、安眠。

2. 辨病位取穴

（1）上肢水肿（参照《针灸大成·肿胀门》）

上肢内侧穴位：手太阴肺经列缺；手少阴心经通里；手厥阴心包经间使。

上肢外侧穴位：手阳明大肠经合谷、曲池；手少阳三焦经中渚、液门、支沟；手太阳小肠经腕骨。

躯干穴位：手太阴肺经中府；足太阴脾经周荣、胸乡；手厥阴心包经天池穴。

上肢水肿取穴见图 7-2-1。

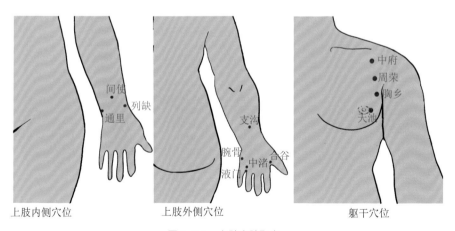

| 上肢内侧穴位 | 上肢外侧穴位 | 躯干穴位 |

图 7-2-1　上肢水肿取穴

（2）下肢水肿（参照《素问·水热穴论》）

背部穴位：督脉五穴长强、腰俞、命门、悬枢、脊中；足太阳膀胱经脉，二行各五穴白环俞、中膂俞、膀胱俞、小肠俞、大肠俞和秩边、胞肓、志室、肓门、胃仓。

腹部穴位：足少阴肾经五穴横骨、大赫、气穴、四满、中注；足阳明经胃经五穴气冲、归来、水道、大巨、外陵。

下肢穴位：足少阴肾经六穴大钟、照海、复溜、交信、筑宾、阴谷。

下肢水肿取穴见图7-2-2。

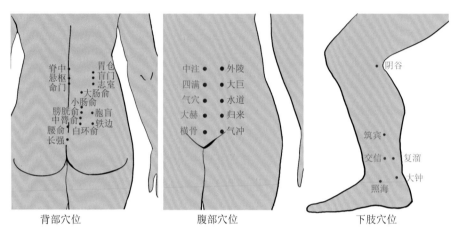

图 7-2-2　下肢水肿取穴

（3）四肢水肿（参照《针灸大成·肿胀门》）

曲池、通里、合谷、中渚、液门、三里、三阴交、阴陵泉。

四肢水肿取穴见图7-2-3。

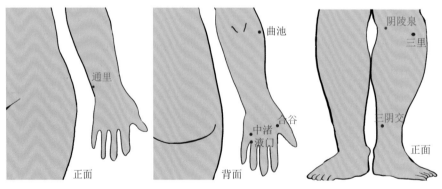

图 7-2-3　四肢水肿取穴

（4）全身水肿（参照《针灸大成·肿胀门》）

曲池、合谷、内庭、行间、三阴交、曲泉、阴陵泉、阴谷、阳陵泉、公孙、解溪、胃俞、水分、神阙。

全身水肿取穴见图 7-2-4。

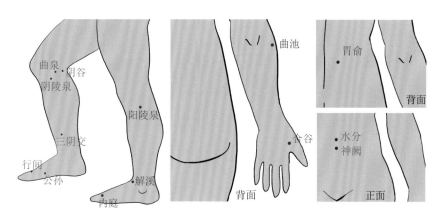

图 7-2-4　全身水肿取穴

（二）艾灸疗法

艾灸疗法是借艾灸热力给穴位以温热性刺激，通过经络腧穴的作用，从而达到治疗疾病的一种方法。《灵枢·官针》曰："针所不为，灸之所宜。"灸法与针刺都通过经络穴位产生治疗作用。但灸法有别于针刺，乃是借灸火对经络穴位的温热性刺激，或补其不足以治虚，或泻其有余以治实。艾灸疗法不仅可以温经通络散寒用于预防和对症治疗淋巴水肿，还可泻热拔毒用于治疗丹毒、痈疮等并发症。

1. 术后预防

目的：活血通络，顾护正气，预防术后瘀血内阻、气血亏虚。

穴位：足三里（双侧）、气海，上肢术后加天池、天府；下肢术后加水道、血海。

方法：足三里、气海用清艾条温和灸 15 分钟（每穴）；上肢或下肢每次选择患侧一个穴位，用清艾条温和灸 10 分钟（见图 7-2-5）。

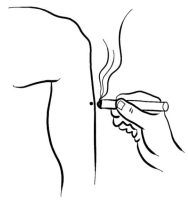

图 7-2-5　艾条灸法

频次：每日午后灸 1 次。

2. 对症治疗

目的：改善水肿症状，缓解病情。

穴位：水分、阴陵泉（双侧）、肾俞（双侧）、肺俞（双侧）。

方法：阴陵泉、肾俞、肺俞：每次取单侧穴位，用清艾条温和灸各 15 分钟；水分：隔姜灸 15 分钟。对上述穴位，亦可应用温针灸法，每次 2 炷。

隔姜灸用鲜姜，切成直径 2 ～ 3cm、厚约 0.2 ～ 0.3cm 的薄片，中间以针刺数孔，然后将姜片置于应灸的腧穴处，再将艾炷放在姜片上点燃施灸，以皮肤红润不起疱为度。

频次：每日午后灸 1 次。

3. 并发症的治疗

目的：开结拔毒、托脓外出。

穴位：阿是穴。

方法：蜂窝组织炎 7 日内，不痛者灸至知痛，疼痛者灸至不痛，阿是穴隔蒜灸。

一般 3 炷即换一蒜片，用新鲜大蒜，切成厚约 0.2 ～ 0.3cm 的薄片，中间以针刺数孔，置于腧穴处，再将艾炷放在姜片上点燃施灸（见图 7-2-6）。若漫肿无头，以湿纸覆其上，视其先干处，置蒜片灸；若肿块变大，将大蒜捣烂，铺于疮上，艾铺蒜上行灸（见图 7-2-7）。以知痛为效。

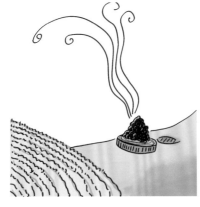 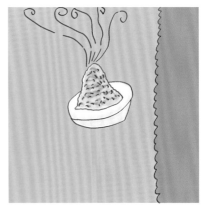

图 7-2-6　隔姜灸法　　　　　　图 7-2-7　隔蒜灸法

（三）拔罐疗法

拔罐是以罐（玻璃罐、气罐、竹罐、药罐）为工具，利用燃火、抽气等方法产生负压，使之吸附于体表，造成局部瘀血，以达到通经活络、行气活血、消肿利水、拔毒祛瘀作用的疗法。

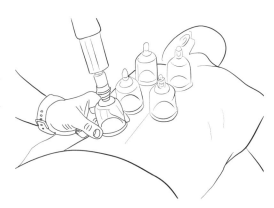

图 7-2-8 真空拔罐留罐法

1. 留罐法

拔罐后，将罐留置肺俞、脾俞、肾俞穴（见图 7-2-8），留罐 10 ～ 15 分钟，以皮肤潮红为度。用于预防淋巴水肿和治疗急慢性迁延期患者。

2. 刺络拔罐法

施术部位常规消毒后，用皮肤针或三棱针点刺皮肤出血，然后拔留罐（见图 7-2-9）。下肢选择健侧委阳、阴陵泉为主；上肢选择健侧曲泽为主。适用于急性期和慢性迁延的瘀血内停患者。

3. 药罐法

将竹罐放置中药液（羌活、独活、紫苏、蕲艾、菖蒲、白芷、甘草各15g）中煎煮数十滚，取药罐倾净药水，趁热扣于穴位处（见图 7-2-10），待竹罐变凉，取罐。取穴双侧三阴交、阴陵泉、曲泽、天池、阿是穴，用于瘀血内停的慢性迁延期和并发慢性溃疡患者。

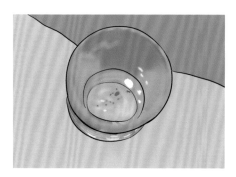

图 7-2-9 竹罐药罐法

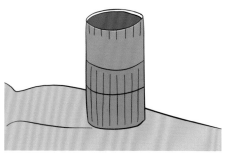

图 7-2-10 刺络拔罐法

参考文献

[1] 中华整形外科学分会淋巴水肿学组 . 外周淋巴水肿诊疗的中国专家共识 . 中华整形外科杂志 , 2020, 4: 355-360.

[2] Cacchio A, Prencipe R, Bertone M, et al. Effectiveness and safety of a product containing diosmin, coumarin, and arbutin (Linfadren®) in addition to complex decongestive therapy on management of breast cancer-related lymphedema. Support Care Cancer, 2019, 27(4): 1471-1480.

[3] Executive Committee of the International Society of Lymphology. The diagnosis and treatment of peripheral lymphedema: 2020 Consensus Document of the International Society of Lymphology. Lymphology, 2020, 53(1): 3-19.

[4] Lee BB, Andrade M, Antignani PL, et al. International Union of Phlebology. Diagnosis and treatment of primary lymphedema. Consensus document of the International Union of Phlebology (IUP)-2013. Int Angiol, 2013, 32(6): 541-574.

[5] McLaughlin SA, Staley AC, Vicini F, et al. Considerations for clinicians in the diagnosis, prevention, and treatment of breast cancer-related lymphedema: recommendations from a multidisciplinary expert ASBrS Panel: Part 1: definitions, assessments, education, and future directions. Ann Surg Oncol, 2017, 24(10): 2818-2826.

[6] Pfister C, Dawzcynski H, Schingale FJ. Sodium selenite and cancer related lymphedema: Biological and pharmacological effects. J Trace Elem Med Biol, 2016, 37: 111-116.

第八章 淋巴水肿的手术治疗

第一节 概　述

外周淋巴水肿是乳腺癌、妇科恶性肿瘤等术后最严重的并发症之一。目前，针对肢体继发性淋巴水肿有多种治疗方法，主要目的是减轻症状，防止四肢功能进一步退化。综合消肿治疗（complete decongestion therapy，CDT）应用范围最广，但其所需要的时间和周期较长，停用后容易反复，虽然可以取得一定的疗效，但是并没有根本上改善淋巴引流通道，疗效难以维持。近年来，显微外科以及超显微外科的不断发展，为继发性淋巴水肿的治疗提供一种较好的解决方案。

淋巴水肿的外科手术治疗可以追溯到 19 世纪，经过多年的发展主要包含以下三个方面。

1. 减少淋巴系统负荷，包括病变组织切除和负压抽吸（抽脂）。减负手术主要起到局部减负作用，通过手术去除局部淤积的淋巴液、增厚的纤维组织以及皮下过剩的脂肪，改善肿胀肢体外观，从而使受累功能肢体得到恢复。

2. 促进淋巴回流，包括大网膜引流、筋膜条引流和带蒂皮瓣引流。但这三种方法仍具有疗效不确定、易感染、手术创伤大等特点，难以在临床上广泛进行。

3. 重建淋巴引流通道，包括淋巴静脉吻合（lymphatico-venous anastomosis，LVA）、淋巴管移植（lymphatic vessel grafting，LVG）、血管化淋巴结移植（vascularized lymph node transfer，VLNT）、静脉替代淋巴管移植和淋巴结移植。

然而，目前对于淋巴水肿的手术未形成统一的策略，大多以个体化治疗为主。为此，Masi 等也提出了"淋巴水肿外科治疗巴塞罗那策略"（Barcelona Lymphedema Algorithm for Surgical Treatment，BLAST）作为有效的参考方案。

（1）经 ICG 或 MRL 检查确定为无功能淋巴管，临床上触诊为非凹陷性水肿，采取吸脂术。

（2）经 ICG 或 MRL 检查确定为无功能淋巴管，临床上触诊为凹陷性水肿，采取积极的康复训练后再评估是否行吸脂术。

（3）对于经 ICG 或 MRL 检查确定为有功能淋巴系统，再分为以下 3 种情况。①若腋窝条件好，局部无纤维化，腋窝淋巴管保留较完好，采取 LVA；②若腋窝有大量的纤维化或放射性皮炎，腋窝淋巴管受损，在纤维组织松解后采取 VLNT，然后在受累肢体远端行 LVA；③若患者要求同时乳房重建，采取 VLNT，移植的淋巴结位于腹壁下动脉穿支皮瓣内或腹壁浅动脉皮瓣（superficial inferior epigastric artery，SIEA）内，然后在受累肢体远端行 LVA。

总之，手术治疗适合所有淋巴水肿患者，尤其是在保守治疗失败或积极寻求其他治疗的情况下。淋巴水肿的手术治疗范围从旨在恢复淋巴循环的生理干预到切除多余皮下脂肪沉积的切除手术，其中最重要的是根据患者的分期制定相应的手术方案，给予个体化治疗。

第二节　传统减容手术

对于进展期淋巴水肿，药物治疗大多无效，且外科治疗也非常具有挑战性。随着显微外科学的发展，淋巴管－静脉吻合术和血管化淋巴结移植术等成为治疗早期淋巴水肿、重建淋巴通路的主流手术方式。然而，对于进展期淋巴水肿，剩余的开放淋巴通道逐渐被反复感染和组织纤维化所破坏，淋巴通路的重建对于改善患者的肢体组织增生效果非常有限。因此，对于进展期淋巴水肿患者，可选择接受病变组织的部分或广泛切除，以改善生活质量。

病变组织广泛切除回植术（Debulking operation）

（一）适应证及禁忌证

根据国际淋巴学会（The International Society of Lymphology）淋巴水肿分级，该手术适用于不可逆的皮肤纤维化（Ⅲb期）和纤维血管增生（Ⅳ期）的患者。因手术破坏性大，且属于姑息性手术，故患者必须符合下列第1～6条中的至少3条，并且必须符合第7条，才可考虑手术治疗。

1. 肢端（上、下肢）淋巴水肿长期存在，病程在1年以上。

2. 临床表现为严重的肢端非凹陷性水肿，及皮肤的象皮肿样改变。

3. 淋巴管造影显示淋巴回流受阻、停滞，淋巴管显像延迟。

4. 经6个月以上药物及保守治疗无效。

5. 肢端水肿对患者生活造成巨大影响，患者有强烈的手术意愿。

6. 患者依从性良好。

7. 全身脏器功能可以耐受全麻手术。

（二）手术方式介绍

1. Charles手术

Charles手术由Charles在1912年首先提出。Charles手术包括对患肢的皮下组织和部分纤维化筋膜进行彻底的环形切除，并行刃厚皮片移植覆盖创面。手术对患肢的减容效果明显，可以改善患肢功能。但因手术切除了大部分的深筋膜，所以移植的皮片需直接覆盖于裸露的肌肉上。因大面积刃厚皮片回植，术后不仅肢端外形不佳，而且蜂窝织炎、皮肤溃疡、过度角化、瘢痕挛缩增生、色素沉着等并发症的发生率也高。之后，不断有外科医生对该手术技术进行改良，包括在肌肉表面保留一层深筋膜，并选择耐磨性强、抗挛缩性好的全厚皮片取代刃厚皮片等。尽管如此，患者术后肢体的外形还是不太令人满意，以至于此方法如今已基本废用。

2. 保留皮下穿支血管的部分组织切除术

Charles手术因切除几乎所有皮下组织及深筋膜，破坏皮下血管网，导致术后肢端进一步水肿。Kodonleon与Sistrunk先后对Charles手术进行了改良，切除了部分肌筋膜，以将浅层的水肿液引流至深层，进一步改善肢端水肿。然而，基于 Charles 手术的各种改良术式往往还是合并较高的蜂窝织炎发生率。

Miller 在 1978 年提出了一种分期的皮瓣下部分组织切除术。手术分期切除皮瓣下的大部分纤维化组织，省去了皮片移植的程序，因此 Charles 手术的皮片移植相关并发症的发病率大大降低。然而美中不足的是，为了保护皮瓣的血运，需保留较厚的皮瓣。且需要分次手术，每次切除的皮下组织量又有限，最终的减容效果还是因人而异。

为了尽可能多地切除皮下组织，又要保证皮瓣的存活，减少手术的次数，Salgado 于 2007 年提出了保留皮下穿支血管的部分组织切除术，该手术作为淋巴水肿的主流减容手术，被广泛沿用至今。

（1）术前准备：包括以下几个方面。①减轻水肿：术前 3～5 天，要求患者卧床休息，抬高患肢，穿弹力衣裤。②术前检查：需对患者进行常规的术前检查，评估全身状况是否能够耐受全麻及长时间的手术。③穿支血管探测：术前需常规用超声多普勒血管定向探头对主要穿支血管进行探测、标记。对于上肢病变的患者，需探测前臂骨间背侧动脉、桡动脉及其重要穿支；对于下肢病变的患者，需要对内、外侧髁水平以上区域内的胫后动脉和腓动脉穿支进行探测、标记。④术前抗生素：一般使用第一代头孢菌素预防感染。

（2）手术主要步骤：包括以下几步。①避开标记的重要穿支血管，设计切除区域。在小腿前、后侧分别设计两个平行的梭形切口。②靠近患肢根部上止血带。切开皮肤，掀起皮瓣，切除皮下水肿纤维化组织。保留重要穿支血管。尽可能多地切除皮下组织，时刻观察皮瓣血运。③切除多余皮肤，留置负压引流条，关闭切口。

（三）术后管理

1. 患肢捆绑弹力绷带。术后即刻，使用 1 层弹力绷带对患肢进行松散的捆绑；在此基础上再紧实地捆上第 2 层弹力绷带。术后 2 小时，取下外层绷带。

2. 术后继续常规使用抗生素 3 日。

3. 术后住院留观 3～5 日，引流管引流量＜ 20mL/d，拔除引流管。

4. 出院后要求患者抬高患肢 2 周，并穿塑身衣和裤半年。

5. 术后需常规预防下肢深静脉血栓。

（四）并发症及处理

1. 伤口感染

术区面积大，手术时间长，长期水肿、纤维化的软组织易发生感染。术中标准的无菌操作和围手术期预防性使用抗生素可有效预防感染。术后若发生感染，需行清创引流。

2. 血肿、血清肿

术区皮下广泛剥离，在皮肤与深筋膜间遗留巨大腔隙。需术后常规放置负压引流，并予以弹力绷带加压包扎，预防出现血肿及血清肿。

3. 局部皮瓣坏死

术中谨慎操作，避免损伤重要穿支血管。并且，术中要时刻观察皮瓣边缘的渗血情况，注意皮瓣远端血运。必要时，切除血运不佳的皮瓣远端。

4. 蜂窝织炎

根据淋巴水肿的病理生理基础，患者术后极易并发蜂窝织炎，故术后需彻底引流淋巴液及渗出液，并在围手术期使用抗生素，以预防蜂窝织炎的发生。

5. 肢端麻木

少数患者会在术后短期内出现肢端麻木的情况，大多数会在术后半年逐渐恢复。少数患者有报告 1 年后麻木情况仍无好转。

运用该术式，肢体减容效果明显。据报道，接受手术的患者，上臂及下臂的周径可以减少将近 20%；而下肢的平均周径根据各部位不同，可以减小约 50%。

第三节　淋巴脂肪抽吸减容术

一、脂肪抽吸术治疗慢性淋巴水肿的病理基础

长期以来，脂肪沉积被认为是淋巴水肿象皮肿的临床特征之一。淋巴水肿组织内的病理改变包括淋巴液滞留、慢性炎性反应、脂肪沉积和组织纤维化，并且随病程的延长而逐渐加重。淋巴水肿发病早期以组织水肿为主；中晚

期伴随明显的脂肪沉积，以单核细胞渗出和胶原纤维沉积为特征的慢性炎性反应和组织纤维化贯穿疾病的整个过程。

脂肪组织的过度增生是慢性淋巴水肿重要的临床表现。去除多余皮肤和脂肪的减容手术作为中晚期淋巴水肿的重要治疗手段而受到广泛应用。负压抽吸淋巴脂肪的方法适用于淋巴水肿的脂质沉积阶段，其理论基础是产生淋巴液的主要成分位于浅筋膜内，肌肉等深筋膜下组织不产生淋巴液，应用抽吸法可以清除淤积于皮下组织内的淋巴液和增生的脂肪组织，有效地减轻肢体肿胀，改善外形。负压抽吸可以清除淤积于皮下的淋巴液，去除细菌繁殖的滋生地，手术后还有助于控制丹毒的发生。

二、术前评估与辅助检查

在淋巴脂肪抽吸减容术前，需要进行有效的术前评估和重要的辅助检查，主要包括以下几个方面。

1. 肢体体积和围度测量

可采用容积测量法或围度测量法，测量对比双侧肢体体积和围度，记录两侧之间的差值。同时对肢体进行医学摄影，记录术前、术后的形态改变。

2. 静脉彩色多普勒超声检查

静脉彩色多普勒超声检查用于排除任何可能引起腿部肿胀、静脉功能不全的因素。

3. 放射性核素淋巴闪烁显像

放射性核素淋巴闪烁显像为相关解剖学和淋巴功能（运输）的检查提供了便利条件。目前，其主要用于检测和鉴别原发性淋巴水肿和疑似脂肪水肿等腿部肿胀原因不明的患者。

4. CT 和 MR

CT 和 MR 常用于检测淋巴结肿大，显示多余的脂肪和水肿方面的信息。当疑似有原发性或继发性恶性肿瘤时，CT 和 MR 也可用于检查肿大的淋巴结。

三、适应证和禁忌证

淋巴脂肪抽吸减容术的适应证：①Ⅱ期和Ⅲ期淋巴水肿患者；②作为联

合手术治疗淋巴水肿的一部分，如联合淋巴静脉吻合术、血管化淋巴结移植术等。

淋巴脂肪抽吸减容术的禁忌证：①0期和Ⅰ期淋巴水肿患者；②患肢皮肤及皮下组织感染者；③患肢深静脉新发血栓者；④全身状况不允许行手术治疗者；⑤凹陷性水肿患者。

近年来，晚期淋巴水肿的治疗方法已经不再局限于单纯的某一种手术方法，联合手术成为一个新趋势。主要包括：①将抽吸减容术与淋巴静脉吻合术相结合，应用于治疗下肢淋巴水肿。这不仅可以在手术后短时间内达到患肢肿胀减轻、淋巴液生成量减少、外观改善的效果，而且针对患肢淋巴回流障碍这一造成淋巴水肿的根本原因，重建的淋巴回路可以改善患肢淋巴循环。②脂肪抽吸联合血管化淋巴结皮瓣移植术不仅达到了良好的减容效果，而且弥补了单纯脂肪抽吸术后需要长期加压治疗的缺点。然而，虽然联合治疗的应用前景广阔，但目前的研究数量尚不足够，还需要更多深入的研究来进一步评估其治疗效果。

四、操作技术

淋巴脂肪抽吸减容术在全身麻醉下进行，可使用含有肾上腺素、利多卡因的肿胀液进行局部注射，以减少出血和便于脂肪抽吸。抬高患肢可以减少术中出血。自肢体远端开始，由远及近，手术医生按患者手部、前臂和上臂的顺序，或者足部、小腿和大腿的顺序，在肿胀的肢体上做多个小切口，每个切口长约0.5cm，以能够容纳抽吸管出入为度。切开皮肤，插入抽吸管，开动专用吸脂机，在0.8～0.9大气压的负压下将皮下脂肪和蓄积的淋巴液一并吸出。钝头抽吸管的顶端有1个或2个侧开口。不同抽吸管的开口直径在3～4.5mm不等。细的抽吸管用于手指、手背和脚趾、脚背，粗的抽吸管用于前臂、上臂和大腿、小腿。抽吸完毕后，切口一般不缝合，或预留缝线24小时后再打结闭合，以利于引流。

抽吸时的注意事项：①由于淋巴液长期积聚，皮下纤维组织增生，脂肪变性，呈蜂窝状，纤维膈膜较多，所以抽吸时切忌粗暴，要有耐心，以减少出血和组织损伤。②抽吸方向与四肢纵轴平行，可以保留大部分淋巴管组织，减少淋巴组织的损伤；而抽吸方向与四肢纵轴垂直时对淋巴管的损伤最大。因此，建议肢体负压抽吸时，应与肢体的轴径保持一致。

五、疗效与术后护理

淋巴脂肪抽吸减容术通过抽吸病变组织中过度沉积的脂肪组织来恢复患肢的正常外观及其功能，展现出了较好的减容效果。建议患者在术后 2 周、1 个月、2 个月、4 个月、6 个月、9 个月及 1 年时随访复查。淋巴水肿均在术后 2 周左右开始减轻，术后 2 个月时消肿最明显；之后进展缓慢；随访 2 年，效果基本稳定。在此期间，未见复发征象。也有采取超声抽吸法治疗原发性淋巴水肿，安全简便，结合弹性袜裤加压包扎可望取得较好的远期疗效。

负压抽吸治疗淋巴水肿具有切口小、创伤轻微、安全有效及对严重复发患者可以多次重复抽吸等特点。但它只适用于淋巴水肿的脂质肿胀阶段，对纤维化明显的淋巴水肿肢体缩小的近期效果不理想。而且与切除法一样，治疗效果取决于皮下组织去除的彻底性。

但由于单纯的减容未能建立有效的淋巴回流途径，未解决淋巴水肿发生的根本原因，故随着淋巴液的缓慢淤积，肢体肿胀可能复发甚或逐渐加重。

近年来，有将抽吸减容术与淋巴静脉吻合术相结合，用于治疗下肢淋巴水肿，不仅可以在手术后短时间内达到患肢肿胀减轻、淋巴液生成量减少、外观改善的效果，而且针对患肢淋巴回流障碍这一造成淋巴水肿的根本原因，重建的淋巴回路可以改善患肢淋巴循环。但更长时间的疗效有待进一步观察。

淋巴水肿的治疗不同于其他外科一般的手术治疗，需要系统性的综合疗法，术后进一步的护理和保守治疗必不可少。想要维持吸脂术和保守治疗的效果，必须长时间穿着压力服。任何一种淋巴水肿的手术治疗，如果离开了弹性加压等辅助治疗的支持，水肿都较易复发甚至加重，抽吸法也不例外。对于绝大多数患者，术后需穿压力服以保持治疗效果。随着加压治疗的展开，组织的体积也不断地减小，每次随访应注意调整压力服的尺寸以适合穿着。因此，在术后第 1 年内，压力服必须按规定的复诊时间调整 3 ～ 6 次。此后，患者每年需要复查并遵照医嘱定制新的压力服。

第四节　显微淋巴回流重建术

一、淋巴管静脉吻合术

（一）手术方式简介

淋巴管静脉吻合术（lymphatic-venous anastomosis，LVA）是淋巴水肿的一种生理性手术方式，通过淋巴管与静脉的吻合，可以将淋巴液引流回静脉系统，从而减轻症状和改善淋巴循环。1963 年，Laine 等首先报道了实验性淋巴管静脉吻合术。1967 年，山田首次将淋巴管静脉吻合术应用于阻塞性淋巴水肿。Degni 和 OBrien 报道了大隐静脉和周围淋巴管之间的端侧吻合术，称为 Yamada 手术，但由于治疗效果不佳，所以并未得到推广应用。20 世纪 90 年代以来，随着显微外科技术的发展，超精细显微器械与缝合材料的推广应用，体现超级显微外科技术的血管口径小于 0.5mm 的游离穿支皮瓣移植也逐步应用于临床，这使得淋巴管与静脉的精准吻合成为可能。Koshima 于 2003 年首先应用淋巴管静脉吻合术治疗淋巴水肿，使症状得到明显改善，临床效果显著。此后，该技术逐步在全球各地推广应用。

（二）术前评估

1. 适应证

淋巴管静脉吻合术适用于国际淋巴协会淋巴水肿分期标准Ⅰ级和Ⅱ级的患者（详见本书第四章）。

2. 术前准备

（1）全身情况准备。因手术时间较长，需排除心、肺、肝、肾等相关重要脏器严重损害，常规评估凝血功能等。慢性丹毒感染者虽全身反应轻，但仍须先予以抗生素治疗，局部无炎症反应再行手术治疗。

（2）准确记录肢体肿胀情况，同时做好双侧肢体对比。

（3）术前常规康复治疗，最大限度地减轻肢体肿胀，以利于手术治疗。

（4）常规淋巴管造影，了解患肢淋巴系统损伤程度，有利于选择合适的淋巴管进行吻合；术前荧光闪烁造影，以更好地评估肢体淋巴管阻塞情况。

（5）可选用硬膜外、臂丛或局部麻醉，一般取平卧位。

（三）手术操作

淋巴管静脉吻合术需要吻合的是更细小的静脉与淋巴管，直径约为 $0.2 \sim 0.3$mm。因此，需要更高要求和精准的显微外科技术，即超级显微外科技术。

1. 淋巴管标记

肢体消毒后，首先在指蹼皮下局部注射 ICG（吲哚菁绿注射液）；在黑暗条件下使用荧光脉管系统成像仪观察，以确认 ICG 通过淋巴管向近心端流动，并用记号笔标记淋巴收集系统的位置和路径，主要明确较粗的淋巴管。

2. 找寻静脉、淋巴管

在 ICG 检查确定的淋巴管位置切开长约 $3 \sim 4$cm 的切口，仔细寻找相应的淋巴管。一般在受累肢体内侧和外侧容易找到相应的淋巴管，周围分布有较多的皮下静脉，找出较小的静脉分支备用。其中，在前臂和大腿下部更容易发现适宜吻合的淋巴管。皮下注射染料（如亚甲蓝注射液）可用于鉴别淋巴管和小静脉，亚甲蓝会被淋巴管吸收，正常淋巴管可以被亚甲蓝密集染色。但是对于晚期淋巴水肿患者，因为淋巴管失去功能，所以该方法常常无效。染色的淋巴管表现的是淋巴管壁染色，缓慢浸润。尽量在同一切口部位寻找淋巴管和合适的静脉，以利于直接吻合。采用血流测试确认外周的静脉血流方向，使吻合后的淋巴液能沿顺行方向流向静脉。

3. 淋巴管静脉吻合术操作

在高倍显微镜下（30 倍以上更好）进行相近直径的淋巴管和静脉的端端吻合或端侧吻合。笔者通常使用 11-0 或 12-0 缝线（两者都需要直径在 $30 \sim 50$μm 或更小的针）间断缝合 $4 \sim 6$ 针。显微吻合需操作稳定，在针头通过管壁时，手术医生应该屏住呼吸，以避免异常手部微动导致淋巴管壁破裂。吻合完成后可观察到淋巴液流向静脉。建议在患肢完成 $4 \sim 8$ 个淋巴管静脉吻合口，可以达到更好的临床效果。在某些情况下，因为静脉有压力，所以可有血液反流到淋巴管，手术后可能出现蜂窝织炎样症状。

备注：据文献报道，淋巴管静脉吻合有多种方式，如端端、端侧、侧端、π 形以及多根淋巴管同时与单一静脉管腔吻合等，可根据手术时淋巴管、血管解剖情况灵活选择。

（四）术后处理

1. 术后常规应用广谱抗生素预防感染。

2. 一般不用血管扩张剂、抗血小板黏聚剂和抗凝剂，可用 3～7 天低分子右旋糖酐，每天静注 500～1000mL。

3. 术后抬高患肢，并用弹性绷带包扎肢体，卧床 2～3 周，这对促进消肿、改进血液循环大有益处。术后 10～14 天拆线；3 周后下地活动，此时仍需用弹性绷带包扎肢体，休息时仍需抬高患肢，以巩固疗效。

4. 术后注意肢体消肿情况，做好记录，同时注意两侧对比。皮下注射的染料往往要一段时间才能吸收，术后患者面色、肤色可稍呈蓝绿色。

典型病例：患者，女性，51 岁，乳腺癌根治术＋淋巴清扫 5 年，左上肢淋巴水肿 1 年余。行左上肢淋巴管静脉吻合术（见图 8-4-1）。

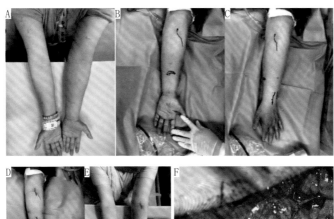
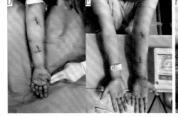
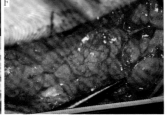

图 8-4-1　左上肢淋巴管静脉吻合术

（图 A：术前左上肢明显肿胀；图 B 和图 C：术中荧光辅助下明确淋巴管位置；图 D：术后伤口情况；图 E：术后肢体肿胀明显消退；图 F：术中淋巴管静脉吻合）

（五）手术效果

多数学者建议在患肢多个部位进行淋巴管静脉吻合，如对乳腺癌术后上肢淋巴水肿患者，可在前臂、肘关节、上臂等多处实施手术，以增加淋巴回流通道，更好地改善淋巴水肿症状。我们按此方式对每侧患肢进行 6～8 处的淋巴管静脉吻合，已实施 20 余例，临床效果较为满意。也有学者报道，在行恶性肿瘤根治术的淋巴清扫的同时，预防性实施淋巴管静脉吻合手术，可明显降低淋巴水肿的发生率。对于较严重的淋巴水肿，我们近来常常采用多个淋巴管静脉吻合联合功能性淋巴结移植手术进行治疗，效果满意。

（六）结　论

淋巴管静脉吻合手术是应用超级显微外科技术重建淋巴回流的新方法，可不同程度地改善淋巴水肿，临床效果较为满意，并且已在国际众多医院的推广应用中得到临床证实。手术要点是术中淋巴管与适宜静脉的找寻、显露和精准吻合。

二、血管化淋巴结移植术

（一）手术方式简介

血管化淋巴结移植术（vascularized lymph node transplantation, VLNT）是指将吻合动静脉的淋巴结组织游离移植到淋巴回流障碍区域，通过新生淋巴管、血管网促进淋巴回流，进而改善淋巴水肿症状。1982 年，Coldius 等首次报道血管化淋巴结移植的临床应用。之后，Becker 等采用该术式治疗了 24 例难治性乳腺癌术后继发上肢淋巴水肿患者，临床效果明显。国内穆蘭等在人腹股沟淋巴结分布的解剖学研究的基础上，应用腹部皮瓣携带淋巴结移植进行乳腺癌术后胸壁修复，在自体组织乳房再造的同时治疗上肢淋巴水肿，并填充凹陷畸形的腋窝，临床效果满意。

（二）术前评估

1. 适应证

血管化淋巴结移植术同样适用于国际淋巴协会淋巴水肿分期标准Ⅰ级和Ⅱ级的患者。

2. 供区选择

血管化淋巴结移植的供区有腹股沟、颏下和锁骨上淋巴结群。各供区的解剖学基础简述如下。

（1）腹股沟区：由于解剖相对固定，术后瘢痕隐蔽，还可以联合腹部皮瓣进行乳房再造，所以成为目前最常用的血管化淋巴结移植供区。腹股沟区的淋巴结群分为 5 个区域，即中央区、内上区、外上区、内下区和外下区。内侧部分和中央区淋巴结负责下肢的淋巴循环，而外侧部分的淋巴结负责腹部淋巴循环，这两个区域的淋巴结群相对独立并有可靠的血液供应，其中外侧部分的淋巴结主要由旋髂浅动脉提供血液营养，这也是腹股沟区血管化淋巴结移植的解剖基础。该区淋巴结的数量有 3.3±2.1。所有淋巴结都位于 Scarpa 筋膜的深层，从髂前上棘到耻骨结节的平均距离为 9.1cm，淋巴结群低于该连线，到该连线的平均垂直距离为 3.1cm（见图 8-4-2 和图 8-4-3）。

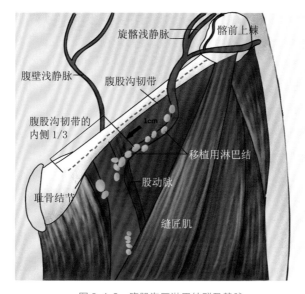

图 8-4-2　腹股沟区淋巴结群及静脉

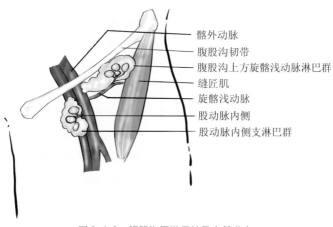

图 8-4-3　腹股沟区淋巴结及血管分布

（2）颏下区：血管化的颏下淋巴结瓣主要以颏下动脉为蒂，包含颏下淋巴结群和颌下淋巴结群。颏下动脉起自于面动脉，位于颌下腺的深面，内侧越过下颌舌骨肌，然后在二腹肌的浅面或深面走行。颏下静脉回流到面静脉。颏下皮瓣是一个轴型瓣，可有 1～4 个皮穿支，行经颏下血管到颈阔肌及其上方的皮肤，切取时可以不携带皮肤组织。主要的一个穿支位于面动脉前方约 3.2cm 处，它穿过颈阔肌后发出数个分支。颏下动脉行经颌下腺时可有位于其浅面（占 74%）和穿过颌下腺（约为 26%）两种情况，动静脉常为相对伴行表现，但也有部分变异。淋巴结的数量为 3.1±1.1。

（3）锁骨上区：该区的淋巴结以颈横动脉的穿支和颈外静脉的分支为中心沿途分布，较大的淋巴结可以看到和触摸到，一般以动脉为中心分布。血管的分布有一定的变异，颈横动脉经常起自甲状颈干（80%），或者直接起自锁骨下动脉（17%）。颈横动脉发出后向后外侧走向斜方肌，在肩胛舌骨肌的深面，前斜角肌和臂丛神经的浅面，锁骨上窝的纤维脂肪组织中。吲哚菁绿染料可用于术中确认淋巴结的血管分布。淋巴结的数量为 0.9±1.6。供区可能产生乳糜漏，尤其在左侧。

3. 受区选择

目前，最常用的淋巴结移植受区有上肢的腋窝或肘窝和下肢的腘窝区。在肢体近端移植淋巴结，能够从解剖学上还原淋巴回流通路。但对于肿瘤切除术后接受局部放疗的患者，肢体近端的组织瘢痕化，要寻找适合吻合的血管，难度较大；而肢体远端，如腕部或踝部的组织损伤相对较小，吻合难度较低，也可考虑应用。根据现有的研究，远端或近端淋巴结移植均能起到改善淋巴水肿的作用，目前尚无关于两者效果的比较研究。

4. 术前准备

（1）全身情况准备。因手术时间较长，故需排除心、肺、肝、肾功能等重要脏器严重损害的禁忌证，常规评估凝血功能等；对于慢性丹毒感染者，虽全身反应轻，但仍须先予以抗生素治疗，局部无炎症反应后再行手术治疗。

（2）准确记录肢体肿胀情况，同时做好双侧肢体对比。

（3）术前常规康复治疗，最大限度地减轻肢体肿胀，以利于手术治疗。

（4）常规淋巴管造影，了解患肢淋巴系统损伤程度，有利于选择合适的淋巴管进行吻合；术前荧光闪烁造影，可更好地评估肢体淋巴管阻塞情况。

（5）可选用硬膜外、臂丛或局部麻醉，患者一般取平卧位。

（6）对供区进行评估与准备。若拟选的供区有明显外伤史或手术后疤痕，则应慎用。

（三）手术操作

1. 供区血管化淋巴结切取

（1）腹股沟区：首先通过触摸动脉的搏动来确定股动脉的位置，然后在腹股沟区股动脉的外侧设计一个椭圆形的长轴平行于腹股沟韧带的皮瓣（大小约为 5cm×10cm），也可不带皮肤组织。将皮瓣的上缘切开，从远端到近端暴露旋髂浅动脉。在缝匠肌筋膜的浅面由外向内剥离。该淋巴结组织瓣由旋髂浅动脉供应，保护相应的浅静脉，以保证淋巴结周围组织血液循环的完整性。

（2）颏下区：血管化的颏下淋巴结移植可以通过沿下颌缘设计一个椭圆形的皮瓣进行。皮瓣的上界为下颌骨角区到颏中线的下缘。皮瓣大小约为 10cm×2.5cm。切开皮瓣上缘皮肤，穿过颈阔肌深层进行剥离。面神经的下颌缘支行走于颈阔肌的深面，注意小心保护。面动脉的远端与颏下动脉的交界处在下颌骨面上，颏下动脉作为皮瓣的长轴从近端向远端剥离。保护肌间隔穿支，在两个动脉交汇处附近的组织往往包含更大的淋巴结。皮瓣的获取包含有富含脂肪的皮下组织，其中也含有淋巴结和二腹肌的前腹。将二腹肌的前腹包含在皮瓣中，可以避免损伤肌间隔穿支动脉。

（3）锁骨上区：设计时需明确 4 个解剖学标志，即颈后三角的下界锁骨、前界胸锁乳突肌、后界斜方肌和颈外静脉。在锁骨上方 1.5cm 处做一个 3cm×8cm 的"S"形切口，从胸锁乳突肌的外侧缘开始解剖，显露肩胛舌骨肌，然后在肌肉深层解剖，直至暴露颈横动脉。在发现颈横动脉及其伴行静脉后，在斜前外侧分离，确保颈横动脉与周围含淋巴结的纤维脂肪组织不分离。颈浅静脉也要包含在皮瓣中，位于颈横动脉后外侧，结扎其远近端。

2. 受区准备

受区切开皮肤和皮下组织，去除部分脂肪，分离解剖受区动静脉备用。一般以浅静脉为受区静脉，受区选择的重点是寻找口径比较相符的动脉。

3. 血管吻合

应用 9-0 或 11-0 线对供受区动静脉行端端吻合，口径较粗的静脉可以使用血管吻合器。血管通畅可，缝合创口。

（四）术后处理

术后，所有患者都在显微外科特护病房进行皮瓣的监测，观察皮瓣颜色、温度、毛细血管反应等，可用多普勒超声技术或 CT 血管造影技术检查血管蒂的通畅情况。术后可通过多普勒超声和荧光显像来确定淋巴结的存活情况。

典型病例

笔者团队进行了多个不带皮岛的血管化淋巴结游离移植手术，治疗上肢淋巴水肿，手术效果满意。

典型病例：患者，女性，52 岁，左侧乳腺癌术后 8 年。术后予以放化疗，其中放疗 20 次。两年前，患者出现左侧上肢持续性淋巴水肿，生活质量严重受影响。采取血管化腹股沟区淋巴结游离移植来治疗上肢淋巴水肿（见图 8-4-4），临床效果满意。

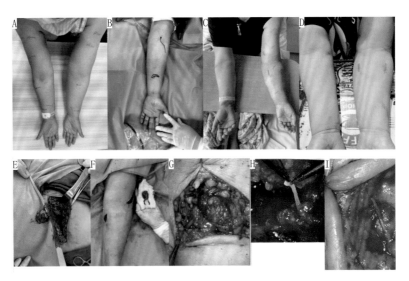

图 8-4-4 带动静脉的血管化淋巴结游离移植治疗左上肢淋巴水肿

（图 A：术前表现；图 B：吲哚菁绿淋巴管标记；图 C：术后 3 个月随访；图 D：术后 6 个月双上肢对比；图 E：腹股沟区淋巴结组织瓣切取；图 F：游离淋巴结瓣置于左上肢肘窝区；图 G：吻合相应动静脉；图 H：术中淋巴管解剖；图 I：淋巴管静脉吻合）

（五）手术效果

血管化淋巴结移植术后几天就可以发现患者肢体淋巴水肿明显改善。3～6个月后，淋巴水肿还会进一步改善。术后可以通过多普勒超声、吲哚菁绿造影和磁共振荧光闪烁造影等，明确移植淋巴结组织存活情况，也可以术中设计皮岛，观察皮瓣血运情况。常见的并发症是供区继发淋巴水肿的形成，这通常可以通过完善术前检查而避免；另外的并发症有血管栓塞、移植组织坏死、感染等，通过改善手术技术可以降低此类并发症的发生率。

（六）结　论

血管化淋巴结移植手术应用显微外科技术，安全性高，创伤小，临床效果确切，是治疗肢体淋巴水肿的优选方法，值得推广应用。

三、血管化淋巴结移植皮瓣手术

（一）手术方式简介

血管化淋巴结移植皮瓣（vascularized lymph node transplantation flap，VLNTF）手术是指将吻合动静脉的带有淋巴结组织的游离皮瓣，移植到淋巴管和淋巴结回流障碍的区域，或者肢体淋巴水肿远端区域，通过新生淋巴管、血管来促进淋巴回流，从而改善淋巴水肿。携带有皮瓣的组织还可用于修复受区创面，并可更好地评估移植淋巴组织的存活情况。目前常用的组织皮瓣有腹股沟皮瓣、颏颈皮瓣、锁骨上皮瓣、侧胸部皮瓣等，均带有相应部位的淋巴结组织。每种术式各有其优缺点。在临床选择皮瓣时，需结合受区水肿部位（上肢或下肢）、供区淋巴结特点、供受区浅筋膜厚度与血管特点、术后瘢痕、外观要求以及外科医生的临床经验等进行综合评估。

（二）术前评估

1. 适应证

VLNTF 同样适用于国际淋巴协会淋巴水肿分期标准Ⅰ级和Ⅱ级的患者，特别是局部伴有皮肤缺损或需要皮瓣修复的患者。

2. 供区选择

VLNTF 的供区有腹股沟皮瓣、颏颈皮瓣、锁骨上皮瓣、侧胸部皮瓣等。其解剖学基础如下简述。由于髂腹股沟区域及颏下三角区域淋巴结分布及数量较为丰富，所以腹股沟皮瓣、颏下皮瓣是 VLNTF 的常用供区。

（1）腹股沟皮瓣：尤其适用于治疗乳腺癌相关上肢淋巴水肿，其优点包括切口隐蔽、血管蒂解剖恒定及可携带较多的淋巴结等。腹股沟淋巴结分为浅、深淋巴结。腹股沟浅淋巴结位于腹股沟韧带下方，分为上、下 2 个群，上群沿旋髂浅静脉排列，引流腹前外侧壁下部、臀部、会阴和子宫底的淋巴；下群沿大隐静脉末端排列，收纳除足外侧缘和小腿后外侧部外的下肢浅淋巴管。腹股沟深淋巴结位于股静脉周围和股管内，引流大腿及会阴深部结构的淋巴，并收纳腘淋巴结深群和腹股沟浅淋巴结的输出淋巴管。也有学者将腹股沟区的淋巴结群分为 5 个区域，即中央区、内上区、外上区、内下区和外下区。可供移植的淋巴结群位于外侧部分，主要由旋髂浅动脉提供血液营养（见图 8-4-5 和图 8-4-6）。

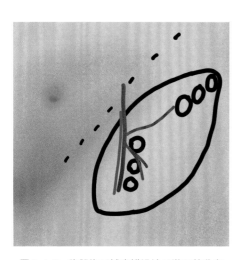

图 8-4-5　腹股沟区域皮瓣设计及淋巴结分布

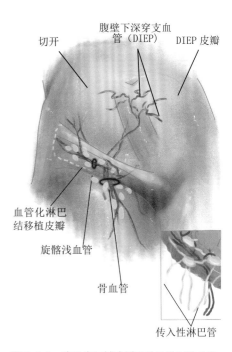

图 8-4-6　腹股沟区域皮瓣设计及淋巴结分布

基于 Viitanen 关于"危险区"的定义，以股动脉为纵轴，旋髂浅动脉自股动脉发出点画一垂直于股动脉的横线为横轴，组成四个象限，其中大腿内下侧象限为下肢淋巴引流的主要区域，称为"危险区"。在切取淋巴结皮瓣时，切勿切取或损伤该区域的淋巴结。

（2）颈颏皮瓣：血管化的颏下淋巴结皮瓣是以颏下动脉为蒂的组织瓣，包含有颏下淋巴结群和颌下淋巴结群。颏下动脉起自于面动脉，位于颌下腺的深面，内侧越过下颌舌骨肌，然后在二腹肌的浅面或深面走行，可发出3～5条皮支供养颈部皮肤，并与对侧颏下动脉、舌下动脉、下唇动脉均有吻合，形成丰富的皮下血管网。颏下静脉为主要回流静脉，然后汇入面静脉。颈颏皮瓣是一个轴型皮瓣。其优点包括可携带的淋巴结数目较多（ⅠA区颏下淋巴结、ⅠB区下颌下淋巴结）、解剖恒定、动脉口径易于吻合、皮瓣易切取、切口位置隐蔽、术后医源性淋巴水肿发生率低等。该皮瓣的缺点包括颈阔肌损伤、面神经下颌缘支损伤的可能，应用显微外科技术解剖可避免神经损伤。2012年，Cheng等首次报道对6例下肢淋巴水肿患者进行血管化颏下淋巴结皮瓣游离移植至踝部的手术，并取得了满意效果。

（3）锁骨上皮瓣：位于颈后三角下部。颈后三角由胸锁乳突肌后缘、斜方肌前缘及锁骨上缘所构成。该皮瓣的滋养血管是颈横动脉穿支及其伴行静脉，携带颈部Ⅴ区淋巴结。颈部Ⅴ区淋巴结即颈后三角淋巴结群，以肩胛舌骨肌为界，分为后上方的副神经淋巴结（ⅤA区）和前下方的颈横或锁骨上淋巴结（ⅤB区）。相比于腹股沟皮瓣、颈颏皮瓣，锁骨上皮瓣可携带的淋巴结较少。在切取左侧锁骨上皮瓣时，应注意保护胸导管，以防止发生乳糜漏。

（4）侧胸部皮瓣：其血管蒂来源于侧胸动脉或胸背动脉的皮支，血管口径较粗、易于吻合。该皮瓣可携带第1组腋窝淋巴结，携带的淋巴结数目较多，但存在发生医源性上肢淋巴水肿的风险，建议慎用。

3. 术前准备

（1）全身情况准备。因手术时间较长，需排除心、肺、肝、肾等重要脏器功能严重损害的禁忌证，常规评估凝血功能等；慢性丹毒感染者虽全身反应轻，但仍须先行抗生素治疗，局部无炎症反应后再行手术治疗。

（2）准确记录肢体肿胀情况，同时做好双侧肢体对比。

（3）术前常规康复治疗，最大限度地减轻肢体肿胀，以利于手术治疗。

（4）常规淋巴管造影，了解患肢淋巴系统损伤程度，有利于选择合适的淋巴管进行吻合；术前荧光闪烁造影，可更好地评估肢体淋巴管阻塞情况。

（5）可选用硬膜外、臂丛或局部麻醉，患者一般取平卧位。

（6）对供区进行评估与准备。若供区有明显外伤史或手术后疤痕，则应慎用。

（三）手术操作

VLNTF 的手术操作与传统游离皮瓣手术类似，常规切取相应部位的组织瓣，解剖并保护好血管蒂与淋巴结组织，在分离受区血管后，采用显微外科技术进行动静脉的端端吻合或端侧吻合。术中可在显微镜下判断吻合口的通畅度及移植组织瓣的存活情况，操作时注意保护淋巴结周围的细小淋巴管和软组织，保证淋巴结的血运供应，有条件者还可使用吲哚菁绿配合脉管成像仪更明确地评估组织血供范围。我们以目前临床常用的腹股沟皮瓣游离移植治疗上肢淋巴水肿为例，简述如下。

1. 皮瓣设计

首先，在腹股沟韧带中点下 2.5cm 处可扪及股动脉搏动点，与髂前上棘顶点做连线，并向髂嵴延伸，以此为皮瓣的轴心线，根据创面大小设计一个椭圆形的长轴平行于腹股沟韧带的皮瓣。

2. 皮瓣解剖

沿皮瓣设计线切开皮瓣内侧缘皮肤，从深筋膜下、腹外斜肌表面掀起皮瓣，通过透光试验观察并找到旋髂浅动脉的走行，然后切开皮瓣远端及外侧缘，在深筋膜下，将皮瓣由远端向血管蒂部游离。沿旋髂浅动脉走行切开血管蒂部皮肤，将血管蒂游离至股动静脉，并注意保留皮瓣外侧的 1 ~ 2 条皮下浅静脉。观察皮瓣血运正常并在受区准备完成后断蒂。

3. 受区准备

我们一般选择患肢肘窝区，切开皮肤和皮下组织，去除部分脂肪，形成供皮瓣移植的创面与空间，分离解剖尺侧下副动脉或相应动脉分支及周围浅静脉备用。

4. 组织瓣移植

将血管化淋巴结移植的腹股沟皮瓣游离移植于受区创面，取 9-0 或 11-0 缝线，应用显微外科技术对供受区动静脉行端端吻合，口径较粗的静脉可以使用血管吻合器。血管通畅可，缝合创口。手术示意图（见图 8-4-7）。

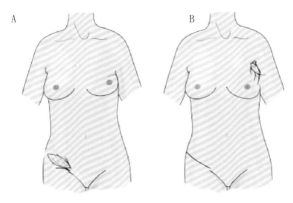

图 8-4-7 手术示意图

（图 A：术前设计；图 B：移植术后供受区外观）

（四）术后处理

术后，将患者安排在显微外科特护病房进行皮瓣的监测，观察皮瓣颜色、温度、毛细血管反应等，可用多普勒超声技术或 CT 血管造影技术检查血管蒂的通畅情况。术后也可通过多普勒超声和荧光显像来确定淋巴结的存活情况。可通过测量肢体的周径改变来评估其临床效果。若皮瓣有臃肿，则必要时可二期进行皮瓣整形手术。VLNTF 术后淋巴管动静脉循环示意见图 8-4-8。

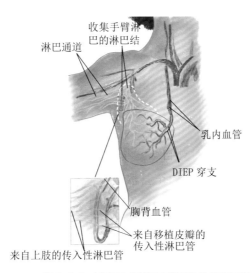

图 8-4-8 VLNTF 术后淋巴管动静脉循环示意

（五）手术效果

VLNTF 的临床效果类似于血管化淋巴结移植术，其通过动静脉吻合滋养移植的淋巴结组织，通过携带的皮肤及皮下组织可以更好地观察术后皮瓣及淋巴结存活情况，并可修复受区的皮肤缺损。术后 1 周内，患肢淋巴水肿即可得到明显改善；3 ～ 6 个月后，淋巴水肿会进一步改善。术后可以通过多普勒超声、吲哚菁绿造影和磁共振荧光闪烁造影等明确移植淋巴结组织的存活情况。其不足之处是受区可出现皮瓣臃肿和疤痕，另外可能发生供区继发性淋巴水肿，但可通过完善术前检查而避免。其他并发症包括血管栓塞、移植组织坏死、感染等，临床发生率一般较低。

（六）结 论

VLNTF 应用显微外科技术同时携带淋巴组织和皮肤软组织，可以避免解剖时微小淋巴管的损伤，安全性高，创伤小，临床效果确切，是治疗肢体淋巴水肿的较好方法，值得推广和应用。

第五节 游离 DIEP 皮瓣移植乳房重建联合 VLNT 手术

一、手术方式背景介绍

游离组织瓣移植是乳腺癌术后乳房重建与整形的理想选择。1979 年，Holmstrom 首次报道了游离腹部皮瓣再造乳房术。1989 年，Grotting 等应用游离腹直肌皮瓣（transverse rectus abdominis musculocutaneous flap，TRAM）进行乳房重建获得成功。1990 年，Allen 首先报道了游离腹壁浅动脉皮瓣（superficial inguinal epigastric artery，SIEA）再造乳房术。随着显微外科的发展和穿支皮瓣技术的推广应用，1992 年，Allen 应用腹壁下动脉穿支（deep inferior epigastric perforator，DIEP）皮瓣进行乳房重建术获得了较好的临床效果，并在全球范围得到广泛认可，很快成为乳房重建的经典术式。

游离血管化淋巴结移植（vascularized lymph node transfer，VLNT）是治疗乳腺癌术后上肢淋巴水肿的常用方式。2012 年，Maurice 开展游离组织瓣移植乳房重建联合淋巴组织移植术，获得了较好的临床效果。DIEP 皮瓣乳房重建联合淋巴组织移植术在切取穿支皮瓣的同时，较方便地解剖，并可携带腹股沟区域的部分淋巴结，以达到治疗淋巴水肿和乳房重建的双重效果，并可在行乳腺癌根治术的同时开展乳房重建与淋巴组织移植手术，预防淋巴水肿的发生。DIEP 皮瓣是目前乳房重建的金标准，具有自然、对称、持久、并发症少、稳定可靠的特点，并有腹部塑形一举两得的临床效果，且皮瓣紧邻腹股沟区域，是乳房重建联合血管化淋巴组织移植的理想供区，可用于乳腺癌术后乳房重建及预防和治疗上肢淋巴水肿。现就以游离 DIEP 皮瓣移植一侧乳房重建联合 VLNT 手术为例，阐述如下。

二、术前评估及注意事项

该术式的合适人群是拥有较多腹部脂肪、无严重基础疾病的中青年乳腺癌患者；在多次经产妇，其腹部皮肤和脂肪组织丰富，更是 DIEP 皮瓣乳房重建的理想供区；该术式尤其适用于曾采取过其他重建手术方式并失败的患者，失败的原因如假体植入术后感染或包膜挛缩、带蒂皮瓣术后部分坏死等。但对于腹部脂肪层较薄的消瘦女性或有吸脂手术史的患者，建议慎用此术式。

由于该术式的血供基础是 DIEP 供血的腹壁下动脉，及供养腹股沟外侧区淋巴组织的旋髂浅动脉，所以对于既往有该穿支血管损伤可能的患者，如曾经有开放的腹腔手术或妇科盆腔脏器切除术、盆腔肿瘤淋巴清扫或其他髂腹股沟区域明显损伤史的患者，建议采用其他术式治疗。因此，术前应进行相应的 B 超定位及影像学 CTA 检查，评估腹壁下动脉及旋髂浅动脉的完整性，这尤为重要。

禁忌证：老年、有严重基础疾病的患者及其他无法耐受较长时间或较大创伤的修复重建手术者，如有严重心肺疾病的患者。

危险因素包括凝血功能障碍、自身免疫性疾病、严重肥胖、放射治疗等。

此外，吸烟与组织瓣移植的并发症发生率显著相关，因此，术前要求戒烟 4 周以上。

三、手术技巧

1. 术前设计与准备

需要对患者进行常规的术前评估，包括各项实验室及辅助检查，并请麻醉科会诊。然后进行相应的术前谈话，使患者或其家属了解手术目标、替代方案、术后临床效果、预期及可能出现的并发症等。可使用B超检查及CTA检查获得腹壁下动脉穿支走行定位及乳腺淋巴分布，以利于术中精准操作，缩短手术时间并降低风险。

术前设计时，患者取站立位，标出乳房及腹部的解剖标志，应用多普勒超声检查胸廓内动静脉血管，以健侧乳房下皱襞为参考，标记患侧所需剥离范围及再造乳房下皱襞位置，然后标记出第3和4肋骨。设计DIEP梭形皮瓣，在腹部双侧达腋前线，上界以脐水平线紧贴脐孔上缘，下界根据体型及皮肤松弛度略高于阴阜。在保证供区能直接缝合的前提下，尽可能使皮瓣组织量与健侧乳房体积大小相当。然后，以一侧腹股沟区域设计淋巴组织瓣，向旁侧血管体区延伸切取范围，标记旋髂浅血管蒂备用。术中应用吲哚菁绿（ICG）血管造影法辅助检测并判断皮瓣血运。

2. 手术操作

（1）受区解剖：在全身麻醉下，患者取仰卧位并外展患侧手臂，常规切开原乳腺癌手术后瘢痕区（若为一期重建术，则行乳腺癌根治术切口），在乳腺内侧第2和3肋软骨之间解剖胸廓内动静脉作为受区，外侧则延长切口至腋前缘并延伸至上臂内侧。

（2）组织瓣切取：按设计线切开皮肤软组织，在腹外斜肌和腹直肌筋膜的浅面，由外向内分离解剖皮瓣。当抵达腹直肌鞘的外侧缘时，需谨慎剥离，注意保护穿过腹直肌前鞘的来源于腹壁下动静脉的穿支血管，保留1～2组穿支血管，继续向内侧分离，直至腹壁中线处。沿腹直肌肌纤维的方向切开围绕穿支血管的腹直肌前鞘，游离穿支血管，直至腹壁下血管主干处。一旦明确了穿支的走行，就可以看到与穿支紧密伴行的感觉神经分支。分离血管蒂时，应注意保护，避免损伤。在DIEP皮瓣下外侧区解剖腹股沟区外侧的浅组淋巴组织及旋髂浅动静脉（一般选用的血管化淋巴结组织位于DIEP血管蒂同侧，腹壁下动静脉穿支血供可通过穿支间的吻合供养淋巴组织瓣，而不需要额外吻合旋髂浅动静脉蒂）。淋巴结组织瓣的切取原则是不影响下肢淋巴的回流，蒂部要足够宽，以保证引流充分。术中可行淋巴结荧光造影，通过荧光造影观察淋巴结的引流区以及清除情况。也可选用对侧淋巴结组织瓣，将旋髂浅动静脉与腋窝区肩胛下血管系统吻合；或采用内增压技术将旋髂浅动静脉与 DIEP 血管蒂远端吻合，以保证淋巴结组织瓣的血供与回流。根据需要，游离足够长度的双侧腹壁下血管蒂，掀起整个皮瓣，并保护腹壁浅静脉备用以增加回流，受区准备完成后，断蒂切取皮瓣。

（3）血管吻合及乳房塑形：将皮瓣转移到患侧胸壁，淋巴结组织瓣转移至腋窝区域的腋血管和臂丛神经周围，固定缝合数针。将供受区血管蒂对位，避免血管扭曲，在显微镜下进行血管吻合，重建组织瓣的血运。静脉可以使用微血管吻合器进行端端吻合，动脉以 9-0 尼龙线进行吻合。根据健侧乳房形状，修整 DIEP 皮瓣轮廓和组织填入量，以形成理想的乳房大小和形状。在乳房切除后的皮瓣下埋入去表皮的组织，保护血管蒂并固定塑形皮瓣组织。放置闭式引流，缝合皮下及皮肤层。

（4）供区关闭：缝合腹直肌前鞘，分离上下皮瓣区域，临时对合切口，确定上腹壁皮瓣脐蒂对应的新脐孔位置，全层切开对应缝合，以重建新脐外形。调整手术床使患者维持屈髋屈膝位，以减小切口张力，然后分层缝合、关闭皮瓣供区切口，留置引流管。

四、术后处理

术后予以常规抗凝、抗炎、抗痉挛及支持治疗，适当功能锻炼，注意观察皮瓣血运，避免血管危象的发生。保持屈髋屈膝位至术后 2 周以上，以保证供区切口无张力愈合。切口 2 周拆线，必要时行二期乳房整形乳头重建术。

五、主要并发症预防

1. 主要并发症

（1）受区：血管危象、血肿、脂肪坏死、皮瓣坏死、外形不满意、淋巴水肿复发等。

（2）供区：切口裂开、感染、切口瘢痕、感染性筋膜炎、腹壁膨隆和腹壁疝等。

2. 主要预防措施

（1）严格按照适应证范围操作。

（2）术前穿支精确定位。

（3）术中精细、规范操作，避免损伤穿支。

（4）术后密切监测皮瓣血运，及时处理血管危象。

（5）若皮瓣切取面积较大，则患者屈髋屈膝位保持到术后 2 周左右，减小供区切口张力，避免切口愈合不良。

六、优、缺点

1. 优　点

（1）该术式可达到美学乳房再造并治疗淋巴水肿的效果，并可获得腹部整形美容的一举多得的临床效果。

（2）不切除腹直肌和前鞘，供受区破坏损伤更小，降低发生并发症的风险，并且术后康复时间短。

（3）穿支血管蒂解剖相对恒定，皮瓣血供好，蒂较长，修复灵活。

（4）术中不必更换体位，供受区可同时进行手术，缩短手术时间。

（5）在进行乳腺癌根治术同期行修复重建术，可起到预防淋巴水肿的作用。

2. 缺　点

（1）组织瓣及穿支解剖难度大，手术时间较长。

（2）穿支部位和口径存在一定变异性。

（3）皮瓣非单一神经支配，感觉恢复略差。

七、结　论

针对乳腺癌术后淋巴水肿患者，采用游离 DIEP 皮瓣移植乳房重建联合 VLNT 手术，可以同期进行乳房重建与淋巴水肿的治疗，并有较好的腹部塑形作用，达到一举多得的临床效果。在行乳腺癌根治术时同期开展乳房重建与 VLNT 手术，可以有效地预防淋巴水肿的发生，临床效果满意。

参考文献

[1] 曹卫刚，李圣利，周剑国，等 . 超声抽吸法治疗下肢原发性淋巴水肿 [J]. 中华整形外科杂志，2006，22（4）：290-291.

[2] 常鲲，夏松，孙宇光，等 . 联合应用抽吸减容术与淋巴静脉吻合术治疗下肢继发性淋巴水肿的临床效果 [J]. 中华外科杂志，2017，55：274-278.

[3] 陈绵，谢广中，苗存良，等 . 应用腹壁下动脉穿支皮瓣游离移植修复四肢软组织缺损 [J]. 中华显微外科杂志，2014，37（1）：70-71.

[4] 陈敏亮，柴家科，宋慧锋，等 . 负压抽吸治疗肢体淋巴水肿 [J]. 中国美容医学杂志，2006，15：32-33.

[5] 董佳生，王涛，张莉，等 . 腹壁下动脉穿支横行下腹部皮瓣游离移植乳房再造 [J]. 上海第二医科大学学报，2004，24：609-612.

[6] 靳小雷，徐军，杨红岩，等 . 横行腹直肌肌皮瓣及腹壁下动脉穿支皮瓣乳房再造的相关肋间神经解剖学研究 [J]. 中华医学美学美容杂志，2004，10（3）：141-144.

[7] 李云竹，李雄伟，杨伊兰，等 . 淋巴水肿手术治疗 Meta 分析 [J]. 中华整形外科杂志，2018，34（4）：260-267.

[8] 李赞，周晓，喻建军，等 . 游离腹壁下动脉穿支皮瓣在头颈肿瘤术后缺损一期修复的临床应用 [J]. 中国耳鼻咽喉颅底外科杂志，2008，14（1）：25-28.

[9] 林凤，王潇，刘鹏飞，等 . 不同浓度罗哌卡因肿胀液用于淋巴水肿吸脂减容术镇痛效果分析 [J]. 北京医学，2019，41：37-40.

[10] 林光豪，陈芝武，陈林海，等 . 腹壁下动脉穿支皮瓣一期修复下肢软组织恶性肿瘤切除术后创面 11 例 [J]. 中华显微外科杂志，2019，42（4）：330-334.

[11] 刘庆丰，周翔，韦强，等 . 利用肿胀吸脂技术治疗乳腺癌术后上肢淋巴水肿（附 11 例报告）[J]. 广西医科大学学报，2004，21：244-245.

[12] 穆兰花，徐军，刘元波，等 . 应用双侧腹壁下动脉穿支皮瓣乳房再造 [J]. 中华显微外科杂志，2003，26（3）：223-224.

[13] 欧昌良，周鑫，罗旭超，等 . 腹壁下动脉穿支皮瓣修复小腿软组织缺损的临床应用 [J]. 中华显微外科杂志，2018，41（4）：339-342.

[14] 彭睿，章伟文 . 腹壁下动脉穿支皮瓣的研究进展 [J]. 中华显微外科杂志，2019，42（2）：204-207.

[15] 亓发芝，顾建英，张学军，等 . 负压抽吸法治疗四肢淋巴水肿 [J]. 中国美容整形外科杂志，2001（1）：16-18.

[16] 亓发芝，顾建英 . 负压抽吸法治疗 46 例肢体淋巴水肿 [J]. 复旦学报（医学版），2000，27：138-140.

[17] 苏万春，孙宇光，夏松，等 . 体质量指数与下肢继发性淋巴水肿预后的分析 [J]. 首都医科大学学报，2019，40：938-942.

[18] 唐举玉，罗令，何洪波，等 . 小儿腹壁下动脉穿支皮瓣移植修复足踝部软组织缺损 [J]. 中华显微外科杂志，2008，31（4）：249-252.

[19] 信建峰，孙宇光，夏松，等 . 淋巴脂肪抽吸减容术在下肢原发性淋巴水肿中的治疗及分析 [J]. 中华整形外科杂志，2019，35（2）：142-147.

[20] 徐军，刘元波，穆兰花，等 . 应用腹壁下动脉穿支岛状皮瓣带蒂转移修复大腿环行挛缩瘢痕 [J]. 中国修复与重建外科杂志，2002，16（5）：337-339.

[21] 徐军，穆兰花，刘元波，等 . 腹壁下动脉穿支皮瓣在乳房再造和胸壁溃疡修复中的应用 [J]. 中华外科杂志，2001，39（4）：302-304.

[22] 徐学武，杨大平，郭铁芳，等 . 腹壁下动脉穿支皮瓣修复腹部创面 [J]. 中国美容整形外科杂志，2007，18（3）：191-192.

[23] 张彬，李德志，安常明，等 . 游离腹壁下深动脉穿支皮瓣修复头颈肿瘤术后缺损 [J]. 中国口腔颌面外科杂志，2007，5（5）：347-350.

[24] 张海静，赵斌江，周茜，等 . 罗哌卡因膨胀液在吸脂术中的应用 [J]. 中国微创外科杂志，2018，18：604-606，623.

[25] 张兆祥，郭树忠，耿健，等 . 腹壁下动脉穿支皮瓣游离移植修复下肢大面积缺损 [J]. 中华显微外科杂志，2013，36（1）：15-18.

[26] 章一新，蒋朝华 . 淋巴水肿全面管理与手术治疗 [M]. 1 版 . 上海：上海科学技术出版社，2020.

[27] Akita S, Mitsukawa N, Kuriyama M, et al. Suitable therapy options for sub-clinical and early-stage lymphoedema patients[J]. J Plast Reconstr Aesthet Surg, 2014, 67(4): 520-525.

[28] Allen RJ, Treece P. Deep inferior epigastric perforator flap for breast reconstruction[J]. Ann Plast Surg, 1994, 32: 32-38.

[29] Althubaiti GA, Crosby MA, Chang DW. Vascularized supraclavicular lymph node transfer for lower extremity lymphedema treatment [J]. Plast Reconstr Surg, 2013, 131(1): 133e-135e.

[30] Ayestaray B, Bekara F. π-Shaped lymphaticovenular anastomosis: the venous flow sparing technique for the treatment of peripheral lymphedema[J]. J Reconstr Microsurg, 2014, 30(8): 551-560.

[31] Becker C, Assouad J, Riquet M, et al. Postmastectomy lymphedema: long-term results following microsurgical lymph node transplantation[J]. Ann Surg, 2006, 243(3): 313-315.

[32] Becker C, Vasile JV, Levine JL, et al. Microlymphatic surgery for the treatment of iatrogenic lymphedema[J].Clin Plast Surg, 2012, 39(4): 385-398.

[33] Blondeel PN, Christiaens MR. 1025 recent refinements in free flap breast reconstruction: the deep inferior epigastric perforator (DIEP) free flap anastomosed to the internal mammary artery[J]. Eur J Cancer, 1995, 31: S215.

[34] Boccardo F, Casabona F, De Cian F, et al. Lymphatic microsurgical preventing healing approach (LYMPHA) for primary surgical prevention of breast cancer-related lymphedema: over 4 years follow-up[J]. Microsurgery, 2014, 34(6): 421-424.

[35] Boccardo F, Fulcheri E, Villa G, et al. Lymphatic microsurgery to treat lymphedema: techniques and indications for better results[J]. Ann Plast Surg, 2013, 71(2): 191-195.

[36] Boyd JB, Taylor GI, Corlett R. The vascular territories of the superior epigastric and the deep inferior epigastric systems[J]. Plast Reconstr Surg, 1984, 73(1): 1-16.

[37] Brorson H, Svensson H, Norrgren K, et al. Liposuction reduces arm lymphedema without significantly altering the already impaired lymph transport[J]. Lymphology, 1998, 31: 156-172.

[38] Chang DW. Lymphaticovenular bypass for lymphedema management in breast cancer patients: a prospective study[J]. Plast Reconstr Surg, 2010, 126(3): 752-758.

[39] Chen M, Xie GZ, Miao CL, et al. Free transplantation of perforator flap of inferior epigastric artery to repair soft tissue defect of limbs[J]. Chin J Microsurg, 2014, 37(1): 70-71.

[40] Chen R, Mu L, Zhang H, et al. Simultaneous breast reconstruction and treatment of breast cancer-related upper arm lymphedema with lymphatic lower abdominal flap[J]. Ann Plast Surg, 2014, 73(Suppl 1): S12-S17.

[41] Cheng MH, Huang JJ, Nguyen DH, et al. Anovel approach to the treatment of lower extremity lymphedema by transferring a vascularized submental lymph node flap to the ankle[J]. Gynecol Oncol, 2012, 126(1): 93-98.

[42] Ciudad P, Date S, Manrique OJ, et al. Recurrent advanced lower32 extremity lymphedema following initial successful vascularized lymph node transfer: a clinical and histopathological analysis[J]. Arch Plast Surg, 2017, 44(1): 87-89.

[43] Ciudad P, Manrique OJ, Date S, et al. Double gastroepiploic vascularized lymph node transfers to middle and distal limb for the treatment of lymphedema[J].Microsurgery, 2017, 37(7): 771-779.

[44] Clodius L, Smith PJ, Bruna J, et al. The lymphatics of the groin flap[J]. Ann Plast Surg, 1982, 9(6): 447-458.

[45] Dayan JH, Dayan E, Smith ML. Reverse lymphatic mapping: a new technique for maximizing safety in vascularized lymph node transfer[J]. Plast Reconstr Surg, 2015, 135(1): 277-285.

[46] Dayan JH, Dayan E, Smith ML. Reverse lymphatic mapping: a new technique for maximizing safety in vascularized lymph node transfer[J]. Plast Reconstr Surg, 2015, 135(1): 277-285.

[47] Dong JS, Wang T, Zhang L, et al. Breast reconstruction by free transplantation of lower abdominal flap with perforator of lower abdominal artery[J]. Journal of Shanghai Second Medical University, 2004, 24: 609-612.

[48] Finegold DN, Baty CJ, Knickelbein KZ, et al. Connexin 47 mutations increase risk for secondary lymphedema following breast cancer treatment[J]. Clin Cancer Res, 2012, 18(8): 2382-2390.

[49] Hara H, Mihara M, Ohtsu H, et al. Indication of lymphaticovenous anastomosis for lower limb primary lymphedema[J]. Plast Reconstr Surg, 2015, 136(4): 883-893.

[50] Harashina T, Inoue T, Sasaki K, et al. Reconstruction of breast after super-radical mastectomy with a pedicled latissimus dorsi flap and a free TRAM flap[J]. Br J Plast Surg, 1988, 41: 361-365.

[51] Holmstrom H. The free abdominoplasty flap and its use in breast reconstruction. An experimental study and clinical case report[J]. Scand J Plast Reconstr Surg, 1979, 13: 423-427.

[52] Jin XL, Xu J, Yang HY, et al. Anatomical study of intercostal nerve related to breast reconstruction with transverse rectus abdominis myocutaneous flap and perforator flap of inferior epigastric artery[J]. Chinese Journal of Medical Aesthetics and Cosmetology, 2004, 10(3): 141-144.

[53] Koshima I, Inagawa K, Urushibara K, et al. Supermicro-surgical lymphaticovenular anastomosis for the treatment of lymphedema in the upper extremities[J]. J Reconst Microsurg, 2000, 16: 437-442.

[54] Koshima I, Kawada S, Moriguchi T, et al. Ultrastructural observations of lym-

phatic yessels in lymphedema in human extremities[J]. Plast Reconstr Surg, 1996, 97: 397-405; discussion 406- 407.

[55] Koshima I, Nanba Y, Isutsui T, et al. Long-term follow up after lymphaticove-nular anastomophedema in the leg[J]. J Reconstr Microsurg, 2003, 19: 209-211.

[56] Koshima I, Soeda S. Inferior epigastric artery skin flaps without rectus abdominis muscle[J]. Br J Plast Surg, 1989, 42: 645-648.

[57] Koshima I, Yamamoto T, Narushima M, et al. Perforator flaps and supermicrosurgery[J]. Clin Plast Surg, 2010, 37(4): 683-689.

[58] Lee BB, Laredo J, Nevillle R, et al. Reconstructive surgery for chronic lymph-edema:a viable option, but[J]. Vascular, 2011, 19(4): 195-205.

[59] Lee M, Mc Clure E, Reinertsen E, et al. Lymphedema of the upper extremity following supraclavicular lymph node harvest[J]. Plast Reconstr Surg, 2015, 135(6): 1079e-1082e.

[60] Li S, Mu L, Li Y, et al. Breast reconstruction with the free bipedicled inferi-or TRAM flap by anastomosis to the proximal and distal ends of the internal mammary vessels[J]. J Reconstr Microsurg, 2002,18(3): 161-168.

[61] Li Z, Zhou X, Yu JJ, et al. Clinical application of free perforator flap of inferior epigastric artery in primary repair of head and neck tumor defect after opera-tion[J]. Chinese Journal of Otorhinolaryngology Skull Base Surgery, 2008, 14 (1): 25-28.

[62] Lin GH, Chen ZW, Chen LH, et al. Experience of one-stage repair of the wounds after excision of soft tissue malignant tumor in lower limb by deep in-ferior epigastric perforator flap in 11 cases[J]. Chin J Microsurg, 2019, 42(4): 330-334.

[63] López-Arcas JM, Arias J, Morán MJ, et al. The deep inferior epigastric ar-tery perforator (DIEAP) flap for total glossectomy reconstruction[J]. J Oral Maxillofac Surg, 2012, 70(3): 740-747.

[64] Maegawa J, Yabuki Y, Tomoeda H, et al. Outcomes of lymphaticovenous side-to-end anastomosis in peripheral lymphedema[J]. J Vasc Surg, 2012, 55(3): 753-760.

[65] Mardonado AA, Chen R, Chang DW, et al. The use of superaclavilar free flap with vascularized lymph node transfer for treatment of lymphedema: a prospective study of 100 consecutive cases[J]. J Surg Oncol, 2017, 115(1): 68-71.

[66] Mu L, Yan Y, Li S, et al. Transparent morphology of the thoracoabdominal wall[J]. J Reconstr Microsurg, 2001, 17(8): 611-614.

[67] Mu LH, Xu J, Liu YB, et al. Breast reconstruction with double pedicled inferior epigastric artery perforator flap[J]. Chin J Microsurg, 2003, 26(3): 223-224.

[68] Nguyen AT, Chang EI, Suami H, et al. An algorithmic approach to simultaneous vascularized lymph node transfer with microvascular breast reconstruction[J]. Ann Surg Oncol, 2015, 22(9): 2919-2924.

[69] Nguyen AT, Suami H, Hanasono MM, et al. Long-term outcomes of the minimally invasive free vascularized omental lymphatic flap for the treatment of lymphedema[J]. J Surg Oncol, 2017, 115(1): 8489.

[70] O'Brien BM, Hickey MJ, Hurley JV, et al. Microsurgical transfer of the greater omentum in the treatment of canine obstructive lymphoedema[J]. Br J Plast Surg, 1990, 43(4): 440-446.

[71] Ozturk CN, Ozturk C, Glasgow M, et al. Free vascularized lymph node transfer for treatment of lymphedema: a systematic evidence based review[J]. J Plast Reconstr Aesthet Surg, 2016, 69(9): 1234-1247.

[72] Peng R, Zhang WW. Research progress of inferior epigastric artery perforator flap[J]. Chin J Microsurg, 2019, 42(2): 204-207.

[73] Poccia I, Lin CY, Cheng MH. Platysma-sparing vascularized submental lymph node flap transfer for extremity lymphedema[J]. J Surg Oncol, 2017, 115(1): 48-53.

[74] Poccia I, Lin CY, Cheng MH. Platysma-sparing vascularized submental lymph node flap transfer for extremity lymphedema[J]. J Surg Oncol, 2017, 115(1): 48-53.

[75] Raju A, Chang DW. Vascularized lymph node transfer for treatment of lymphedema: a comprehensive literature review[J]. Ann Surg, 2015, 261(5): 1013-1023.

[76] Saaristo AM, Niemi TS, Viitanen TP, et al. Microvascular breast reconstruction and lymph node transfer for postmastectomy lymphedema patients[J]. Ann Surg, 2012, 255(3): 468-473.

[77] Salgado CJ, Mardini S, Spanio S, et al. Radical reduction of lymphedema with preservation of perforators[J]. Ann Plast Surg, 2007, 59: 173-179.

[78] Salgado CJ, Sassu P, Gharb BB, et al. Radical reduction of upper extremity lymphedema with preservation of perforators[J]. Ann Plast Surg, 2009, 63:

302-306.

[79] Scaglioni MF, Suami H. Lymphatic anatomy of the inguinal region in aid of vascularized lymph node flap harvesting[J]. J Plast Reconstr Aesthet Surg, 2015, 68(3): 419-427.

[80] Smith ML, Molina BJ, Dayan E, et al. Heterotopic vascularized lymph node transfer to the medial calf without a skin paddle for restoration of lymphatic function: Proof of concept[J]. Journal of Surgical Oncology, 2017, 115(1): 90-95.

[81] Steinbacher J, Tinhofer IE, Meng S, et al. The surgical anatomy of the supraclavicular lymph node flap: a basis for the free vascularized lymph node transfer[J]. J Surg Oncol, 2017, 115(1): 60-62.

[82] Sulo E, Hartiala P, Viitanen T, et al. Risk of donor-site lymphatic vessel dysfunction after microvascular lymph node transfer[J]. J Plast Reconstr Aesthet Surg, 2015, 68(4): 551-558.

[83] Tang JY, Luo L, He HB, et al. Repair of soft tissue defect of foot and ankle with perforator flap of inferior epigastric artery in children[J]. Chin J Microsurg, 2008, 31(4): 249-252.

[84] Tourani SS, Taylor GI, Ashton MW. Anatomy of the superficial lymphatics of the abdominal wall and the upper thigh and its implications in lymphatic microsurgery[J]. J Plast Reconstr Aesthet Surg, 2013, 66(10): 1390-1395.

[85] Tzou CJ, Meng S, Ines T, et al. Surgical a natomy of the vascularized submental lymphnode flap: anatomic study of correlation of submental artery perforators and quantity of submental lymph node[J]. J Surg Oncol, 2017, 115(1): 54-59.

[86] Vignes S, Blanchard M, Yannoutsos A, et al. Complications of autologous lymph-node transplantation for limb lymphoedema[J]. Eur J Vasc Endovasc Surg, 2013, 45(5): 516-520.

[87] Xu J, Liu YB, Mu LH, et al. Repair of circumferential contracture scar of thigh with pedicled transfer of island flap with perforating branch of inferior epigastric artery[J]. Chinese Journal of Restorative and Reconstructive Surgery, 2002, 16(5): 337-339.

[88] Xu J, Mu LH, Liu YB, et al. Application of perforator flap of inferior epigastric artery in breast reconstruction and chest wall ulcer repair[J]. Chin J Surg, 2001, 39(4): 302-304.

[89] Xu XW, Yang DP, Guo TF, et al. Repair of abdominal wound with perforator

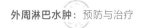

flap of inferior epigastric artery[J]. Chinese Journal of Aesthetic and Plastic Surgery, 2007, 18 (3): 191–192.

[90] Zhang B, Li DZ, An CM, et al. Free deep inferior epigastric artery perforator flap to repair postoperative defects of head and neck tumors[J]. China Journal of Oral and Maxillofacial Surgery, 2007, 5: 347–350.

[91] Zhang H, Chen W, Mu L, et al. The distribution of lymph nodes and their nutrient vessels in the groin region: an anatomic study for design of the lymph node flap[J]. Microsurgery, 2014, 34(7): 558–561.

[92] Zhang ZX, Guo SZ, Geng J, et al. Free transplantation of perforator flap of inferior epigastric artery to repair large defect of lower limb[J]. Chin J Microsurg, 2013, 36(1): 15–18.

第九章 淋巴水肿的物理治疗

淋巴水肿常导致不同程度的肿胀、感觉异常、疼痛、活动和（或）功能障碍，因此需要积极的医疗干预。物理治疗作为淋巴水肿医疗干预的重要组成部分，可分为物理因子治疗、徒手淋巴引流治疗、肌内效贴扎治疗以及压力治疗。其中，物理因子治疗是指利用冷、热、声、光、电等物理因子的物理特性来预防和治疗淋巴水肿相关问题；徒手淋巴引流治疗、肌内效贴扎治疗和压力治疗是利用其力学特性，来改善淋巴系统循环状况，进而达到减轻或消除淋巴水肿的目的。物理治疗是一类安全、有效的治疗方法，本章将从其作用和原理、适应证和禁忌证、选择和操作等方面展开介绍。

第一节　物理因子治疗

一、冷　疗

（一）冷疗改善淋巴水肿的作用和原理

冷疗是利用低于体温的介质接触人体，使其降温来治疗疾病的方法。冷疗对淋巴水肿患者可有以下几个方面的作用。①降低组织温度，减缓急性炎性反应的速度，减轻组织恢复过程中的发热、红肿、疼痛，显著减轻急性炎症。②通过血流动力效应减轻水肿，治疗初期使血流量降低，后期使血流量增加，改善循环，促进水肿吸收。③冷疗使组织温度下降，降低肌肉保护性痉挛现象，降低肌梭敏感性，减小神经组织周围的机械性压力，直接或间接地减少疼痛的感觉（见图 9-1-1）。

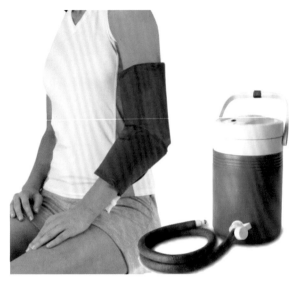

图 9-1-1　冷疗袖套

（二）冷疗的适应证和禁忌证

1. 冷疗的适应证

冷疗的适应证有淋巴水肿导致的发热、肿胀、疼痛及感觉异常等。

2. 冷疗的禁忌证

冷疗的禁忌证有以下几个方面。①心脏疾病，某些特定的对冷过敏的疾病，风湿性疾病。②冷球蛋白血症，伯格氏征。③手足急性血栓性动静脉炎，皮疹。④血液循环损伤，皮肤传导障碍，开放性伤口，感染。

（三）冷疗的选择和操作

1. 冷疗的形式

冷疗最常见的形式是将 0℃的冰水混合物冲满袖套，并穿戴于淋巴水肿的肢体，达到减轻淋巴水肿导致的发热、肿胀、疼痛及感觉异常的目的。

2. 冷疗袖套操作方法

（1）根据需要冷敷的位置，选择相应型号的冷疗袖套。

（2）将袖套穿戴于待冷敷的肢体，打开冷疗仪，向冷疗袖套内注入 0℃的冰水混合物，直至需处理部位被充分包裹，压力均匀。

（3）做患者宣教。冷疗对患者感觉的影响依次有五个阶段（冷、刺痛、灼痛、钝痛、麻木），告知患者各阶段的感觉变化情况，治疗时间一般持续至患者感觉到麻木为止，或冷敷 20 分钟以内。

3. 冷疗的注意事项

（1）在治疗前向患者说明治疗的正常感觉和可能出现的不良反应。

（2）采用冷疗时，应防止过冷引起的冻伤。

（3）在进行治疗时需要注意非治疗部位的保暖，防止患者受凉感冒。

（4）注意冷疗过程中出现的冷过敏反应。

二、热　疗

（一）热疗改善淋巴水肿的作用及和原理

热疗以各种热源为媒介，将热传导至机体上，以达到治疗疾病的目的。热疗对淋巴水肿患者可有以下几个方面的作用。①在一定程度上降低人体血黏度，增加血流量和加快组织液流动，促进血液循环，增加组织代谢率，减轻慢性淋巴水肿。②加快神经传导速度，降低 γ 运动神经元兴奋性，提高痛阈，缓解淋巴水肿导致的疼痛。③诱发血管舒缩反应、轴突反应、局部脊髓反应，有助于组织损伤后的再生和修复。④增加肌肉延展性，软化瘢痕组织，减轻僵硬、肌紧张和疼痛，有助于增加淋巴水肿肢体的关节活动度。

（二）热疗的适应证和禁忌证

1. 热疗的适应证

热疗的适应证有淋巴水肿导致的肿胀、疼痛、关节活动受限等。

2. 热疗的禁忌证

热疗的禁忌证有开放性伤口、温度感觉障碍、循环障碍、过敏、周围血管疾病等。

（三）热疗的选择和操作

1. 热疗的形式

热疗最常见的形式是将热敷包（见图 9-1-2）置于待治疗部位，达到治疗淋巴水肿导致的肿胀、疼痛及关节活动受限的目的。

2. 热敷包操作方法

（1）取出温度为 37 ～ 42℃的热敷包，在外面包裹 4 ～ 8 层毛巾。

（2）将热敷包置于待治疗的部位，热敷 10 ～ 20 分钟。

（3）每5分钟检查一次，实时观察患者情况。

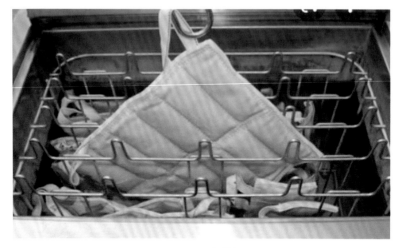

图 9-1-2　热敷包

3. 热疗的注意事项

（1）治疗前：检查恒温水箱内的水量，避免干烧；检查恒温器是否正常工作，以保证准确的治疗温度；检查热敷包有无裂口，以免加热后硅胶颗粒漏出而引起烫伤。

（2）治疗中：注意观察、询问患者的反应；如感觉温度较高，在热敷包与患者体表间加垫毛巾。不能将热敷包置于患者身体的下面进行治疗，以免袋内水分被挤压出而引起烫伤。

（3）需慎用的情况：对老年人及局部感觉障碍、血液循环障碍的患者，不宜使用温度过高的热敷包；对意识不清患者，应慎用热敷包治疗。

三、超声波治疗

（一）超声波治疗改善淋巴水肿的作用和原理

超声波是频率高于 20kHz 的声波。它可产生热效应和非热效应。非热效应又包括空化效应和微流效应。超声波治疗对淋巴水肿患者可有以下几个方面的作用。①超声波产生的热可使血管扩张，血流增加，改善局部血液循环，有助于清除炎症过程的代谢产物，缓解炎症，促进水肿吸收；超声波作用部位的氧气和营养物质浓度增加，缓解疼痛；热效应还可降低神经传导速度，增加结缔组织的延展性，增加组织代谢率，减少肌肉痉挛，促进肌肉放松，改善淋巴水肿肢体的关节活动度。②超声波的空化效应是指存在于气体中的微气核空化泡在声波的作用下振动，当声压达到一定值时发生的生长和崩溃的动力学过程。空化效应可改善局部血液循环，减轻水肿。③超声波的微流效应指液体由于声波力学的特性，沿细胞膜边界单向流动的效应。该效应可以改变细胞膜对钠离子和钾离子的通透性，改变神经的电活动，缓解疼痛。

（二）超声波治疗的适应证和禁忌证

1. 超声波治疗的适应证

超声波治疗的适应证有淋巴水肿导致的肿胀、疼痛、感觉障碍、关节活动受限。

2. 超声波治疗的禁忌证

超声波治疗的禁忌证有以下几个方面。①体内有心脏起搏器，脑部有植入刺激器，治疗部位有骨折、骨水泥或其他植入物者。②处于成长期的儿童骨端，妊娠期妇女，肿瘤患者。③皮肤感染、结核患者。④血液循环障碍、有出血危险（如血友病）的患者。⑤温度觉感知障碍患者。

（三）超声波治疗的选择和操作

1. 超声波治疗的种类与选择

（1）直接接触法：通过涂抹耦合剂，直接作用于身体平整处。

（2）水中浸入法：较适合于手足或治疗部位不规则处。

（3）水袋法：较少使用，主要用于骨突不规则且不能用浸入法的部位。

2. 超声波治疗的操作

（1）仪器检查：在患者治疗前，检查超声波治疗仪（见图9-1-3）电源线及其治疗探头是否完好。

（2）超声波治疗仪器功能测试：如下。①水中声头检测：盛水的碗边应出现波浪或气泡。②应用耦合剂：耦合剂中应能够看见气泡或震动。

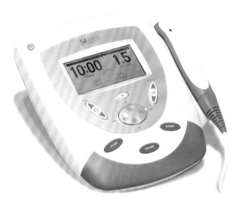

图 9-1-3　超声波治疗仪

（3）应用技术：如下。①治疗面积：应为声头内有效辐射面积的 2 ～ 3 倍。②治疗频率：根据需要作用的组织深度选择，2 ～ 5cm 的深度应选择 1MHz，1 ～ 2cm 的深度应选择 3MHz。③治疗波形选择：应根据损伤愈合阶段选择持续波或断续波，改善淋巴水肿一般建议使用断续波。④治疗强度：一般不超过 2W/cm²，强度 - 时间关系见表 9-1-1。

表 9-1-1　超声波强度 - 时间关系表

	1MHz		3MHz	
	肌肉	肌腱	肌肉	肌腱
0.5W/cm²	0.1℃ /min	0.3℃ /min	0.3℃ /min	0.9℃ /min
1W/cm²	0.2℃ /min	0.6℃ /min	0.6℃ /min	1.8℃ /min
1.5W/cm²	0.3℃ /min	0.9℃ /min	0.9℃ /min	2.7℃ /min
2W/cm²	0.4℃ /min	1.2℃ /min	1.2℃ /min	3.6℃ /min

3. 超声波的注意事项

（1）声头移动速度为 2 ～ 4cm/s。

（2）声头与皮肤表面必须保持垂直，减少反射和折射。

（3）由于超声波在空气中不能传播，所以在开机之前必须先使声头与耦合剂或者水充分接触。

四、低强度激光治疗

（一）低强度激光改善淋巴水肿的作用及原理

低强度激光治疗仪是采用 5 ～ 500mW 功率的激光来治疗疾病的一种设备，主要利用其光生物刺激原理。光生物刺激会同时诱发一系列的细胞功能，从而对疾病产生治疗作用。低强度激光治疗对淋巴水肿患者可有以下几个方面的作用。①减少前列腺素等促炎因子，调节炎症反应。②提高细胞新陈代谢，促进血管形成，提高血管扩张度，改善血液循环，起到减轻淋巴水肿的作用。③降低神经传导速度，减轻淋巴水肿导致的疼痛。

（二）低强度激光治疗的适应证和禁忌证

1. 低强度激光治疗的适应证

低强度激光治疗的适应证有淋巴水肿导致的肿胀、疼痛、感觉障碍等。

2. 低强度激光治疗的禁忌证

低强度激光治疗的禁忌证有以下几个方面。①禁止直接照射眼睛、生长板区域、甲状腺或其他内分泌腺体。②恶性肿瘤及放疗后 4～6 个月内。③出血区域。

（三）低强度激光治疗的选择和操作

1. 低强度激光的选择

通常采用网格法来治疗淋巴水肿导致的肿胀、疼痛、感觉障碍。

2. 低强度激光的操作

（1）将治疗区域划分为网格，网格本身的总大小由症状区域大小决定，网格内的处理区域、间隔距离则由激光的大小决定，每个区域根据激光剂量治疗特定时间，一般剂量选择 9J/cm²，机器上达到特定时间会自动停止。

（2）治疗时，治疗师与患者均需戴激光防护眼镜；治疗师使用激光的可接触水晶治疗头对网格内相应点位进行治疗（见图 9-1-4）。

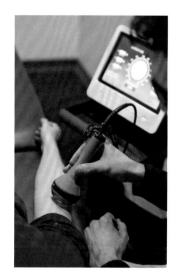

图 9-1-4　低强度激光

3. 低强度激光的注意事项

（1）光导纤维不得挤压、弯曲，以防折断。

（2）在激光管有激光输出时，不得直接照向任何人眼或经反射至人眼部，操作者及患者均应戴激光防护眼镜，保护眼睛。

（3）治疗过程中，患者不得随意变换体位或移动激光管。

（4）操作人员应定期做健康检查，特别是眼底视网膜检查。

（5）需要 3～6 个月定时检查激光器的输出强度。当强度过弱时，应停止使用，并更换灯管。

五、低频电疗

（一）神经肌肉电刺激改善淋巴水肿的作用和原理

神经肌肉电刺激是常见的低频电疗之一。它通过刺激运动神经元引起肌肉收缩，产生"泵式"活动增加淋巴回流，从而消除肿胀（见图 9-1-5）。

151

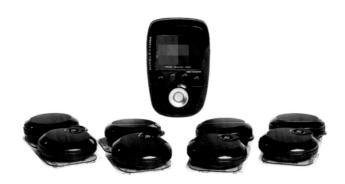

图 9-1-5　神经肌肉电刺激治疗仪

（二）神经肌肉电刺激的适应证和禁忌证

1. 神经肌肉电刺激的适应证

神经肌肉电刺激的适应证有淋巴水肿导致的肿胀。

2. 神经肌肉电刺激的禁忌证

神经肌肉电刺激的禁忌证有以下几个方面。①植入心脏起搏器患者或非稳定型心律不齐患者。②发生静脉或动脉栓塞，或血栓静脉炎的区域。③有出血倾向的患者。

（三）神经肌肉电刺激的选择和操作

1. 神经肌肉电刺激治疗的参数选择

对淋巴水肿导致肢体肿胀的患者，可采用神经肌肉电刺激治疗，选择相应参数模式进行，具体如下。

（1）频率：30 ～ 70Hz，一般推荐为 50Hz。

（2）脉冲宽度：300 ～ 600μs。

（3）强度：根据肌肉收缩情况选择，一般为 0 ～ 125mA。

（4）占空比：1∶3 ～ 1∶5。

（5）预热时间：2 秒。

2. 电流种类

一般使用交流电。

3. 电极片位置

第一片电极片应贴于目标肌肉的神经肌肉接头处；第二片电极片应贴于

该肌肉上平行且离第一片电极片尽可能远的位置，一般位于肌肉起点或止点。

4. 神经肌肉电刺激治疗的注意事项

（1）在使用治疗仪前，需检查其输出是否平稳、正常，各开关旋钮能否正常工作，导线、导线夹、电极是否完好无损。导电电极是否老化、有裂隙。确认治疗仪的各部件均正常，才能用于治疗。

（2）治疗时，使其与皮肤接触良好，防止接触不紧密而产生刺痛感。

（3）不能大力拉扯电极连接线，以防扯断电极连接线而损坏治疗电极片。

（4）治疗过程中，如要停止治疗，请先按确认键，停止能量输出，然后取下治疗电极片。

（5）治疗结束后，告诉患者不要抓挠治疗部位的皮肤，如局部出现明显充血、刺痒或小丘疹的反应，应在局部外涂甘油乙醇。

第二节　徒手淋巴引流治疗

一、徒手淋巴引流治疗的作用和原理

徒手淋巴引流（manual lymphatic drainage，MLD）是由丹麦 Emil Vodder 博士与其妻子 Estrid 于 20 世纪 30 年代共同创立的一种按摩、引流的手法。MLD 通过沿着人体淋巴系统的分布以及淋巴循环的方向，在皮肤上轻柔移动来激活淋巴系统，使滞留在细胞间的淋巴液流动，从而增加淋巴管与淋巴结的重吸收功能，并通过淋巴区域管壁的收缩使远端瓣膜关闭，让淋巴液从近端排出，以达到预防及消除水肿的目的。

对淋巴管周围组织的徒手淋巴引流可以有以下几个方面的作用。①手法刺激毛细淋巴管壁的平滑肌，可以促进其收缩，加速淋巴液回流，从而达到消肿的作用。②通过降低交感神经活性，增加副交感神经系统活性，从而起到镇痛和镇静的作用。③通过加快淋巴液的流动，加速组织代谢废物的清除，改善局部组织的营养供应，从而达到提高免疫力的作用。

二、徒手淋巴引流治疗的适应证和禁忌证

（一）适应证

徒手淋巴引流治疗适用于国际淋巴学会分期 0～Ⅱ期淋巴水肿导致的肿胀、疼痛。

（二）禁忌证

1. 绝对禁忌证

徒手淋巴引流治疗的绝对禁忌证有以下几个方面。①未经手术治疗、放疗、化疗等的恶性肿瘤。②急性炎症。③急性过敏反应。④下肢深静脉血栓急性期。⑤心功能不全引起的水肿。

2. 相对禁忌证

徒手淋巴引流治疗的相对禁忌证有以下几个方面。①甲状腺疾病：有甲状腺疾病患者不可做颈部治疗。②孕妇：在怀孕第 1 个月不能应用徒手淋巴引流治疗，有孕期并发症的也不能应用。③支气管哮喘发作期：MLD 可能会诱发哮喘。④经期：女性月经期间应避免深层腹部引流。

三、徒手淋巴引流治疗的选择和操作

（一）徒手淋巴引流治疗的原则

在治疗四肢淋巴水肿时，应先治疗近端再治疗远端，以便为远端区域流入的液体腾出空间。在治疗头和躯干淋巴水肿时，应先刺激近端的淋巴管，再刺激远端的淋巴管。

（二）徒手淋巴引流治疗的操作手法

徒手淋巴引流治疗分为基本手法和具体部位操作手法。其中，基本手法包括定圈法、铲送法、泵送法、旋转法和大拇指定圈法。具体部位操作手法可分为上、下肢淋巴水肿操作手法。

1. 基本手法

（1）定圈法：主要用于颈部、脸部位置。操作者将自己的手指指腹部位平放于患者皮肤上，伸直指间关节及掌指关节，双手一个方向，手腕不动，靠肩肘来运动，转到 0°～180° 时予以施压，180°～360° 时提起（指腹不

离开患者皮肤），以打圆圈的旋转模式按淋巴流动方向推动皮下淋巴液（见图9-2-1）。

（2）铲送法：主要用于四肢，可以一手或双手交替做。操作者掌面接触患者，伸直指间关节及掌指关节，拇指和余四指至蚓状抓握位，在开始的位置不施压（见图9-2-2）。理想的推压方式是通过手掌尺偏推动手腕向前，向前推动时手掌部位稍提起不接触治疗部位，只有手掌尺侧保持接触。

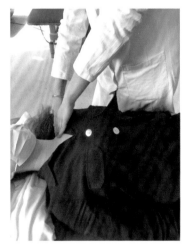

图 9-2-1 定圈法

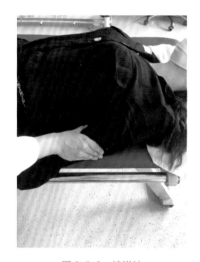

图 9-2-2 铲送法

（3）泵送法：主要用于四肢，可以一手或双手交替做。操作者指间关节伸直，拇指和余四指处于相对位置，开始的位置不施压，确保桡骨向前移动，手掌和大腿之间可以达到最大接触区域，保持横向推力，推力发生在掌指关节，手腕向下，直到大鱼际和小鱼际接触大腿，通过推压运动使大腿前部的皮肤向近端移动（见图9-2-3）。

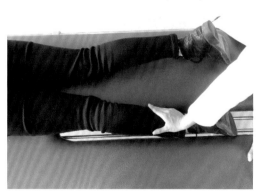

图 9-2-3 泵送法

（4）旋转法：主要用于背部等平坦的部位，两只手一起或交替进行。操作者指间关节及掌指关节伸直，拇指和食指成90°。从起始位，手将皮肤朝指尖方向向前移动；移动时，手掌离开皮肤但拇指及其他手指仍接触皮肤，旋转是通过轻微的尺骨外展来实现的（见图9-2-4）。

（5）拇指定圈法：可以用于身体任何一个部位，特别是脸部和颈部。通常是双手一起进行或交替进行。操作者用拇指以打圆圈的手法操作，力度和手法如定圈法（见图9-2-5）。

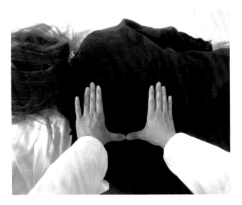
图 9-2-4　旋转法

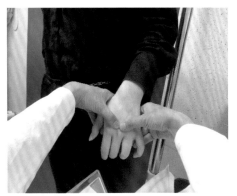
图 9-2-5　拇指定圈法

2. 上肢淋巴水肿（如乳腺癌术后）徒手淋巴引流操作手法

（1）引流方向：将水肿侧的淋巴液导向同侧腹股沟淋巴结、锁骨淋巴结和健侧腋下淋巴结。

（2）具体操作手法：如下（图示以左侧为患侧）。

1）激活双侧颈部淋巴结：指导患者用并拢的食指、中指和无名指用定圈法抚摩颈部浅表淋巴结，力度适中，顺序为颈部淋巴结区（包括颈前、耳前、耳后、颌下淋巴结）、锁骨上下淋巴结区（见图9-2-6）。

2）激活健侧腋窝淋巴结并向锁骨上淋巴结引流：以定圈法作用于健侧腋窝淋巴结，并将腋窝淋巴液引流至锁骨上窝（见图9-2-7）。

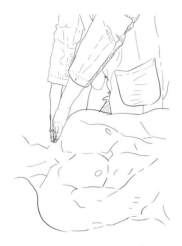

图 9-2-6　激活双侧颈部淋巴结

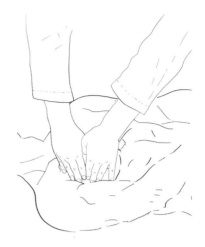

图 9-2-7　激活腋窝淋巴结

3）将患侧胸壁淋巴液引流至健侧腋窝：将胸部切口上侧淋巴液引流至对侧腋窝淋巴结（见图 9-2-8）。

4）将患侧腋下淋巴液引流至同侧腹股沟淋巴结：用旋转法将患侧腋下淋巴液沿腋中线引流至同侧腹股沟淋巴结（见图 9-2-9）。

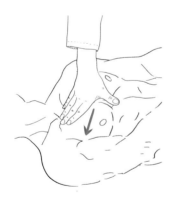

图 9-2-8　胸壁淋巴液引流

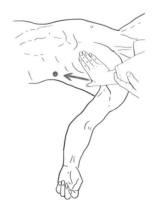

图 9-2-9　腋下淋巴液引流

5）将患侧上臂淋巴液引流至颈部淋巴结：用铲送法分别从患侧上臂的内外侧将上臂淋巴液引流至颈部淋巴结（见图 9-2-10）。

6）激活患侧肘部淋巴结：以定圈法作用于患侧肘部淋巴结（见图 9-2-11）。

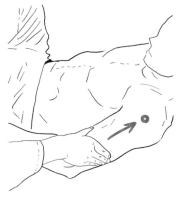
图 9-2-10　上臂淋巴液引流

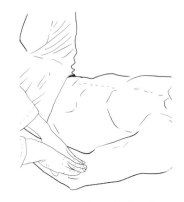
图 9-2-11　激活肘部淋巴结

7）将患侧前臂淋巴液引流至患侧肘部：用铲送法先将前臂淋巴液从患侧前臂内侧向患侧肘部引流（见图 9-2-12），再从患侧前臂外侧向患侧肘部引流。

8）将手背淋巴液引流至腕部：采用大拇指定圈法将手背淋巴液从掌指关节处引流至腕部（见图 9-2-13）。

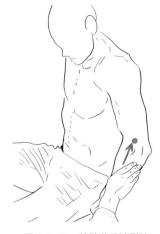
图 9-2-12　前臂淋巴液引流

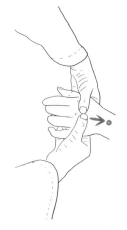
图 9-2-13　手背淋巴液引流

9）引流手指淋巴液：用大拇指定圈法将指尖淋巴液引流向掌指关节（见图 9-2-14）。

10）将患侧淋巴液引流至健侧：患者取俯卧位，用旋转法将患侧淋巴液从患侧腋窝跨过脊柱引流至健侧腋窝（见图 9-2-15）。

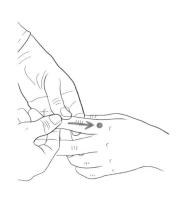

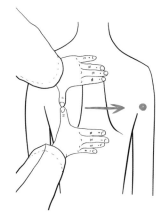

图 9-2-14　指尖淋巴液引流　　　　图 9-2-15　淋巴液跨脊柱引流

3. 下肢淋巴水肿徒手淋巴引流操作手法

（1）引流方向：将患侧淋巴液导向双侧腹股沟淋巴结（未被破坏）、同侧腋下淋巴结及同侧颈部淋巴结。

（2）具体操作手法：如下（图示以左侧为患侧）。

1）激活双侧颈部淋巴结：患者取仰卧屈髋位，用定圈法先从颈深淋巴结处至锁骨上淋巴结方向激活双侧颈部淋巴结，再从枕淋巴结处至锁骨上淋巴结方向激活双侧颈部淋巴结（见图 9-2-16）。

2）激活腋下淋巴结：用定圈法激活患侧腋下淋巴结（见图 9-2-17）。

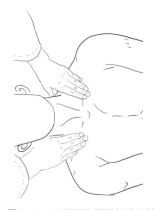

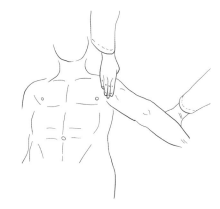

图 9-2-16　激活双侧颈部淋巴结　　　　图 9-2-17　激活腋下淋巴结

3）腹部淋巴液引流：用旋转法将患侧腰部淋巴液引流至腋下淋巴结（见图 9-2-18）。

4）激活对侧腹股沟淋巴结：采用定圈法激活对侧腹股沟淋巴结（见图 9-2-19）。

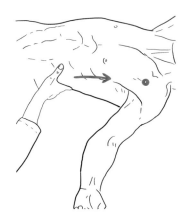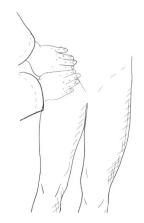

图 9-2-18　腹部淋巴液引流　　　　图 9-2-19　激活腹股沟淋巴结

5）将患侧腹股沟淋巴液向健侧腹股沟引流：用旋转法将患侧腹股沟淋巴液引流至健侧腹股沟淋巴结（见图 9-2-20）。

6）激活同侧腹股沟淋巴结（未被破坏）：用定圈法激活同侧腹股沟淋巴结（见图 9-2-19）。

7）将患侧大腿淋巴液引流至同侧腹股沟：先采用铲送法或泵送法等从膝关节上方往上引流至腹股沟（见图 9-2-21），再从腘窝上方往上引流至腹股沟（见图 9-2-22）。

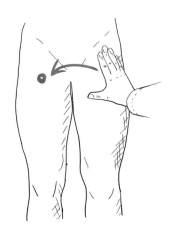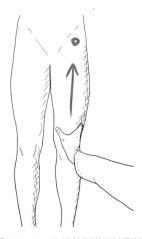

图 9-2-20　腹股沟淋巴液引流　　　　图 9-2-21　大腿前侧淋巴液引流

8）激活腘窝淋巴结：采用定圈法激活同侧腘窝淋巴结（见图9-2-23）。

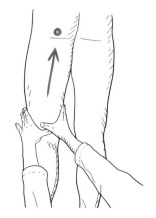 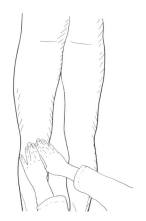

图 9-2-22　大腿后侧淋巴液引流　　　　图 9-2-23　激活腘窝淋巴结

9）将小腿淋巴液引流至同侧腘窝淋巴结：用铲送法或泵送法等从小腿后侧跟腱处往上引流至腘窝（见图9-2-24）。

10）引流足背淋巴液：用大拇指定圈法将足背淋巴液从跖趾关节引流至踝关节（见图9-2-25）。

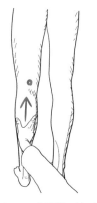 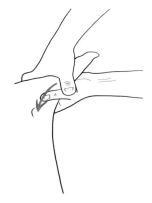

图 9-2-24　小腿淋巴液引流　　　　图 9-2-25　足背淋巴液引流

4. 徒手淋巴引流的注意事项

（1）手法引流的方向严格按照淋巴循环的路径，与淋巴液流动方向一致。

（2）施加轻柔的压力不会产生疼痛和皮肤充血，不会产生兴奋作用。

（3）一般情况下不应使用润滑剂。

（4）保持治疗环境的温暖及操作者手的温暖。

（5）治疗过程中应该顺着淋巴液流动的方向牵动皮肤运动，而不是单纯在皮肤上做滑动。

第三节　肌内效贴扎治疗

一、肌内效贴扎治疗的作用和原理

肌内效贴布由日本学者加濑建造（Kenzo Kase）发明，是一种黏着力强、透气性好、弹性高（最大可以延伸至本身长度的140%～150%）的防水贴布，不含任何药物和乳胶成分，不易引起皮肤过敏。

临床上，常采用不同张力、形状的肌内效贴布来辅助治疗肌肉骨骼系统疼痛、肿胀等问题。近年来，有不少临床研究建议采用肌内效贴布的扇形贴法来辅助治疗乳腺癌与卵巢癌术后的上肢、下肢淋巴水肿。

肌内效贴扎治疗淋巴水肿的主要原理有以下几个方面。①利用肌内效贴布本身的黏弹性，贴在皮肤上使其产生皱褶，增加皮下空间，协助所积聚的组织间液由高压区流向低压区，加快淋巴回流，改善淋巴管的循环吸收。②肌内效贴布的张力和贴扎方向可促进肌筋膜移动，改善淋巴管的收缩和扩张，促进肌筋膜下的淋巴回流。③肌内效贴布长时间贴敷在皮肤上，产生类似于徒手淋巴引流的微按摩效果，进一步促进淋巴水肿的吸收（见图9-3-1至图9-3-3）。

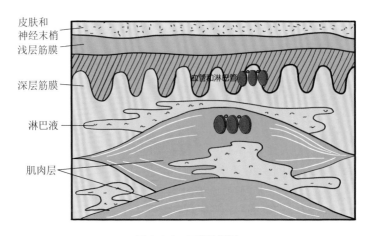

皮肤和
神经末梢
浅层筋膜

深层筋膜

血管和淋巴管

淋巴液

肌肉层

图 9-3-1　正常软组织

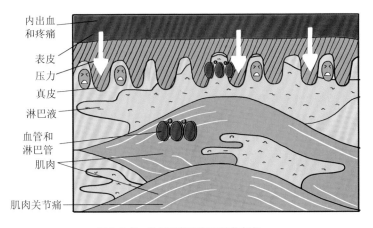

图 9-3-2 淋巴系统受损后的软组织

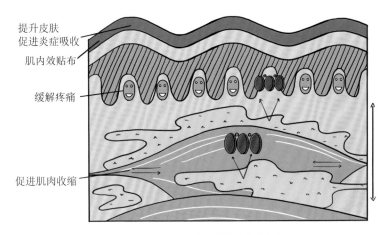

图 9-3-3 经肌内效贴扎治疗的软组织

二、肌内效贴扎治疗的适应证和禁忌证

（一）肌内效贴扎治疗的适应证

肌内效贴扎治疗的适应证为国际淋巴学会分期 0 ～ Ⅱ 期的淋巴水肿导致的肿胀、疼痛、关节活动受限等。

（二）肌内效贴扎治疗的禁忌证

1. 绝对禁忌证

肌内效贴扎治疗的绝对禁忌证有以下几个方面。①未经手术治疗、放疗、化疗等的恶性肿瘤。②急性炎症。③急性过敏。④深静脉血栓。

2. 相对禁忌证

肌内效贴扎治疗的相对禁忌证有以下几个方面。①皮肤曾对类似材质或肌内效贴布过敏者。②开放性伤口或皮肤正在愈合阶段。

三、肌内效贴扎治疗的选择和操作

（一）肌内效贴扎治疗的选择

淋巴引流主要采用扇形贴法、灯笼形法。其中，扇形贴法是将贴布一端裁剪为多个分支，以扇形包覆在淋巴水肿区域，促进多余的组织间液沿着各分支回流至相应的淋巴结。此外，扇形贴法各分支也可以交叠使用，来增强引流效果。灯笼形贴法是将贴布的中间裁剪成多个分支，两端不裁剪，形似两个扇形的合体，常用于改善局部组织水肿。

（二）肌内效贴扎治疗的操作

在对乳腺癌、卵巢癌等恶性肿瘤采取手术治疗时，常需要清除附近的淋巴结组织，而这会影响正常的淋巴回流，引起相应部位不同程度的淋巴水肿。以下将具体介绍常见的上肢、下肢淋巴水肿的肌内效贴扎治疗操作。

1. 上肢淋巴水肿——乳腺癌术后淋巴水肿贴扎方法

为缓解术后循环不佳、关节活动度减少、疤痕粘连而造成的淋巴水肿，可进行以下贴扎。以下以腋窝单侧淋巴结全部清扫为例。

（1）先用酒精在需要贴扎的区域进行消毒，移除腋下及皮肤的毛发，去除皮肤表皮的油脂。

（2）胸腔：使用一条扇形贴布（5条分支），贴扎在胸腔部位。患者取站立位，患侧肩关节外旋。锚点位于健侧腋窝前方，往患侧腋窝方向贴扎，贴布各分支取15%～20%的张力。其目的是将淋巴液向对侧引流。若为局部淋巴结清除，则可视情况选择性贴扎。

（3）躯干：使用一条扇形贴布（5条分支），贴扎在躯干部位。患者取站立位。锚点位于患侧腹股沟处，沿患侧腋窝方向贴扎，贴布各分支取15%～20%的张力。其目的是将淋巴液向对侧引流。若为局部淋巴结清除，则可视情况选择性贴扎。

（4）上臂：使用两条扇形贴布（各5条分支），贴扎在患侧上臂处。患者取站立位。①第1条贴布：患侧肩关节外旋，患侧肘关节伸展，锚点位于患侧腋窝前方，往上臂的前侧及内外侧贴扎，贴布各分支取15%～25%的张力。②第2条贴布：患侧肩关节和肘关节取伸展位，锚点位于锁骨末端，沿上臂后侧进行贴扎，贴布各分支取15%～25%的张力。

（5）前臂：使用两条扇形贴布（各5条分支），贴扎在前臂处。患者取站立位。①第1条贴布：患侧肘关节和腕关节呈伸展姿势，锚点位于肱骨内上髁，沿前臂前侧及内外侧贴扎，贴布各分支取15%～25%的张力。②第2条贴布：患者取同样的姿势，锚点位于肱骨外上髁，沿前后侧贴扎，贴布各分支取15%～25%的张力。

（6）手部：使用两条扇形贴布（各3条分支），贴扎在患侧手部。①第1条贴布：锚点位于尺骨茎突处，手部屈曲，沿手部背侧贴扎，贴扎至近端指间关节，贴布各分支取15%～25%的张力。②第2条贴布：取同样姿势，锚点位于桡骨茎突处，沿手部背侧贴扎，贴布各分支取15%～25%的张力（见图9-3-4）。

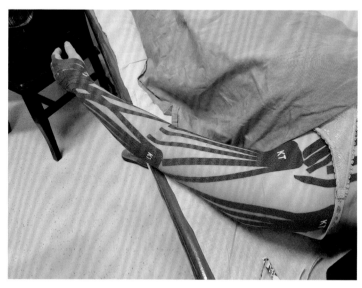

图 9-3-4 淋巴乳腺癌术后上肢水肿的肌内效贴扎治疗

2.下肢淋巴水肿——女性单侧卵巢癌术后淋巴水肿贴扎方法

（1）先用酒精在需要贴扎的区域进行消毒，去除皮肤表皮的油脂，移除腿部皮肤过长的毛发。

（2）腹股沟：使用两条 Y 形贴布，患者取站立位。①第 1 条贴布：锚点位于健侧腹股沟处，向心方向贴至身体中线处，贴布取 15% ～ 25% 的张力。②第 2 条贴布：锚点位于第 1 条贴布的末端，沿患侧腹股沟贴扎，贴布取 15% ～ 25% 的张力。其目的是将淋巴液向对侧引流。若为局部淋巴清除，则可视情况选择性贴扎。

（3）大腿：使用一条扇形贴布（4 条分支），患者取站立位。锚点位于大腿前侧腹股沟处，沿大腿前侧贴扎，膝关节微屈曲，贴布取 15% ～ 25% 的张力。

（4）小腿：使用两条扇形贴布（各 4 条分支），患者取站立位，膝关节伸直。①第 1 条贴布：锚点位于膝关节内侧，沿小腿前侧贴扎，贴布各分支取 15% ～ 25% 的张力。②第 2 条贴布：锚点位于小腿后侧膝腘窝处，沿小腿后侧贴扎，贴布各分支取 15% ～ 25% 的张力。

（5）足部：使用两条扇形贴布（各 4 条分支），患者取长坐位姿势。①第 1 条贴布：锚点位于足外踝上方，足部微跖屈，沿足部背侧贴扎，贴布各分支取 15% ～ 25% 的张力。②第 2 条贴布：锚点位于足部内踝，沿足部背侧贴扎，贴布各分支取 15% ～ 25% 的张力（见图 9-3-5）。

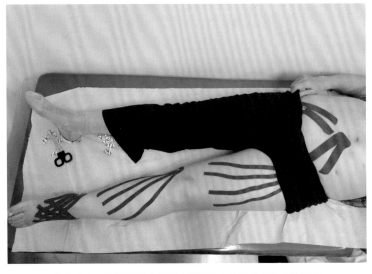

图 9-3-5　单侧卵巢癌术后下肢淋巴水肿的肌内效贴扎治疗

3. 注意事项

（1）若不能确定患者是否会过敏，可采用预贴扎的方法。具体如下：裁剪小块贴布，采用零张力肌内效贴布贴扎至患者治疗部位，进行 24 小时测试，确保患者不会产生皮肤不耐受及红肿热痛的过敏现象。

（2）针对糖尿病患者，若贴扎处有注射胰岛素，可能会降低胰岛素的效用。

（3）糖尿病（糖尿病足）及慢性肾功能障碍患者因为存在神经病变，部分患者可能会存在感觉减退，贴扎时要特别小心，避免产生褶皱或水疱。

（4）针对活动期恶性肿瘤患者，建议与患者主治医师协商后确认是否需要贴扎治疗。

第四节　压力治疗

一、压力治疗淋巴水肿的作用和原理

压力治疗是指采用特定材质、特定尺寸的弹性绷带、压力衣以及使用间歇性充气加压（intermittent pneumatic compression，IPC）来治疗淋巴水肿。压力治疗作为淋巴水肿重要的治疗手段之一，与外科治疗和物理治疗结合，可以起到显著的协同作用，是目前应用最广泛的基础治疗措施。

低伸缩性绷带与压力衣可以降低毛细血管渗出压，增加、加速静脉血和淋巴液的回流，减少静脉血和淋巴液的反流，从而增加回心血量。如果整个肢体使用均匀压力包扎，则肢体周径小的远端部位（如踝部）承受压力较大，肢体周径大的近端部位（如股骨部位）承受压力较小，进而使肢体从远端到近端产生梯度压力差。而有骨性突出的部位承受的压力最大，骨性突出周围的部位往往无法完全贴合，因此可以在这些部位放置海绵衬垫，以获得均匀的压力。另外，多层绷带也可软化水肿组织，从而增加徒手淋巴引流的疗效。

间歇性充气加压（IPC）应用了压力泵的原理，采用多腔体充气囊集中进行波浪式充气、膨胀、放气，具有方向性、渐进性、累积的挤出作用，促进淤积的静脉血及淋巴液回流，动脉血管得以扩张，进而改善动脉灌注，恢复病变部位的血液循环，加速排出引起疼痛的代谢产物和炎性致痛因子，达到消肿止痛的目的。

二、压力治疗的适应证和禁忌证

（一）压力治疗的适应证

压力治疗的适应证包括根据国际淋巴学会分期Ⅰ～Ⅲ期的淋巴水肿导致的肿胀、疼痛。

（二）压力治疗的禁忌证

1. 绝对禁忌证

绝对禁忌证有以下几个方面。①任何种类的急性感染（患肢有活动性蜂窝织炎、肿瘤或其他炎症）。②中至重度心衰（淋巴液回流引起的中心静脉容量增加可加重心衰）。③急性深静脉血栓形成（血凝块脱落可导致栓塞）。④恶性病变。⑤肾功能衰竭。⑥动脉疾病。

2. 相对禁忌证

相对禁忌证有以下几个方面。①未控制的高血压：加压包扎引起的中心静脉血容量增加会加重高血压，对这些患者在治疗期应监测心脏功能。②糖尿病：相关血管病变或神经病变会减弱患者对不合适加压衣物所致疼痛的感知能力，从而可能造成组织损伤和感染。③哮喘。④肢体瘫痪：在使用加压包扎和加压衣物时，因弛缓的肢体无法提供足够抵抗力，并且任何感觉减退都可导致不合身加压衣物造成患者损伤。

三、压力治疗的选择和操作

（一）压力治疗的分类

根据加压工具的不同，压力治疗可分为低伸缩性绷带加压包扎、压力衣加压、间歇性充气加压三种。

低伸缩性绷带加压包扎：反复采用多层填充材料并使用低伸缩性绷带施加外部压力，用于减少超滤现象。

压力衣：指压力袜与压力手臂套，采用多孔结构的编织工艺，保证良好的透气性，含有独特的天然橡胶，保证压力与弹力。

间歇性充气加压：是另一种加压治疗方法。对于因无力、乏力或关节活动度受限而难以自行实施徒手淋巴引流的淋巴水肿患者，间歇性充气加压也可作为备选维持治疗方案。若淋巴水肿患者因皮肤对材料过敏而不能使用弹性绷带加压包扎或压力衣，可使用间歇性充气加压。

（二）压力治疗的选择

通常根据国际淋巴学会（ISL）分期来选择不同的压力治疗方式，具体如下。

1. ISL 0 期

不做处理，无明显差异。

2. ISL I 期

穿压力衣（根据血管状况和压力耐受能力确定加压程度）；使用间歇性充气加压。

3. ISL II 期（综合治疗）

综合治疗包括 2 期计划。①第 1 期（治疗期）的治疗措施包括细致的皮肤和指甲护理（以防感染）、治疗性锻炼、徒手淋巴引流以及弹性绷带加压包扎。患者按 5 日 / 周的频率，持续治疗 2～4 周，并且每周测量肢体周径和体积以评估疗效。②第 2 期（维持期）的目的是维持并优化第 1 期的治疗效果。第 2 期的治疗措施包括清醒时穿压力衣，必要时在夜间进行自我加压包扎（夜间加压包扎中包括填充物，并由低伸缩性绷带、弹性袖套或尼龙搭扣绷带在填充物上施压），皮肤护理，持续锻炼以及按需实施自我徒手引流技术。应每 6 个月监测 1 次肢体周径和体积，必要时监测可更加频繁。

4. ISL III 期

建议采取强度增加的综合治疗，加用间歇性充气加压。

（三）压力治疗的具体操作

1. 低伸缩性绷带包扎系统具体操作

在实际包扎过程中，需要管状绷带层（筒状绷带衬垫）、固位绷带、软棉衬垫层（棉管状绷带）、低弹性压力绷带。按照管状绷带衬垫、固位绷带、软棉衬垫层、低弹性压力绷带的顺序来加压包扎。

（1）上肢低伸缩性绷带包扎方法：①包扎前患者取坐位或卧位，在患肢下方用实软垫支撑。②剪取管状绷带，长度为手背到肩距离的2倍。将管状绷带套在患肢上，从手到肩不要有折叠，在末端大拇指处剪一个洞。③用固位绷带包扎手指，先在手腕缠绕1圈以固定绷带，绷带轻度拉伸后缠绕各个手指，每个手指至少绕2圈，手掌心空留，每个手指绷带包扎后都在腕部缠绕1圈固定；前臂及上臂同临床绷带包扎手法。④用6cm宽软棉衬垫缠绕患肢，衬棉末端撕一小洞，拇指放在其中，手部及前臂缠绕手法同前。用提前折叠好的软棉衬垫保护好肘部，用10cm宽的软棉衬垫从肘下向近心端缠绕直至患肢肩部，以50%重叠率缠绕患肢。⑤用6cm宽的低弹性压力绷带加压包扎，先在手腕缠绕2圈固定，绷带始端不加压，然后从手背到手心再缠到手背，从拇指外绕过（为防止拇指和示指间有空隙，把上面一层绷带边缘下压），重复手部绷带包扎步骤。⑥用8cm宽的低弹性压力绷带8字加压包扎，从腕部直至肘下方；用10cm宽的压力绷带反向8字加压包扎，从肘下方直至肩部（见图9-4-1）。

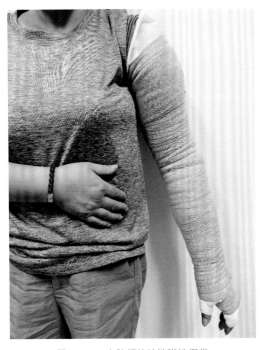

图9-4-1　上肢低伸缩性弹性绷带

（2）下肢低伸缩性绷带包扎方法：①使用管状绷带层包裹患肢。②用固位绷带包裹足趾，在外踝部放置海绵衬垫。③用软绵衬垫层包扎。④使用6cm和8cm宽的压力绷带包扎足背和踝部，注意用8字交叉包扎足背、踝部和足跟。⑤用10cm宽的低弹性绷带包扎小腿。⑥用软棉衬垫层包裹大腿。⑦用12cm宽的高强度压力绷带包扎大腿，注意在膝关节部用8字法交叉包扎膝关节（见图9-4-2）。

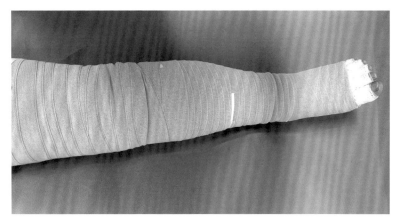

图 9-4-2　下肢低伸缩性弹性绷带

（3）注意事项：①在包扎前要检查患者皮肤，确保皮肤清洁完整，没有感染的风险。②压力绷带层包扎范围不要超出管状绷带层及软棉衬垫层；固定后，将管状绷带末端翻折在压力绷带外面，以保护患肢皮肤。③弹力绷带层包扎松紧以能容纳一指为宜，过松无法达到治疗效果，过紧则易影响患肢血液循环。④在常规弹性压力包扎的基础上，为增强治疗效果，提高患者舒适感，可以个性化地使用辅助材料，如在足背肿胀区放置泡沫衬垫、在足踝加用 U 形泡沫橡胶绷带等。⑤初次包扎时应使用较小压力（在包扎时用绷带配套的简易测压仪进行测量，压力约为 20mmHg），治疗 2～3 次后患者适应加压包扎时，再增加至正常治疗压力（压力约为 30mmHg）；同时，加强观察四肢末梢皮温、皮肤颜色及活动是否受到限制，如出现皮温偏高，手指或足趾末梢皮肤发绀，感觉发麻，说明绷带包扎过紧，应及时调整绷带松紧度。

2. 压力衣制作

（1）先选择上下肢的测量点：上肢周径测量在手腕横纹、前臂中点、上臂中点，下肢周径测量在踝关节上最细部、腓骨头部周径、腹股沟下 5cm 处，再根据周径选择合适的压力衣。

（2）压力衣样图：如图 9-4-3 所示。

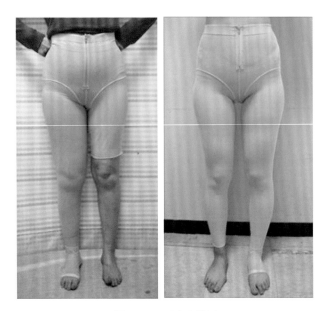

图 9-4-3 压力衣样图

（3）注意事项：①压力衣需要医生的处方才能获得，并由具备相应经验的试衣工作人员提供。②上肢穿加压袖套时还需要使用手部加压配件，可以是手套或长袖套，以防手部肿胀。同理，下肢足部必须穿戴加压袜。③需注意，若加压包扎或压力衣呈限制性或不合身，则可加重淋巴水肿。正确穿着合适的压力衣可减轻肿胀。④当成品压力衣不合适时，需要定制压力衣。但随着液体转移，即使是定制的压力衣也可能变得不合适。因此，压力衣应每3～6个月更换，而在压力衣失去弹性时也需要尽早更换。

3. 间歇性充气加压（IPC）具体操作

（1）具体操作：①患者取平卧位，患肢与心脏呈水平位，以4～6节气囊的套袖包裹整个患肢（上肢）至肩部（下肢至髋部），自患肢远心端开始以适当压力向近心端循环充气加压（见图9-4-4）。②根据水肿程度，将压力调整在7～10kPa，2次/天，逐渐加压，每次20分钟，10天为1个疗程，间隔7天行第2个疗程，一共2个疗程。③治疗中密切观察患肢皮肤颜色变化，询问患者有无不适的感觉；如有不适的感觉，则暂停治疗。

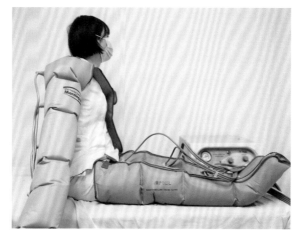

图 9-4-4　间歇性充气加压装置

（2）注意事项：①治疗前，了解患者病情及肢体血液循环情况，向患者及其家属介绍间歇性充气加压的大致原理及治疗的意义，说明治疗过程中可能出现的情况及解决办法，告知治疗过程中可能有压力造成的不适，取得其同意并积极配合治疗仪的使用，由固定的专业人员实施。②检查仪器，将仪器连接好，注意把套筒上空气口朝外，并把气管插头从手部到肩部按照由短到长的顺序插在空气注入口上。③戴套筒时，先摘手表、戒指、手链等，以避免损伤身体或损坏套筒。

参考文献

[1] 欧建林. 徒手淋巴引流结合肌内效贴治疗脑卒中后肩手综合征Ⅰ期的疗效观察 [D]. 武汉：武汉大学，2019.

[2] 吴威廷，周立伟，洪章仁. 贴扎术于临床医学的应用 [M]. 新北：合记图书出版社，2016.

[3] Bosman J. Lymphtaping for lymphoedema: an overview of the treatment and its uses[J]. Br J Community Nurs, 2014, 19(Suppl): S12–S18.

[4] Kase K, Stockheimer KR. Kinesio Taping for Lymphoedema and Chronic Swelling[M]. Tokyo: Ken Ikai Co. Ltd., 2006.

[5] Kase K, Wallis J, Kase T. Clinical Therapeutic Applications of the Kinesio Taping Method[M]. Tokyo: Kinesio Taping Association, 2003.

[6] Sijmonsma J, Trompert R, van der Veen T. Lymph Taping: Theroy, Technique, Practice[M]. Goor, OVERIJSSEL Netherland: Fysionair V.O.F., 2010.

[7] Tantawy SA. Secondary upper limb lymphedema following mastectomy responses to kinesio taping application: a pilot study[J]. Bioscience Research, 2019, 16(2): 1174−1180.

[8] Wittlinger H, Wittlinger D, WittlingerA, et al. Dr. Vodder's manual lymph drainage:a practical guide[M]. New York: Hildegard Wittlinger, 2018.

第十章 淋巴水肿的功能康复治疗

功能康复治疗是继前章"淋巴水肿的物理治疗"之后必不可少的功能康复措施。其主要指针对淋巴水肿患者肢体和躯干的功能锻炼，包括运动疗法、作业疗法，以及康复辅具的使用。本章节将对淋巴水肿的功能康复治疗目的以及常用的康复治疗技术进行概述，并就上肢、下肢淋巴水肿的功能康复疗方法进行详细阐述。

第一节　功能康复治疗概述

一、功能康复治疗的必要性

在生理情况下，淋巴管主要以自主收缩输送淋巴液，并通过肌肉收缩、呼吸运动以及动脉的波动辅助淋巴液的输送和回流。而在病理状态下，淋巴管的循环通路受阻或淋巴管收缩功能不佳，均会导致淋巴液在管腔内滞留。虽然淋巴管收缩频率会增加以加快淋巴液的输送，但是此时单靠淋巴管自身的收缩已不足以完成受损淋巴系统的正常功能。因此，需要通过前一章所提及的各类方法来疏通受阻的淋巴管循环通路、提高淋巴管收缩功能，并通过本章节所描述的各类主动的肌肉收缩、呼吸运动以及辅具的使用，来进一步辅助淋巴液的输送和回流。此外，由于慢性、长期的淋巴水肿极易导致人体躯干和肢体产生不同程度的各类功能障碍，如肌力/肌耐力下降、肌肉萎缩、关节活动度下降、本体感觉下降、运动功能下降等，所以通过合理的功能康复治疗来维系各项功能或恢复受损的运动功能和活动能力显得十分必要。

二、功能康复治疗的特点和作用

综前所述，功能康复治疗是淋巴水肿综合治疗必不可少的重要组成部分，相较于"淋巴水肿的物理治疗"章节所提及的各类着眼于消肿、止痛的物理治疗方法，功能康复治疗的目的主要在于尽可能地减少淋巴水肿所致的各类症状，如肿胀、关节活动障碍、疼痛等导致的继发性肢体功能障碍，并且期望通过合理的功能康复治疗方法，来延续和保持淋巴水肿的物理治疗效果。接下来，本章将对运动疗法、作业疗法以及辅具的使用进行概括性描述。

第二节　常用康复治疗技术

一、运动疗法

运动疗法（physical therapy，PT）是指为了缓解症状或改善功能，根据伤病的特点进行全身或局部的运动以达到治疗目的的方法。运动治疗在恢复和重建功能中发挥着极其重要的作用，逐渐成为康复治疗的主体，是康复治疗的重要措施之一。

（一）运动疗法的特点

运动疗法与一般体育活动不同，要根据患者的功能情况与疾病特点，选用适当的功能活动与运动方法进行训练，以达到促进身心功能健康、防治疾病的目的。运动疗法通过功能锻炼使患者达到功能康复的目的，其着重进行躯干和四肢的运动、感觉、平衡等功能的训练，涵盖关节活动技术、软组织牵伸技术、肌力训练技术、步态训练技术、神经发育疗法、运动再学习疗法、有氧训练、平衡训练技术、关节松动技术及日常生活动作训练等。

（二）针对淋巴水肿的运动疗法实施原则

如本章第一节所述，我们已知淋巴水肿的功能康复治疗十分有必要，且需作为淋巴水肿综合治疗中的重要环节来实施。目前，虽然淋巴水肿的功能康复治疗方式众多，但关于淋巴水肿患肢的功能锻炼仍无统一的规则和程序。此外，由于淋巴水肿疾病的自身特点，在实际进行功能康复治疗时，不能随意使用功能锻炼方法，而需严格把握好必要的治疗前提和原则。简而言之，虽然目前仍无统一的训练模式，但所需遵循的原则基本一致：①先进行较轻的活动，逐渐增加活动量；②先选择在床上的卧位下进行活动，再逐渐过渡到站立位训练；③提倡进行各类运动训练，不拘泥于形式，如行走、做操、不剧烈的舞蹈都可列为功能治疗的项目。

（三）针对淋巴水肿的运动疗法实施注意事项

早期、渐进康复锻炼增加患者肺活量，强化胸腔内负压，同时有效建立侧支循环，利用肌肉泵促进淋巴、血液流动，均能有效缓解患肢淋巴水肿情况，并预防各类并发症的发生。但需注意的是，由于淋巴水肿患者的淋巴管回流障碍，所以在没有充分实施物理治疗的情况下，以及患者肿胀程度仍十分明显或处于不稳定的情况下，均不主张患者进行较剧烈的体育锻炼（如快速奔跑、打篮球、踢足球、长途旅行、爬山等）。并且，对于以上情况，建议只有在采用规范的弹性绷带包扎的情况下方可进行适当的功能治疗。采用弹性绷带包扎患肢，一方面是防止水分在组织间再次聚集，另一方面是对患肢软组织形成一定的压力，协助淋巴管完成输送功能。在肢体运动的状态下，弹性绷带所产生的作用会更加有效。

二、作业疗法

作业治疗（occupational therapy，OT）是康复医学的一个重要组成部分，是指有选择性和目的性地应用与日常生活工作、学习和休闲等有关的各种活动来治疗患者躯体、心理等方面的功能障碍，预防生活及工作能力的丧失或残疾，发挥患者身心的最大潜能，以最大限度地改善和恢复患者躯体、心理和社会等方面的功能，提高生存质量，促其早日回归家庭、重返社会的一种康复治疗技术或方法。淋巴水肿给患者的生活带来很多不便。作业治疗是淋巴水肿综合治疗的重要部分

（一）作业治疗的主要内容

1. 循序渐进的抗阻训练可以预防和减轻淋巴水肿。

2. 有氧运动可以增加患者的心肺功能，改善患者疲劳感和情绪障碍。

3. 日常生活中，患者的呼吸训练也可以有效地减轻患者的水肿，如深呼吸可以增加淋巴液向静脉回流。

4. 不建议患者进行剧烈的体育锻炼（如快速奔跑、打篮球、爬山、打网球等）。

5. 在治疗训练时，先选择活动量较轻的作业活动，再逐渐增加活动量，过渡到强度较大的项目。

6. 日常的自理活动、行走、适量的家务劳动及做操等都可以达到治疗效果。

（二）淋巴水肿患者日常生活注意事项

1. 患者在卧床或休息时，可用枕头将患侧垫高，利用重力作用促进淋巴液回流，减轻水肿。

2. 不能过度负重、劳累，如要背包，建议健侧背包。

3. 不能长时间或反复做同一个动作，如打字、切菜、写字、打麻将等。

4. 患肢不能做剧烈运动或甩手等动作，可进行一些缓慢柔和的动作，如游泳、瑜伽、八段锦、太极拳等。

5. 避免温度变化过大，避免桑拿或热浴，但也要注意患肢保暖，不可受凉。

6. 避免患肢损伤，不戴过紧的首饰，做家务或种花草时戴手套。

（三）淋巴水肿患者的心理疏导

淋巴水肿患者可能由于局部体型受到疾病严重影响，容易产生焦虑、烦躁、不安、自卑等消极心理。患者需要保持良好的心理状态，改正不良的生活习惯和行为，积极配合各种治疗，可与医生沟通，了解疾病的相关知识和治疗措施，树立治疗信心，积极配合治疗。治疗师可根据不同的心理表现，给予有针对性的疏导和解释，通过语言引导、鼓励、暗示和启发等手段做好心理治疗，以达到稳定情绪、改善症状、适应环境的目的。

三、康复辅具

淋巴液的向心回流需要一定的压力。对于正常人来说，机体的生理压力就足够了；但对于淋巴水肿患者来说，水肿时水肿液聚集在组织间隙而对皮下组织造成破坏，皮肤弹力也因此下降。研究发现，水肿严重的部位需要 40 ～ 50mmHg 的压力，水肿较轻的部位需要 30 ～ 40mmHg 的压力，是正常人压力的 10 ～ 20 倍。因此，机体所提供的生理压力已无法保证淋巴液的正常回流，需要持续稳定的外部压力来帮助淋巴回流。弹力辅具是淋巴水肿患者非常重要的辅助治疗工具，可以满足这种需求。常用的弹力辅具有弹力袜、弹力袖套、弹力绷带等。

（一）弹力袖套／弹力袜的强度选择

医用弹力袖套、弹力袜通常有三个压力等级。Ⅰ级：20～30mmHg；Ⅱ级：30～40mmHg；Ⅲ级：40～50mmHg。通常，Ⅰ级适用于预防治疗，Ⅱ级适用于上肢淋巴水肿的治疗，Ⅲ级适用于下肢淋巴水肿的治疗。

（二）弹力袖套／弹力袜穿戴时间

1. 患者初次穿戴时间建议不超过 2 小时；待慢慢适应后，再延长穿着时间。

2. 建议患者早晨起床后穿戴，晚上睡觉前脱下。

3. 在进行康复训练或需要较长时间站立时，建议患者佩戴弹力袖套／弹力袜，例如乘坐长途交通工具或长时间站立等。

（三）弹力袖套／弹力袜穿戴注意事项

1. 穿着时应感觉费力，若穿着时感觉轻松，意味着压力太小，效果不明显。

2. 穿着后无疼痛感，可以自由活动。

3. 建议每 6 个月更换新的医用弹力袖套／弹力袜。

（四）弹力绷带

弹力绷带由手臂、腿部的远心端缠向近心端，一直包扎到所需的高度。在包扎过程中，应使相邻的两层弹力绷带重叠 2/3 左右，使包扎平整；包扎后应观察肢端的皮肤色泽、患肢肿胀情况，以判断效果。但是，弹力绷带包扎不是越紧越好，如果其对肢体的压力超过了动脉的压力，则可能导致远端肢体坏死。

第三节 上肢淋巴水肿的功能康复

淋巴水肿是由于淋巴管缺失或阻塞，淋巴液回流受阻，大量的体液、蛋白质在皮下积聚而成的，并以质地坚硬与表皮增生为特征。上肢淋巴水肿是指发生在上肢部位的淋巴水肿。据不完全统计，20% ~ 30% 乳腺癌根治术后患者会发生上肢淋巴水肿。同时，感染、外伤、劳累、负重、肥胖和高血压等都可能引起或加重上肢淋巴水肿。

对于淋巴水肿的患者，需要向其解释淋巴水肿产生的原因及淋巴水肿对身体、心理可能造成的影响。淋巴水肿会造成一系列功能减弱，如肿胀上肢的感觉减退，张力性不适，肢体的沉重感、无力，运动能力下降，皮肤变脆、易损伤。患者也会因运动能力下降而需要体力上的帮助。从心理角度看，淋巴水肿会影响患者的容貌和体形，患者可能出现抑郁、焦虑等症状。因此，应该让患者知道淋巴水肿是手术后常见的并发症，可能在术后即发生，也可能在术后数周甚至数年才发生，但只要积极配合治疗并通过努力，淋巴水肿是可以预防和治疗的，以减轻患者的心理负担，增强其治疗的信心。

一、康复治疗措施

目前已有多项研究证明，循序渐进的抗阻训练可以预防和减轻淋巴水肿。而有氧运动可以增强患者的心肺功能，改善患者的疲劳感和情绪障碍。较小剂量的上肢运动训练也能够帮助部分肩关节活动受限的患者恢复关节活动度。

（一）运动锻炼原则

1. 先锻炼近心端肌群，然后锻炼远心端肌群。
2. 运动锻炼应包含水肿肢体的所有肌肉群。
3. 运动强度由小到大，根据个人情况而定。
4. 少量多次，持之以恒。
5. 锻炼时应穿上压力衣或者绑上绷带。
6. 锻炼时速度放慢；肌肉疲劳时，及时休息。

（二）运动锻炼注意事项

1. 避免各种大幅度动作，如摆动、急转和过度屈曲伸展。
2. 避免各种剧烈运动，如球类运动、用力快速挥手。
3. 运动不应引起疼痛。
4. 避免肌肉过度疲劳。

二、上肢肌群的肌力训练

（一）肩带肌力训练

1. 肩前屈肌群肌力训练

患者取仰卧位，上肢放在体侧，伸肘。治疗师立于患者患侧，一只手固定患者肩胛骨，另一只手放在患者肱骨的远端，向下施加阻力。患者向正前方抗阻力屈曲肩关节至90°，然后回复原位，重复进行。

2. 肩后伸肌群肌力训练

患者取俯卧位，上肢放在体侧，伸肘，前臂中立位。治疗师立于患者患侧，一只手放在患者肩后面，固定肩胛骨，另一只手放在患者肱骨远端并向下施加阻力。患者抗阻力全范围后伸肩关节（见图10-3-1）。

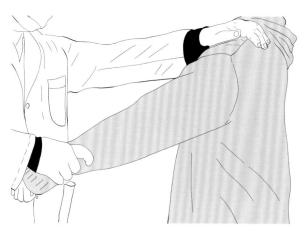

图 10-3-1　肩前屈后伸

3. 肩外展肌群肌力训练

患者取仰卧位，上肢放在体侧，伸肘，前臂中立位。治疗师立于患者患侧，一只手放在肩部稳定肩关节，另一只手握住前臂远端掌侧向内施加阻力。患者抗阻力全范围外展上肢。

4. 肩内收肌群肌力训练

患者取仰卧位，肩关节外展90°，伸肘，前臂中立位。治疗师立于患者患侧，一只手放在患者肩后面固定肩胛骨，另一只手放在患者肱骨远端内侧并向外施加阻力。患者抗阻力全范围内收上肢（见图10-3-2）。

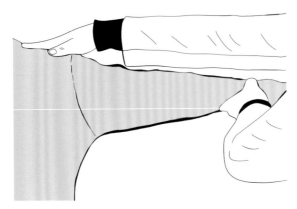

图 10-3-2　肩内收外展

5. 肩内旋肌群肌力训练

患者取仰卧位，肩关节外展 90°，屈肘 90°，上臂放在治疗床上。治疗师立于患者患侧，一只手握住患者肘关节内侧，稳定肘关节，另一只手握住患者前臂远端并向头侧施加阻力。患者抗阻力全范围内旋肩关节。

6. 肩外旋肌群肌力训练

患者取仰卧位，肩外展 90°，屈肘 90°，将上臂放在治疗床上，前臂垂直于桌面向上。治疗师面向患者站立，下方手握住患者肘关节内侧，保持稳定，上方手握住患者前臂远端并向足的方向施加阻力。患者抗阻力全范围外旋肩关节。

（二）肘带肌力训练

1. 屈肘肌群肌力训练

患者取仰卧位，上肢置于体侧，稍屈肘，前臂旋后。治疗师立于患者患侧，一只手放在患者肩部，固定肱骨，另一只手握住患者前臂远端并向足的方向施加阻力。患者抗阻力全范围屈肘。

2. 伸肘肌群肌力训练

患者取仰卧位，上肢外展 90°，肘下垫一个毛巾卷，屈肘。治疗师面向患者患侧而坐，一只手放在患者肱骨远端背侧，固定肱骨，另一只手握住患者前臂远端背侧并向下施加阻力。患者抗阻力全范围伸肘。

3. 前臂旋前或旋后肌群肌力训练

患者取仰卧位，上肢稍外展，屈肘 90°，前臂中立位。治疗师立于患者患侧，双手分别固定患者肘和前臂。在增加旋前肌群肌力时，上方手向背侧施加阻力。在增强旋后肌群肌力时，上方手向掌侧施加阻力。患者抗阻力全范围旋前或旋后（见图 10-3-3）。

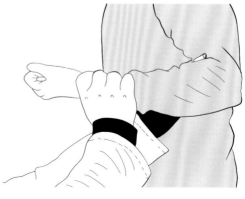

图 10-3-3 肘

（三）腕带肌力训练

1. 屈腕肌群肌力训练

患者坐在桌旁，前臂旋后放在桌上。治疗师立于患者患侧，一只手放在患者前臂远端掌侧，固定前臂，另一只手握住患者手掌并向桌面施加阻力。患者抗阻力全范围屈腕。

2. 伸腕肌群肌力训练

患者坐在桌旁，前臂旋前放在桌上。治疗师面向患者，一只手放在患者前臂远端背侧，固定前臂，另一只手握住患者手背并向桌面施加阻力。患者抗阻力全范围屈腕。

三、上肢功能训练

（一）握球运动

握球运动对防止或减轻手臂暂时性的肿胀尤其有效。床上练习适合早期合并上肢水肿的患者。患者仰卧躺在床上，患侧单手抓住一个橡皮球，然后垂直举起手臂，放下手臂，松开橡皮球，再重复这个动作多次。如在伸直手臂时感到不舒适，可用几个枕头支撑手臂。

（二）滑轮动作

滑轮动作用以增加肩部向上伸展的灵活性。可以借助小区内、健身广场的肩部运动滑轮，或者自己在家中门上用一根绳子制作简单的、左右手能上下交替拉动的小装置。

（三）摸高动作

摸高动作用以增加肩部的伸展性。采取摸墙方式，由站立姿势开始，面向墙壁，脚趾离墙一尺距离，两手肘屈曲，手掌齐肩地贴向墙，然后双手顺墙由低处向高处摸，双手尽量地举过头顶，平衡地举起放在墙上，直至伤口拉紧或感到痛楚为止。每次在摸到最高处的位置划上记号，以便检查进度。循序渐进，持之以恒。

（四）梳头的练习

梳头的练习早期可以在医院进行，在家里也要天天进行。把手肘靠在梳妆台上，保持头部挺直。开始时只梳理一边，逐渐增加至整个头部。不要过度用力，但要持续。

（五）手臂旋转与摇摆

手臂旋转与摇摆时，将健侧手臂放在靠背椅上，前额靠上，患肢手臂放松垂吊着，从肩膀发力摇摆向前，向后、向两旁绕小圆圈，并逐渐增加圈的范围和幅度。

第四节　下肢淋巴水肿的功能康复

一、康复问题

先天性淋巴管发育不良，或寄生虫、肿瘤或创伤等原因，堵塞、压迫或破坏淋巴管道，造成下肢淋巴回流障碍，可导致肢体浅层软组织内淋巴液积聚，进而引起组织水肿。临床主要表现为一侧肢体肿胀，始于足踝部；若病情继续进展，可涉及整个下肢。早期，富含蛋白质的淋巴液在组织间隙积聚，形成柔软凹陷性水肿，皮肤尚正常；后期，由于组织间隙中积聚的蛋白浓缩，及皮下组织的炎症和纤维化等，水肿呈非凹陷性，皮肤增厚、干燥、粗糙、色素沉着。严重水肿患者，表皮过度角化，皮下组织增生，大量纤维化造成肢体病变组织坚硬如象皮，称为象皮肿，其致残率高，严重影响患者下肢功能。

在对患者进行康复训练之前，需要询问患者的生活方式（经常行走，还是整天坐着或躺着？）和身体状况（是否有基础疾病？），查看影像学资料（排除禁忌证），并评定患者的下肢肌力、心肺功能、平衡功能以及日常生活能力（如步行、转移、上下楼梯等）。对于病情较轻、能够自由行走的患者来说，日常步行与其他下肢功能性活动所产生的肌肉收缩和关节运动会对下肢的淋巴管道起到连续的挤压-放松作用，这种泵式效应可促进水肿的改善，保证淋巴回流的通畅性。而对长期卧床或行动不便的患者，在无禁忌证的前提下，可进行下肢肌力、心肺功能、平衡功能及日常生活能力的训练。

二、康复治疗措施

（一）下肢肌力训练

1. 增强屈髋肌群肌力

患者取侧卧位，下肢屈髋90°，膝关节自然屈曲。治疗师一只手托住患者足跟及踝关节，另一只手放在患者大腿远端向足的方向施加阻力。患者用力往上抬腿，20次为一组，重复3组。

2. 增强髋后伸肌群肌力

患者取俯卧位，下肢伸直。治疗师一只手及前臂放在患者臀部，固定骨盆，另一只手放在患者膝关节上部并向下施加阻力。患者将腿向上抬，20次为一组，重复3组。

3. 增强髋外展肌群肌力

患者取仰卧位。治疗师一只手放在患者髂前上棘处固定骨盆，另一只手放在患者膝关节外侧并向内侧施加阻力。患者向外打开腿，20次为一组，重复3组。

4. 增强髋内收肌群肌力

患者取仰卧位。治疗师一只手放在患者髂前上棘固定骨盆，另一只手置于患者膝关节内侧并向外施加阻力（见图10-4-1）。患者向内收腿，20次为一组，重复3组。

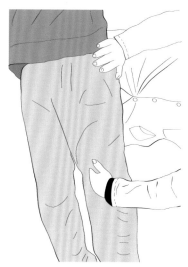

图 10-4-1　增强髋内收肌群

5. 增强屈膝肌群肌力

患者取俯卧位，下肢伸直。治疗师一只手放在患者臀部固定骨盆，另一只手放在患者小腿远端并施加阻力。患者用力屈膝，15 次为一组，重复 3 组。

6. 增强伸膝肌群肌力

患者取床边坐位，双下肢自然下垂，膝关节下放一毛巾卷。治疗师一只手固定患者膝关节，另一只手握住患者小腿远端并向后施加阻力。患者用力伸直膝关节，15 次为一组，重复 3 组（见图 10-4-2）。

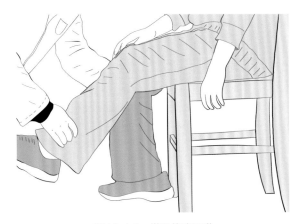

图 10-4-2　增强伸膝肌群

7. 增强踝背屈肌群肌力

患者取仰卧位，膝下垫枕头微屈，踝中立位。治疗师一只手固定患者小腿远端，另一只手握住患者足背并向足底方向施加阻力。患者向上抬起脚背，20 次为一组，重复 3 组（见图 10-4-3）。

8. 增强踝跖屈肌群肌力

患者取仰卧位，膝下垫枕头微屈，踝中立位。治疗师一只手固定患者小腿远端，另一只手握住患者足底并向足背方向施加阻力。患者用力往下踩，20 次为一组，重复 3 组。

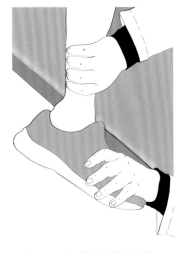

图 10-4-3　增强踝背屈肌群

（二）平衡功能训练

1. 本体感觉训练

患者先双脚站立在平地上，然后闭眼继续站立，一般情况下分 2～3 次进行，每组间休息不超过 30 秒。

2. 静态平衡训练

训练时，患者单腿站在平地上，减少身体的晃动，保持平衡不被破坏。当能在平地上单腿站立 1 分钟时，重复 2～3 次，每组间休息不超过 30 秒，可以增加训练的难度。如患者可以站在柔软的瑜伽垫上，单脚抬起，重心放于小腿上，尽量不要让抬起的脚接触地面。10～20 次为一组，重复 2～3 组，组间休息不超过 30 秒。

3. 动态平衡训练

动态平衡训练主要为抗干扰平衡训练。训练时，患者单腿站立在平地上，尽量减少晃动，保持稳定，可以增加一些干扰，比如与治疗师做接抛球或者治疗师轻轻地往任意方向推患者，患者能保持平衡不被破坏。在这个训练能坚持 1 分钟后，可以进行一些难度更大的训练，比如单脚站立接球或者持球进行跳跃动作等。6～12 次为一组，重复 3～6 组，组间休息不超过 30 秒。

（三）心肺功能训练

1. 腹式呼吸

腹式呼吸训练方式如下。①患者处于舒适放松姿势，取斜躺坐姿位。②治疗师将手放置于患者肋骨下方的腹直肌上。③让患者用鼻缓慢地深吸气，患者的肩部及胸廓保持平静，只有腹部鼓起。④让患者有控制地呼气，将空气缓慢地排出体外。⑤重复上述动作 3～4 次后休息，不要让患者换气过度。⑥让患者将手放置于腹直肌上，体会腹部的运动，吸气时手上升，呼气时手下降。⑦在患者学会膈肌呼吸后，让患者用鼻吸气，以口呼气。⑧让患者在各种体位下（坐、站位）及活动下（行走，上楼梯）练习膈肌呼吸（见图 10-4-4）。

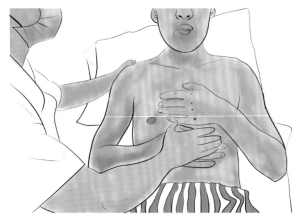

图 10-4-4　腹式呼吸

2. 吹笛式呼吸

吹笛式呼吸训练方式如下。①患者处于舒适放松体位。②呼气时必须被动放松，并且避免腹肌收缩（将双手置于患者腹肌上，以判断腹肌是否有所收缩）。③指导患者缓慢地深吸气。④让患者轻松地做出吹笛姿势呼气。训练时，患者应避免用力呼气，因为吹笛姿势下用力或延长呼气会增加气道的乱流，以致细支气管功能进一步受限（见图 10-4-5）。

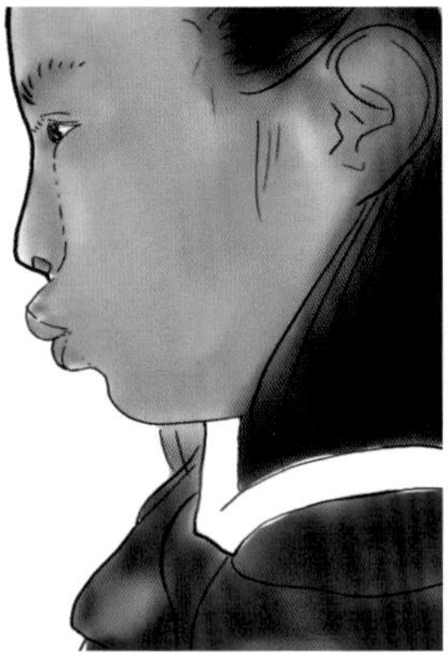

3. 有氧耐力训练

有氧耐力训练是一种中等强度、有大肌群参与

图 10-4-5　吹笛式呼吸

的动力性、周期性运动训练。有氧耐力训练的主要目的是提高机体氧化代谢能力，包括步行、慢跑、游泳、骑自行车、越野滑雪等。年老体弱者、残疾患者或无法从事上述活动者，进行力所能及的日常生活活动即可。

（四）日常生活能力训练

1. 坐位交替抬腿

患者取坐位，屈髋屈膝90°，双下肢交替抬高，约至裤腰的高度。交替20个为一组，一次3组，一天2次。

2. 站立位踮脚

患者取站立位，脚尖不离地时将足跟抬起至最高，再全身放松使脚跟落下。20 个为一组，一次 3 组，一天 2 次。

3. 步行

在下肢穿戴压力袜的情况下，缓慢步行 200 米。一次 3 组，一天 2 次。

4. 上下楼梯

在下肢穿戴压力袜的情况下，先缓慢步行 50 米热身准备，再缓慢上台阶、下台阶，总高度 1 层，上下楼梯一层为一组，一次 3 组，一天 2 次。

参考文献

[1] 纪树荣. 运动疗法技术学 [M]. 2 版. 北京：华夏出版社，2011.

[2] 李豪，黄臻. 特殊体位下手法淋巴引流治疗对偏瘫患者下肢水肿的临床疗效 [J]. 神经损伤与功能重建，2020，15（3）：184-187.

[3] 聂立婷，赵妹，殷秀敏，等. 徒手淋巴引流在乳腺癌术后淋巴水肿中应用效果的 Meta 分析 [J]. 中国康复，2020，35（5）：256-261.

[4] 帕月坐石，杨从芳，黄李桦，等. 研究徒手淋巴引流手法及康复护理在下肢创伤术后淋巴水肿中的效果 [J]. 养生保健指南，2020（7）：168-169.

[5] 施雪松，时开网，余同. 综合手法治疗乳腺癌术后上肢淋巴水肿的临床疗效分析 [J]. 中国中医药现代远程教育，2008（11）：1343-1344.

[6] 王季，张意辉，张丽娟，等. 体重指数及体重波动对乳腺癌患者上肢淋巴水肿的影响 [J]. 中国康复医学杂志，2020，35（2）：182-185.

[7] 张楠，关维维. 新型循序减压弹力袜应用的研究进展 [J]. 中国血管外科杂志（电子版），2020，12（2）：173-176.

[8] Brix B, Sery O, Onorato A, et al.Biology of lymphedema[J]. Biology, 2021, 10(4): 261.

[9] Keser I, Ozdemir K, Erturk B, et al. Clinical characteristics of and services provided for patients with lymphedema referred to a physiotherapy program during the years 2009 through 2019[J]. Lymphatic research and biology, 2021, 19(4): 372-377.

[10] Najjar M, Lopez MM Jr, Ballestin A, et al. Reestablishment of lymphatic drainage after vascularized lymph node transfer in a rat model[J]. Plast Reconstr Surg, 2018, 142(4): 503e-508e.

[11] Wittlinger PH, Wittlinger D, Wittlinger A, et al. Dr. Vodder's Manual Lymph Drainage[M]. New York : Georg Thieme Verlag, 2011.

第十一章

淋巴水肿相关的精神心理障碍诊治

淋巴水肿由于会导致肢体肿胀、皮下软组织纤维化、疼痛、感觉异常及感染等并发症，所以不仅会导致患者下肢外观不佳，还会影响患者下肢的正常功能，影响患者的日常生活，严重的甚至会威胁患者的生命。这不仅会导致患者心理压力增大，伴发焦虑、抑郁、失眠等各种心理问题，加重家庭照料负担，对疾病进展形成恶性循环，严重的还会导致患者意识障碍，伴发精神行为症状。因此，本章将详细阐述淋巴水肿伴发的精神心理问题和相关诊治康复。

第一节　淋巴水肿可能继发的精神心理问题

一、抑郁发作

患者处于由长期的病痛折磨及肢体损害带来的心理压力中，抑郁症状是最常伴发的心理问题之一。调查研究显示，肿胀的持续时间越长，肿胀程度越重，患者的抑郁症状得分就越高，提示程度就越严重。但目前还没有淋巴水肿导致抑郁发作发病率的相关研究，仍需要更多关注。

抑郁发作的主要核心症状有：情绪低落，兴趣减退，快感缺失，思维迟缓，语言动作减少和迟缓，严重者可有自伤、自杀的念头或行为。

情绪低落主要表现为不开心、悲伤。其情绪的基调是低沉、灰暗的。患者常常诉说自己心情不好，高兴不起来。在情绪低落的基础上，患者可能会有绝望、无助与无用的负性体验。兴趣减退是指患者对以前喜爱的各种活动兴趣下降，如文娱、体育活动及业余爱好等。严重者对任何事物无论好坏都缺乏兴趣，离群索居，不愿见人，尤其是淋巴水肿导致形象不佳或活动不便的患者。快感缺失是指患者无法从生活中体验到乐趣。思维迟缓的患者表现为脑子思维速度减慢，导致工作、学习效率下降，严重者可以达到木僵的程度。

二、焦虑症状

焦虑症状也是淋巴水肿最常伴发的心理问题之一。研究发现，淋巴水肿患者的焦虑内容与躯体症状密切相关。主要表现为对自己的身体健康、生命安全、前途命运等过度担心而产生的一种烦躁情绪，其中包括着急、忧愁、紧张、恐慌、不安等。它与危急情况和难以预测、难以应付的事件有关，躯体症状或生命安全解除后，焦虑就可能解除。部分患者表现为在病情稳定的情况下长期处于焦虑状态，常常无缘无故害怕大祸临头，担心疾病加重，或出现严重并发症等，以致出现坐卧不宁、惶惶不安等症状。临床表现主要有三组症状。

（一）精神性焦虑

精神性焦虑表现为过度和持久的不安、担心。焦虑的痛苦在精神上体现为对一些指向未来的或不确定的事件过度担心、害怕，如担心疾病加重、出现意外或不可控制的事件，担心家人患病、小孩发生意外、工作上发生失误，以及经济问题、人际关系等，内容可以变化不定，又被称作预期性焦虑。精神性焦虑可同时伴有失眠、多梦、注意力集中困难、工作效率下降、易怒、烦躁不安等症状。

（二）躯体性焦虑

躯体性焦虑可包含多个系统的躯体不适感。躯体性焦虑主要表现为自主神经功能紊乱，患者可表现为手心出汗、恶心、心慌、心率加快、口干、咽喉部不适、咽喉部异物感、腹泻、多汗等症状；泌尿生殖系统的症状有尿频、尿急、勃起不能、性欲冷淡等；神经系统的症状包括耳鸣、视物模糊、周身不适、刺痛感、头晕及"晕厥"感等；还可以有生殖内分泌系统、心血管系统等多系统症状。

（三）神经、肌肉及运动性不安症状

运动方面的症状表现有肌肉震颤、发抖、坐立不安、无目的的活动增多、易激惹、发怒、行为的控制力减弱等。焦虑患者的外观可见到表情紧张、痛苦、双眉紧锁、姿势僵硬不自然，可伴有震颤；皮肤苍白，多汗；小动作增多，不能静坐，来回徘徊。个别患者可出现口吃，或原有口吃加重。肌肉紧张症状表现有头紧张性疼痛（以额枕叶为主）、肩腰背疼痛、肌肉僵硬感等。睡眠障碍常以入睡困难为主，上床后多思多虑、辗转反侧，无法入睡，可伴有多梦、噩梦，梦中大汗淋漓、恐惧，次日起床后头脑昏沉、疲乏无力、精神不佳。

三、睡眠障碍

淋巴水肿患者伴发各种并发症，如疼痛、肢体变形、感染，以及继发的谵妄、抑郁、焦虑等，这些并发症均可导致睡眠障碍。常见的睡眠障碍包括以下几种类型。一类是睡眠量过度增多，如因各种脑病、内分泌障碍、代谢异常引起的嗜睡状态或昏睡等，严重脑病可导致意识障碍或昏迷。另一类是睡眠量不足的失眠，整晚睡眠时间少于 5 小时，表现为入睡困难、睡眠浅、易醒、再入睡困难或早醒等。失眠可由外界环境因素（室内光线过强、周围噪音过多、住院、治疗、更换睡眠环境）引起，也可由躯体因素（疼痛、瘙痒、发热、肢体肿胀不适、咳嗽、夜尿频繁或腹泻等）或心理因素（焦虑、紧张、担心、恐惧、不安）引起。前文提到的抑郁和焦虑也常伴有失眠。

睡眠中也可出现一些异常的行为，如梦游症、梦呓（说梦话）、夜惊（在睡眠中突然骚动、惊叫）、心跳加快、呼吸急促、全身出汗、定向错乱或出现幻觉梦魇（做噩梦）、磨牙、不自主笑、肌肉或肢体不自主跳动等。

四、谵　妄

一些易感因素与促发因素共同作用可引发谵妄，如淋巴回流受阻导致的感染、电解质紊乱等并发症，以及手术治疗形成的创伤或使用抗生素等均可导致谵妄发生。而老年、机体状况不佳、营养不良的患者更是易感对象。

谵妄通常急性或亚急性起病，症状昼夜变化大，持续数小时到数天不等，

典型的谵妄通常持续 10 ～ 12 天可基本恢复；但如果引起谵妄的易感因素与促发因素没有改善或消除，谵妄症状也可持续 30 天以上或转为慢性谵妄。有些患者在发病前可有前驱症状，如坐立不安、焦虑、激越行为、注意涣散和睡眠障碍等，一般持续 1 ～ 3 天。

谵妄的特征临床表现如下。

1. 意识障碍，神志恍惚，注意力不能集中，以及对周围环境与事物的觉察清晰度降低。意识障碍有明显的昼夜节律变化，表现为昼轻夜重。患者白天交谈时可对答如流，晚上却出现意识混浊、胡言乱语，次日不能回忆。

2. 定向障碍包括时间和地点的定向障碍，不知道是什么日期、在什么地方，严重者会出现人物定向障碍、不认识亲人等。记忆障碍以即刻回忆和近记忆障碍最明显，患者尤其对新近事件难以识记。睡眠－觉醒周期不规律，可表现为白天嗜睡而晚上活跃。好转后，大多患者会遗忘谵妄时的表现或发生过的事情。

3. 感知障碍尤其常见，包括感觉过敏、错觉和幻觉。患者对声光特别敏感。错觉和幻觉则以视错觉和视幻觉较常见，以大量、生动逼真、鲜明、形象性为特征。伴随突出的情绪紊乱，包括恐怖、焦虑、抑郁、愤怒甚至欣快等症状。

4. 妄想以被害妄想最为常见，相对不系统，患者可因错觉和幻觉产生继发性的片段妄想、冲动行为。

上述精神心理问题可以单发出现，如仅出现谵妄或睡眠障碍，也可多种症状同时出现，形成抑郁焦虑综合征。无论何种形式，都会对淋巴水肿患者的心理状况、生活质量和预后产生较大的影响，严重者甚至会有生命危险。因此，需要引起医生、患者及其家属的高度关注，定期筛查、早期发现，并给予正确干预。

第二节　淋巴水肿相关的精神心理障碍的筛查和评估

一、焦虑抑郁和睡眠评估

（一）抑郁评估

1. 自评筛查

在心理评估师指定统一的指导语后，进行自我评估（见表 11-2-1 和表 11-2-2）。

表 11-2-1　PHQ-9 抑郁症筛查量表（patient health questionnaire-9）

在过去的两周里，你生活中以下症状出现的频率是多少？把相应的数字总和加起来。

序号	项目	没有	有几天	一半以上时间	几乎天天
1	做事时提不起劲或没有兴趣	0	1	2	3
2	感到心情低落、沮丧或绝望	0	1	2	3
3	入睡困难、睡不安或睡得过多	0	1	2	3
4	感觉疲倦或没有活力	0	1	2	3
5	食欲不振或吃太多	0	1	2	3
6	觉得自己很糟或觉得自己很失败，或让自己、家人失望	0	1	2	3
7	对事物专注有困难，例如看报纸或看电视时	0	1	2	3
8	行动或说话速度缓慢到别人已经察觉；或刚好相反，变得比平日更烦躁或坐立不安，动来动去	0	1	2	3
9	有不如死掉或用某种方式伤害自己的念头	0	1	2	3

计分规则：

（1）计算总分

0～4 分：没有抑郁症（注意自我保重）。

5～9 分：可能有轻微抑郁症（建议咨询精神、心理卫生工作者）。

10～14 分：可能有中度抑郁症（建议咨询精神、心理卫生工作者）。

15～19 分：可能有中重度抑郁症（建议咨询精神、心理卫生工作者）。

20～27 分：可能有重度抑郁症（一定要去精神、心理相关科室就诊）。

（2）核心项目分

项目 1、4、9，任何一题得分＞1（即选择"一半以上时间"或"几乎天天"），需要关注。项目 1、4 代表着抑郁的核心症状。项目 9 代表有自伤意念。

评估周期：每周评估 1 次

表 11-2-2 宗氏抑郁自评量表（self-rating depression scale，SDS）

指导语：下面有 20 条文字，请仔细阅读每一条，把意思弄明白，然后根据您最近一周的实际情况，进行独立的、不受任何人影响的自我评定，并在适当的方格里打"√"，每一条文字后有四个选项，分别表示如下情况。

A：没有或很少时间。B：小部分时间。C：相当多时间。D：绝大部分或全部时间

序号	项目	选择			
1	我觉得闷闷不乐，情绪低沉	（A）	（B）	（C）	（D）
2	我觉得一天之中早晨最好	（A）	（B）	（C）	（D）
3	我一阵阵地哭出来或是想哭	（A）	（B）	（C）	（D）
4	我晚上睡眠不好	（A）	（B）	（C）	（D）
5	我的胃口跟以前一样	（A）	（B）	（C）	（D）
6	我跟异性交往时像以前一样开心	（A）	（B）	（C）	（D）
7	我发现自己体重下降	（A）	（B）	（C）	（D）
8	我有便秘的烦恼	（A）	（B）	（C）	（D）
9	我的心跳比平时快	（A）	（B）	（C）	（D）
10	我无缘无故地感到疲劳	（A）	（B）	（C）	（D）
11	我的头脑像往常一样清楚	（A）	（B）	（C）	（D）
12	我觉得经常做的事情并没有困难	（A）	（B）	（C）	（D）
13	我感到不安，心情难以平静	（A）	（B）	（C）	（D）
14	我对未来抱有希望	（A）	（B）	（C）	（D）
15	我比以前更容易生气、激动	（A）	（B）	（C）	（D）
16	我觉得决定什么事很容易	（A）	（B）	（C）	（D）
17	我觉得自己是个有用的人，有人需要我	（A）	（B）	（C）	（D）
18	我的生活过得很有意思	（A）	（B）	（C）	（D）
19	假如我死了，别人会过得更好	（A）	（B）	（C）	（D）
20	平常感兴趣的事情我照样感兴趣	（A）	（B）	（C）	（D）

注意事项：

①在自评者评定以前，一定要让自评者把整个量表的填写方法及每条问题的含义都弄明白，然后做出独立的、不受任何人影响的自我评定。然后根据最近一周的实际感觉，在适当的选项上标记。②如果自评者的文化程度太低，不能理解或看不懂量表里问题的意思，则可由工作人员逐条念给他听，让自评者独自做出决定。③评定时，应让自评者理解反向评分的各题，量表里有 10 个反向项目，如不能理解会直接影响评定效果。④评定结束时，工作人员应仔细检查评定结果，应提醒自评者不要漏评某一个项目，也不要在相同一个项目上重复评定

计分规则：

正向计分题的 A、B、C、D 按 1 分、2 分、3 分、4 分计分；反向计分题的 A、B、C、D 按 4 分、3 分、2 分、1 分计分。反向计分题的题号为 2、5、6、11、12、14、16、17、18、20；其他为正向计分题。将 20 个项目的各个得分相加，即得总粗分。总粗分的正常上限参考值为 41 分，标准分等于总粗分乘以 1.25 后的整数部分。分值越小越好。标准分的正常上限参考值为 53 分。

计分在 53～62 分，为轻度抑郁。

计分在 63～72 分，为中度抑郁。

计分 73 分及以上，为重度抑郁。

评估周期：每周评估 1 次

2. 他评筛查

如果患者进行自评筛查后提示可疑患有抑郁症，则应该及时联系专业精神、心理医生就诊，由专业评估师进行专业的他评（见表11-2-3）。

表11-2-3　汉密尔顿抑郁量表（Hamilton rating scale for depression, HMAD）

项目	分值	分数
1. 抑郁情绪	0分 = 没有； 1分 = 只在问到时才诉述； 2分 = 在访谈中自发地表达； 3分 = 不用言语也可以从表情、姿势、声音或欲哭中流露出这种情绪； 4分 = 患者的自发言语和非语言表达（表情、动作）几乎完全表现为这种情绪	
2. 有罪感	0分 = 没有； 1分 = 责备自己，感到自己已连累他人； 2分 = 认为自己犯了罪，或反复思考以往的过失和错误； 3分 = 认为目前的疾病是对自己错误的惩罚，或有罪恶妄想； 4分 = 罪恶妄想伴有指责或威胁性幻觉	
3. 自杀	0分 = 没有； 1分 = 觉得活着没有意义； 2分 = 希望自己已经死去，或常想与死亡有关的事； 3分 = 消极观念（自杀念头）； 4分 = 有严重的自杀行为	
4. 入睡困难 （初段失眠）	0分 = 没有； 1分 = 主诉入睡困难，上床半小时后仍不能入睡（要注意平时患者入睡的时间）； 2分 = 主诉每晚均有入睡困难	
5. 睡眠不深 （中段失眠）	0分 = 没有； 1分 = 睡眠浅，多噩梦； 2分 = 半夜（晚12点钟以前）曾醒来（不包括上厕所）	
6. 早醒 （末段失眠）	0分 = 没有； 1分 = 有早醒，比平时早醒1小时，但能重新入睡，应排除平时习惯； 2分 = 早醒后无法重新入睡	
7. 工作和兴趣	0分 = 没有 1分 = 提问时才诉述； 2分 = 自发地直接或间接表达对活动、工作或学习失去兴趣，如没精打彩，犹豫不决，不能坚持或需强迫自己去工作或劳动； 3分 = 活动时间减少或成效下降，住院患者每天参加病房劳动或娱乐的时间不满3小时； 4分 = 因目前的疾病而停止工作，住院者不参加任何活动或者没有他人帮助便不能完成病室日常事务（注意不能凡住院就打4分）	

项目	分值	分数
8. 阻滞（指思维和言语缓慢，注意力难以集中，主动性减退）	0 分 = 没有； 1 分 = 精神检查中发现轻度阻滞； 2 分 = 精神检查中发现明显阻滞； 3 分 = 精神检查进行困难； 4 分 = 完全不能回答问题（木僵）	
9. 激越	0 分 = 没有； 1 分 = 检查时有些心神不定； 2 分 = 明显心神不定或小动作多； 3 分 = 不能静坐，检查中曾起立； 4 分 = 搓手、咬手指、头发、咬嘴唇	
10. 精神性焦虑	0 分 = 没有； 1 分 = 被问到时才诉述； 2 分 = 自发地表达； 3 分 = 表情和言谈中流露出明显忧虑； 4 分 = 明显惊恐	
11. 躯体性焦虑（指焦虑的生理症状，包括口干、腹胀、腹泻、打呃、腹绞痛、心悸、头痛、过度换气和叹气，以及尿频和出汗）	0 分 = 没有； 1 分 = 轻度； 2 分 = 中度，有肯定的上述症状； 3 分 = 重度，上述症状严重，影响生活或需要处理； 4 分 = 严重影响生活和活动	
12. 胃肠道症状	0 分 = 没有； 1 分 = 食欲减退，但不需他人鼓励便自行进食； 2 分 = 进食需他人催促或请求，需要应用泻药或助消化药	
13. 全身症状	0 分 = 没有； 1 分 = 四肢、背部或颈部沉重感，背痛、头痛、肌肉疼痛、全身乏力或疲倦； 2 分 = 症状明显	
14. 性症状（指性欲减退、月经紊乱等）	0 分 = 没有； 1 分 = 轻度； 2 分 = 重度； 3 分 = 不能肯定，或该项对被评者不适合（不计入总分）	

续表

项目	分值	分数
15. 疑病	0 分 = 没有； 1 分 = 对身体过分关注； 2 分 = 反复考虑健康问题； 3 分 = 有疑病妄想； 4 分 = 伴幻觉的疑病妄想	
16. 体重减轻	（1）按病史评定： 0 分 = 没有； 1 分 = 患者诉说可能有体重减轻； 2 分 = 肯定有体重减轻　　　（2）按体重记录评定： 0 分 =1 周内体重减轻 0.5kg 　　　以内 1 分 =1 周内体重减轻超过 0.5kg 2 分 =1 周内体重减轻超过 1kg	
17. 自知力	0 分 = 知道自己有病，表现为忧郁； 1 分 = 知道自己有病，但归咎于伙食太差、环境问题、工作过忙、病毒感染或需要休息； 2 分 = 完全否认有病	
18. 日夜变化（如果症状在早晨或傍晚加重，先指出为哪一种症状，然后按其变化程度评分）	0 分 = 早晚情绪无区别； 1 分 = 早晨或傍晚轻度加重； 2 分 = 早晨或傍晚严重	
19. 人格解体或现实解体（指非真实感或虚无妄想）	0 分 = 没有； 1 分 = 被问到时才诉述； 2 分 = 自发诉述； 3 分 = 有虚无妄想； 4 分 = 伴幻觉的虚无妄想	
20. 偏执症状	0 分 = 没有； 1 分 = 有猜疑； 2 分 = 有牵连观念； 3 分 = 有关系妄想或被害妄想； 4 分 = 伴幻觉的关系妄想或被害妄想	
21. 强迫症状（指强迫思维和强迫行为）	0 分 = 没有； 1 分 = 被问到时才诉述； 2 分 = 自发诉述	
22. 能力减退感	0 分 = 没有； 1 分 = 仅于提问时才引出主观体验； 2 分 = 患者主动表示有能力减退感； 3 分 = 需鼓励、指导和安慰才能完成病室日常事务或个人卫生； 4 分 = 穿衣、梳洗、进食、铺床或个人卫生均需要他人协助	

续表

项目	分值	分数
23. 绝望感	0 分 = 没有； 1 分 = 有时怀疑"情况是否会好转"，但解释后能接受； 2 分 = 持续感到"没有希望"，但解释后能接受； 3 分 = 对未来感到灰心、悲观和绝望，解释后不能排除； 4 分 = 自动反复诉述"我的病不会好了"或诸如此类的情况	
24. 自卑感	0 分 = 没有； 1 分 = 仅在询问时诉述有自卑感，感觉不如他人； 2 分 = 自动诉述有自卑感； 3 分 = 患者主动诉说自己一无是处或低人一等（与被评 2 分者只是程度上的差别）； 4 分 = 自卑感达妄想的程度，例如"我是废物"或类似情况	
总分		

注意事项：

适用于成年患者。应由两名经过培训的评定者对患者进行 HAMD 联合检查。一般采用交谈与观察的方式。检查结束后，两名评定者分别独立评分。

HAMD 中，第 8、9 及 11 项，根据对患者的观察进行评定；其余各项则根据患者自己的口头叙述评分；其中第 1 项需两者兼顾；另外，第 7 和 22 项，尚需向患者家属或病房工作人员收集资料；而第 16 项最好根据体重记录，也可根据患者主诉及其家属或病房工作人员所提供的资料评定。

有的 HAMD 版本仅有 21 项，即比 24 项量表少第 22 ～ 24 项。其中，第 7 项有的按 0 ～ 2 分的 3 级评分法，现采用 0 ～ 4 分的 5 级评分法。还有的版本仅有 17 项，即无第 18 ～ 24 项。HAMD 大部分项目采用 0 ～ 4 分的 5 级评分法（0：无；1：轻度；2：中度；3：重度；4：很重），少数项目采用 0 ～ 2 分的 3 级评分法（0：无；1：可疑或轻微；2：有明显症状）。

计分规则：

总分能较好地反映病情严重程度，即病情越轻，总分越低；病情越重，总分越高。总分：< 8 分，正常；8 ～ 20 分，可能有抑郁症；21 ～ 35 分，可确诊抑郁症；> 35 分，严重抑郁症

（二）焦虑评估

1. 自评筛查

患者在心理评估师指定统一的指导语后进行自我评估（见表 11-2-4 和表 11-2-5）。

表 11-2-4　广泛性焦虑障碍量表（generalized anxiety disorder，GAD-7）

指导语：根据过去两周的状况，请您回答是否存在下列描述的状况，及频率情况。请看清楚问题后，在符合您的选项前的数字上画"√"

序号	症状	完全不会	好几天	超过一周	几乎每天
1	感觉紧张、焦虑或急切	0	1	2	3
2	不能够停止或控制担忧	0	1	2	3
3	对各种各样的事情担忧过多	0	1	2	3
4	很难放松下来	0	1	2	3
5	由于不安而无法静坐	0	1	2	3
6	变得容易烦恼或急躁	0	1	2	3
7	感到似乎将有可怕的事情发生而害怕	0	1	2	3
总分					

计算总分：每个条目 0～3 分，总分就是将 7 个条目的分值相加，总分值范围为 0～21 分。
评分规则如下。

　　0～4 分：没有焦虑症状（注意自我保重）；

　　5～9 分：轻度焦虑症状（建议咨询精神、心理卫生工作者）；

　　10～14 分：中度焦虑症状（建议咨询精神、心理卫生工作者）；

　　15～21 分：重度焦虑症状（一定要去精神、心理相关科室就诊）。

评估周期：每周评估 1 次

表 11-2-5　宗氏焦虑自评量表（self-rating anxiety scale，SAS）

指导语：下面有 20 条文字，请仔细阅读每一条文字，把意思弄明白，然后根据您最近一周的实际情况，进行独立的、不受任何人影响的自我评定，并在适当的选项上打"√"，每一条文字后有四个选项，分别表示如下。

　　A：没有或很少时间；B：小部分时间；C：相当多时间；D：绝大部分或全部时间

序号	项目	选择			
1	我觉得比平时容易紧张或着急	（A）	（B）	（C）	（D）
2	我无缘无故地感到害怕	（A）	（B）	（C）	（D）
3	我容易心里烦乱或感到惊恐	（A）	（B）	（C）	（D）
4	我觉得我可能将要发疯	（A）	（B）	（C）	（D）
5	我觉得一切都很好	（A）	（B）	（C）	（D）
6	我手脚发抖、打颤	（A）	（B）	（C）	（D）
7	我因为头痛、颈痛和背痛而苦恼	（A）	（B）	（C）	（D）
8	我觉得容易衰弱和疲乏	（A）	（B）	（C）	（D）
9	我觉得心平气和，并且容易安静坐着	（A）	（B）	（C）	（D）
10	我觉得心跳得很快	（A）	（B）	（C）	（D）
11	我因为一阵阵头晕而苦恼	（A）	（B）	（C）	（D）

续表

指导语：下面有 20 条文字，请仔细阅读每一条文字，把意思弄明白，然后根据您最近一周的实际情况，进行独立的、不受任何人影响的自我评定，并在适当的选项上打"√"，每一条文字后有四个选项，分别表示如下。

　　A：没有或很少时间；B：小部分时间；C：相当多时间；D：绝大部分或全部时间

序号	项目	选择			
12	我有晕倒发作，或觉得要晕倒似的	（A）	（B）	（C）	（D）
13	我吸气、呼气都感到很容易	（A）	（B）	（C）	（D）
14	我的手脚麻木和刺痛	（A）	（B）	（C）	（D）
15	我因为胃痛和消化不良而苦恼	（A）	（B）	（C）	（D）
16	我常常要小便	（A）	（B）	（C）	（D）
17	我的手脚常常是干燥温暖的	（A）	（B）	（C）	（D）
18	我脸红发热	（A）	（B）	（C）	（D）
19	我容易入睡并且一夜睡得很好	（A）	（B）	（C）	（D）
20	我做噩梦	（A）	（B）	（C）	（D）

注意事项：

①在自评者评定以前，一定要让自评者弄明白整个量表的填写方法及每条文字的含义，然后做出独立的、不受任何人影响的自我评定。填写时，要求自评者仔细阅读每一条文字，把意思弄明白，然后根据最近一周的实际感觉，在适当的数字上标记。②如果自评者的文化程度太低，不能理解或看不懂量表的内容，可由工作人员逐条念给他听，让自评者独自做出决定。③评定时，应让自评者理解反向评分的各个项目，该量表中有 5 个反向项目，如不能理解会直接影响评估效果。④评定结束时，工作人员应仔细检查评定结果，应提醒自评者不要漏评某一项目，也不要在相同项目上重复评定。

计分规则：

正向计分题的 A、B、C、D 选项按 1 分、2 分、3 分、4 分计分；反向计分题的 A、B、C、D 选项按 4 分、3 分、2 分、1 分计分。正向计分题号：1、2、3、4、6、7、8、10、11、12、14、15、16、18、20。反向计分题号：5、9、13、17、19。将 20 个项目的各个得分相加，即得总粗分。总粗分的正常上限参考值为 41 分。标准分等于总粗分乘以 1.25 后的整数部分。分值越小越好。标准分的正常上限参考值为 50 分。

　　标准分在 50～59 分，为轻度焦虑。

　　标准分在 60～69 分，为中度焦虑。

　　标准分在 70 分以上，为重度焦虑。

评估周期：每周评估一次

2. 他评筛查

　　如果患者自评筛查结果提示可疑患有焦虑症状，则应该及时联系专业精神、心理医生就诊，由专业评估师进行专业的他评（见表 11-2-6）。

表11-2-6　汉密尔顿焦虑量表（Hamilton anxiety scale，HAMA）

序号	项目	具体表述	评分
1	焦虑心境	担心、担忧，感到有最坏的事将要发生，容易激惹	
2	紧张	紧张感、易疲劳、不能放松，情绪反应，易哭、颤抖、感到不安	
3	害怕	害怕黑暗、陌生人、一人独处、动物、乘车或旅行及人多的场合	
4	失眠	难以入睡、易醒、睡得不深、多梦、夜惊、醒后感疲倦	
5	认知功能	注意力不能集中，记忆力差	
6	抑郁心境	丧失兴趣，对以往爱好缺乏快感，抑郁，早醒，昼重夜轻	
7	躯体性焦虑（肌肉系统）	肌肉酸痛、活动不灵活、肌肉抽动、肢体抽动、牙齿打颤、声音发抖	
8	躯体性焦虑（感觉系统）	视物模糊、发冷发热、软弱无力感、浑身刺痛	
9	心血管系统症状	心动过速、心悸、胸痛、血管跳动感、昏倒感、心搏脱漏	
10	呼吸系统症状	胸闷、窒息感、叹息、呼吸困难	
11	胃肠道症状	吞咽困难、嗳气、消化不良（进食后腹痛、腹胀、恶心、胃部饱感）、肠动感、肠鸣、腹泻、体重减轻、便秘	
12	生殖泌尿系统症状	尿意频数、尿急、停经、性冷淡、早泄、阳痿	
13	自主神经系统症状	口干、潮红、苍白、易出汗、起鸡皮疙瘩、紧张性头痛、毛发竖起	
14	会谈时行为表现	一般表现：紧张、不能松弛、忐忑不安、咬手指、紧紧握拳、摸弄手帕、面肌抽搐、不宁顿足、手发抖、皱眉、表情僵硬、肌张力高、叹手样呼吸、面色苍白。生理表现：吞咽、打呃，安静时心率快，呼吸快（20次/分以上）、腱反射亢进、震颤、瞳孔放大、眼睑跳动、易出汗、眼球突出	

注意事项：

①应由两名经过培训的医生采取交谈与观察的方式，对患者进行联合检查。检查结束后，两名评定者分别独立评分。做一次评定约需10～15分钟。②该量表主要用于评定神经症及其他患者的焦虑症状的严重程度。③HAMA中，除第14项需结合观察外，其他所有项目都根据受检者的口头叙述进行评分，同时特别强调受检者的主观体验

计分标准：

（1）HAMA所有项目采用0～4分的5级评分法，各级的标准为：0分：无症状；1分（轻）：症状轻微；2分（中等）：有肯定的症状，但不影响生活与活动；3分（重度）：症状重，需加处理，或已影响生活活动；4分（极重）：症状极重，严重影响其生活。

（2）总分：能较好地反映病情严重程度。按照全国量表协作组提供的资料，总分 ≥ 29分：可能为严重焦虑；21～28分：肯定有明显焦虑；14～20分，肯定有焦虑；7～13分，可能有焦虑；≤ 6分，受试者没有焦虑症状。一般划界分，HAMA的分界值为14分

（3）因子分析：HAMA 分躯体性和精神性两大类因子结构。A：躯体性焦虑，由肌肉系统、感觉系统、心血管系统、呼吸系统、胃肠道系统、生殖泌尿系统和自主神经系统症状等 7 项组成。B：精神性焦虑，由焦虑心境、紧张、害怕、失眠、认知功能、抑郁心境以及会谈时行为表现等 7 项组成。通过因子分析，不仅可以具体反映受检者的精神病理学特点，而且可以反映症状群的治疗结果

（三）睡眠评估

失眠严重程度量表见表 11-2-7。

表 11-2-7　失眠严重程度量表（insomnia severity scale，ISI）

失眠严重程度量表由加拿大的查尔斯·莫兰教授等编制，是目前临床上使用最为广泛的失眠评估量表之一。此量表共有 7 个条目，每个条目的评分为 0 ～ 4 分，共 5 个等级，答完所有问题大致需要 2 ～ 3 分钟

条目	选项	条目	选项
1. 描述你当前（或最近2 周）入睡困难的严重程度	无 轻度 中度 重度 极重度	5. 你认为你的睡眠问题在多大程度上干扰了日间功能（如导致日间疲劳，影响处理工作和日常事务的能力、注意力、记忆力、情绪等）	没有干扰 轻微 有些 较多 很多干扰
2. 描述你当前（或最近2 周）维持睡眠产生困难的严重程度	无 轻度 中度 重度 极重度	6. 与其他人相比，你的失眠问题对生活质量有多大程度的影响或损害	没有 一点 有些 较多 很多
3. 描述你当前（或最近2 周）早醒的严重程度	无 轻度 中度 重度 极重度	7. 你对自己当前的睡眠问题有多大程度的焦虑和痛苦	没有 一点 有些 较多 很多
4. 对你当前睡眠模式的满意度	很满意 满意 一般 不满意 很不满意		

总分：将所有 7 个条目评分相加，总分范围为 0 ～ 28 分。
计分标准：

　　0 ～ 7 分：无临床意义的失眠。

　　8 ～ 14 分：亚临床失眠。

　　15 ～ 21 分：临床失眠（中度）。

　　22 ～ 28 分：临床失眠（重度）。

评估时间：每周一次

二、谵妄筛查和评估

1. 定期进行实验室检查，包括血常规、血糖、肝功能、肾功能、血氨、血气分析、尿液分析及尿中药物筛选。

2. 系列性脑电图追踪观察可见谵妄伴有脑电图实质性改变。最常见的改变是脑电波节律的结构破坏及节律变慢。节律减慢的程度与谵妄的程度相关。

3. 如果感染加重导致颅内感染引起的谵妄，则还可见脑电图其他改变，包括局灶性慢波、不对称 δ 活动及阵发性发放（棘波、尖波、棘－慢波综合）。根据周期性综合波（如三相波）及周期性偏癫痫样发放，可辅助诊断肝衰竭及脑出血等局灶性脑损伤引起的谵妄。

4. 其他辅助检查包括胸部 X 线、心电图、CT、MRI 等。

第三节　淋巴水肿相关的精神心理障碍的诊断和治疗

对于淋巴水肿所致或伴发的精神、心理障碍的诊断和治疗，需要精神科医生的全程参与和协作。早期诊断并及时干预不仅可以预防更严重心理问题的产生，而且有助于提高患者生活质量，减轻家属照料压力，改善患者预后。

一、抑郁焦虑的诊断和治疗

（一）诊　断

由于抑郁和焦虑症状常伴随出现，两者又存在很多的共同症状，临床上有时很难切割，所以我们在对患者进行诊断时，需考虑以下几个方面。

首先，按照症状出现的时间先后顺序进行诊断，如果抑郁症状早于焦虑症状，则诊断抑郁发作；如焦虑症状早于抑郁症状，则优先诊断焦虑症。

其次，按照症状的严重程度进行优先诊断，根据患者目前主要症状及可能造成的风险和危害程度进行诊断。如该患者虽然抑郁症状出现较后，但是程度明显加重，且有自伤、自杀的风险，则需要首先诊断抑郁发作。

最后，如果两组症状都达到临床诊断标准，则可以进行共病诊断。下面附上 ICD-10 关于抑郁发作和广泛性焦虑症的诊断标准。

1. 抑郁发作的诊断标准

（1）症状标准：包括典型症状和常见症状（要求见严重程度）。

典型症状包括：①心境低落；②兴趣和愉悦感丧失；③精力不济或疲劳感。

常见症状包括：①注意力降低；②自我评价降低；③自罪观念和无价值感；④悲观；⑤自伤或自杀观念／行为；⑥睡眠障碍；⑦食欲下降。

（2）严重程度：分为轻度抑郁、中度抑郁和重度抑郁。

轻度抑郁：至少两条典型症状＋至少两条常见症状。

中度抑郁：至少两条典型症状＋至少三条常见症状。

重度抑郁：至少三条典型症状＋至少四条常见症状。

（3）病程标准：≥ 2 周。

（4）排除标准：排除其他精神疾病。

2. 广泛性焦虑症的诊断标准

一次发作中，患者必须在至少数周（通常为数月）内的大多数时间存在焦虑的原发症状，这些症状通常应包含以下要素。

（1）恐慌：为将来的不幸烦恼，感到"忐忑不安"，注意困难等。

（2）运动性紧张：坐卧不宁、紧张性头痛、颤抖、无法放松等。

（3）自主神经活动亢进：头重脚轻、出汗、心动过速或呼吸急促、上腹不适、头晕、口干等。

（二）治　疗

1. 治疗目的

（1）提高临床治愈率，最大限度地降低病残率和自杀率，关键在于彻底消除临床症状。

（2）提高生存质量，恢复社会功能。

（3）预防复发。

2. 药物治疗

对于中度以上抑郁发作和焦虑症患者，应及时采取药物治疗。目前，临床上使用的抗抑郁药和焦虑药大多为选择性 5- 羟色胺再摄取抑制剂（SSRIs，代表药物有氟西汀、帕罗西汀、舍曲林、氟伏沙明、西酞普兰和艾司西酞普兰）、5- 羟色胺和去甲肾上腺素再摄取抑制剂（SNRIs，代表药物有文拉法辛和度洛西汀）、去甲肾上腺素和特异性5-羟色胺能抗抑郁药（NaSSA，代表药物有米氮平）等。传统的三环类、四环类抗抑郁药和单胺氧化酶抑制剂不良反应较大，已不推荐使用。根据淋巴水肿的严重程度和有无并发症等情况，精神科医生需要对患者进行全面评估，谨慎选择治疗药物。

3. 心理治疗

在药物治疗的同时常需合并心理治疗。常用的心理治疗方法有支持性心理治疗、认知行为治疗、人际治疗、家庭治疗等，其中认知行为治疗对抑郁发作的效果已经得到公认。淋巴水肿患者尤其需要心理治疗的干预，对患病初期、中期或长期治疗患者给予适当的心理治疗，可以减低药物治疗的比例或剂量。

二、失眠的诊断和治疗

（一）诊　断

《中国成人失眠诊断与治疗指南》制定了中国成年人失眠的诊断标准。①失眠表现：入睡困难，入睡时间超过30分钟；②睡眠质量：睡眠质量下降，睡眠维持障碍，整夜觉醒2次及以上，早醒；③总睡眠时间：总睡眠时间减少，通常少于6小时。在上述症状的基础上同时伴有日间功能（如学习、工作、人际交往）损害。

（二）治　疗

对失眠的治疗主要有药物治疗和非药物治疗。对急性失眠患者，应早期应用药物治疗。对亚急性或慢性失眠患者，无论是原发性还是继发性的，都应当在应用药物治疗的同时辅以心理行为治疗，即使长期服用镇静催眠药物的失眠患者也当如此。

治疗药物主要包括苯二氮䓬类受体激动剂、褪黑素受体激动剂和具有催眠效果的抗抑郁药物（如曲唑酮和米氮平）等；对于一些严重失眠的患者，可小剂量应用非典型抗精神病药（如喹硫平）进行治疗。对于淋巴水肿较严重或伴有严重并发症的患者，应在精神科医生的指导下谨慎选择药物。

三、谵妄的诊断和治疗

（一）诊　断

可根据典型的临床症状做出诊断，如急性／亚急性起病、意识障碍、定向障碍、思维紊乱伴波动性认知功能损害等。还可根据病史、体格检查及实验室检查来明确谵妄的病因，如躯体症状、电解质紊乱、感染或使用其他药物等。在有些情况下，谵妄的原因可能有多种，不容易明确。

根据患者病情，还需要进行相应的辅助检查，如血液检验（包括血常规、水电解质、肝肾功能、血气分析等），并开展必要的影像学检查。

（二）治　疗

对谵妄的治疗主要包括病因治疗、支持治疗和对症治疗。

1. 病因治疗

病因治疗是指针对淋巴水肿导致的感染、水电解质紊乱及其他并发症的治疗，这是最重要的治疗环节。如谵妄是由使用抗生素引起的，则可以更换抗生素；如是由电解质紊乱导致的，则需要纠正电解质紊乱。

2. 支持治疗

支持治疗一般包括维持水电解质平衡和适当的补充营养。在患者整个精神状态紊乱期间，建议予以适当的环境改变，以给患者充分的支持，如给予患者强烈的白天或黑夜的线索提示。在白天，应当保持灯亮，并营造一个活动的环境；在晚上，灯光应暗淡一些，居室环境应安静柔和。

3. 对症治疗

对症治疗是指针对患者的精神症状给予精神药物治疗。为避免药物加重患者意识障碍，应从小剂量开始，根据病情变化酌情调整药物剂量，病情改善或控制后应逐步停药。抗精神病药一般选择第二代抗精神病药，如奥氮平，因其具有较强的镇静作用，对激越、躁动患者疗效较好，此外，其椎体外系、低血压等不良反应较轻，故可首先考虑。其他新型抗精神病药，如利培酮、喹硫平，也可以考虑使用。但所有的镇静类药物（包括苯二氮䓬类药物）都需慎用，因为这类药物会加重意识障碍甚至抑制呼吸，并加重认知损害。建议在与患者家属充分沟通后，在告知药物风险的情况下使用。

淋巴水肿所造成的精神心理问题不容忽视，但是目前国内尚无针对该疾病所致心理问题的规范化治疗标准和流程，其与精神心理问题的相互关系仍在进一步探索中。但是，关注淋巴水肿患者的精神心理健康，是专科医生和精神科医生需要共同付诸努力的方向，也是重要任务，为淋巴水肿患者的治疗尽可能地扫清各种障碍，保障基础疾病的诊治，提高治疗信心。

参考文献

[1] 官慧敏，史亚楠，郭巧英，等. 乳腺癌相关淋巴水肿病人的心理状况调查分析 [J]. 全科护理，2020，16（9）：1135-1137.

[2] 乐国安. 咨询心理学 [M]. 天津：南开大学出版社，2018.

[3] 林崇德. 临床心理学 [M]. 北京：人民教育出版社，2019.

[4] 陆林. 沈渔邨精神病学 [M]. 6 版. 北京：人民卫生出版社，2018.

[5] 唐姣姣. 淋巴水肿患者心理干预的现状及研究进展 [J]. 饮食保健，2020，7（18）：295.

[6] 王莉娜，谢春娥. 系统性干预模式对下肢继发性淋巴水肿联合手术患者心理状况和生活质量的影响 [J]. 中国健康心理学杂志，2019，27（11）：1668-1670.

第十二章

淋巴水肿护理指引

目前，淋巴水肿的保守治疗和外科治疗有许多选择。本章将重点阐述淋巴水肿患者的护理评估、皮肤护理、功能锻炼、自我管理及淋巴水肿相关手术的围手术期护理等。

第一节　淋巴水肿患者的护理评估

淋巴水肿的诊断离不开全面综合的评估，详细的病史询问和体格检查是诊断的基础，各种客观、精准的测量也不可或缺。目前，广泛应用的淋巴水肿客观检查包括周径测量和排水法体积测量，针对体液状态的生物电阻抗分析，以及各类淋巴系统成像技术。淋巴水肿起病隐匿，进展缓慢，需要仔细评估，并需要与心源性水肿、肾性水肿、静脉性水肿、低蛋白血症性水肿做鉴别诊断。

一、与淋巴水肿相关的病史询问

1. 与治疗相关的病史，包括手术时间、手术方式、淋巴结清扫情况、有无化疗史、放射性治疗史等。

2. 肿胀发生的时间及持续的时间。

3. 肿胀进展的快慢。

4. 是否有明显的诱因。

5. 有无高血压病史、糖尿病病史。

6. 有无心、肝、肺、肾等脏器疾病，及其治疗情况。

7. 有无静脉血栓性疾病史。

8. 有无皮肤感染史。

9. 有何服药史。

10. 有无肿胀治疗史。

二、淋巴水肿的症状和体征评估

（一）症状评估

淋巴水肿最明显的症状是肢体肿胀。但在淋巴水肿早期，患者的肿胀情况并不明显，处于亚临床状态，此时需要根据患者的症状来评估，而基于症状的淋巴水肿评定标准更多依靠患者的主诉。根据患者主诉，可以从以下几个方面来评估淋巴水肿的症状。

1．评估淋巴水肿患者有无感觉异常

包括有无肢体肿胀，有无沉重感、疲乏感、无力感、针扎感、紧绷感、烧灼感及麻木感等。

2．评估淋巴水肿患者有无活动受限

包括有无肩部受限、手臂受限、肘部受限、手腕受限、手指受限及患肢僵硬等。

3．评估淋巴水肿患者有无皮肤异常

包括有无皮温升高、发红、水疱、溃疡、组织纤维化、皮肤褶皱及乳头状瘤等。

4．评估淋巴水肿患者有无疼痛

注意区分疼痛的性质，如触痛、隐痛、酸痛或刺痛等。

注意在不同时间点的评估需采用同一种评估工具。乳腺癌术后淋巴水肿症状常见评估工具表见表 12-1-1。

表12-1-1　乳腺癌术后淋巴水肿症状常见评估工具表

评估工具	评估方法	结果判定
乳腺癌相关淋巴水肿症状指数量表（breast cancer & lymphedema symptom experience index, BCLE-SEI）	通过电话或现场评估患者所经受的症状。 包括24个条目：肩部活动受限、肘部活动受限、腕部活动受限、手指活动受限、手臂活动受限、上肢肿胀、乳房肿胀、胸壁肿胀、沉重、僵硬、紧绷感、皮肤增厚、不灵活、麻木、触痛、疼痛/隐痛/酸痛、发红、皮温升高、起水疱、烧灼痛、刺痛、针扎样感觉、患肢无力、患肢疲乏。 每个条目按"有"或"无"评估该症状是否出现；或采用5级评分，将每个条目赋予0（未出现该症状）～4分（症状非常严重），总分为0～96分。分数越高，症状越重	有淋巴水肿的风险：2个症状； 有淋巴水肿：9个症状
上肢淋巴水肿电话问卷（诺曼电话问卷，Norman questionnaire）	通过电话评估患者近3个月内双侧手部、前臂、上臂肿胀程度有无差异。 无差异计0分。 有差异时分为3个等级，根据3个部位得分之和判断淋巴水肿的严重程度。 1级：非常轻微，只有患者自己能察觉到（1分）。 2级：中度严重。在日常生活中，患者熟悉的人能注意到（2分） 3级：非常显著。在日常生活中，陌生人也能注意到（3分）	轻度水肿：1～3分； 中/重度水肿：≥4分

（二）体征评估

对于淋巴水肿体征的评估，目前临床使用最广的是周径测量法和排水法体积测量。也可通过皮肤的褶皱试验，来判断是否存在淋巴水肿。

1. 周径测量法

周径测量法指的是测量肢体的围度，包括患侧和健侧。常用的测量工具有卷尺、肢体体积测量仪、生物电阻仪、各种新型测量仪器和计算机扫描仪。围度测量的位点详见图12-1-1。

其中，用软卷尺测量肢体部位与方法如下。

上肢测量部位：选取7个位点，分别

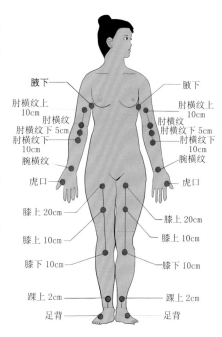

图12-1-1　上下肢围度测量图

为上肢掌虎口、腕横纹、肘横纹下 10cm、肘横纹下 5cm、肘横纹、肘横纹上 10cm、腋窝根部，用软卷尺分别测量患侧和健侧肢体，测量 2 次，取平均值（见图 12-1-2）。

下肢测量部位：选取 7 个位点，分别为脚背、踝上 2cm、膝下 10cm、膝上 10cm、髌骨上缘、膝上 20cm、大腿根部，用软卷尺分别测量患侧和健侧肢体，测量 2 次，取平均值（见图 12-1-3）。

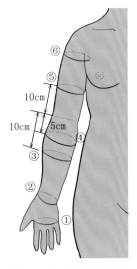

图 12-1-2　上肢围度测量

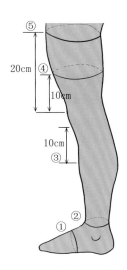

图 12-1-3　下肢围度测量

周径测量法结果判定如下。

轻度水肿：患侧周径－健侧周径＝ 2 ～ 4cm

中度水肿：患侧周径－健侧周径＝ 4 ～ 6cm

重度水肿：患侧周径－健侧周径＞ 6cm

软卷尺测量的优点：测量位点定位准确，比较客观；操作简单方便，护士及患者自我测量。

软卷尺测量的缺点：测量位点的选择以及数据的读取由治疗师决定，主观性较强；每次测量位点的标记需用不可擦笔，患者体验感较差；不适用于亚临床的淋巴水肿患者。

测量时的注意事项：嘱患者放松，肌肉过度紧张或收缩会影响测量数值；使用卷尺时勿拉得过紧或过松，松紧要适宜，以免影响测量效果；使用后的卷尺要一人一用一消毒，注意院感防控。尤其如遇伤口，避免伤口部位测量，防止感染。

2. 排水法体积测量

排水法体积测量被认为是测量淋巴水肿的金标准。其工作原理是分别把双上肢或双下肢置入盛满水的容器中，然后测量排出水的体积，即为上肢或下肢的体积，根据受累肢体与对侧肢体相比体积增大的绝对量，或者受累上肢体积增大的百分比，来判定是否发生淋巴水肿及其严重程度。

排水法体积测量的操作方法有 2 种。一种方法是先在特定大小的量筒内放一定量的水，水温在 24～34℃，将双侧肢体分别放入桶内一定长度（手指到鹰嘴以上 15cm 或肢体总长度的 80%），根据水面的高度变化推算肢体体积。测量公式：$\Delta V = r^2 h$。r 为筒的内径，h 为水面高度变化值。另一种方法是在容器中放满水，将肢体放入容器后直接测量溢出水的容积，或对此部分水称重后计算肢体体积。

上肢测量操作详见图 12-1-4。

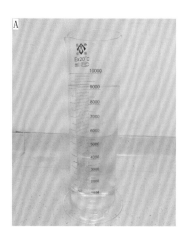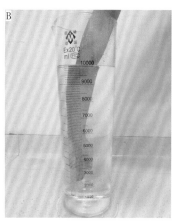

图 12-1-4　上肢排水法体积测量

（图 A：量筒内装水。图 B：将上肢放入量筒内）

下肢测量操作详见图 12-1-5。

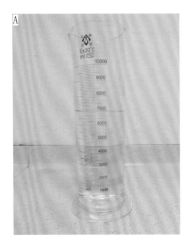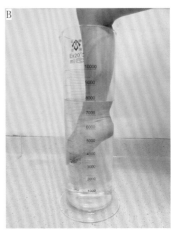

图 12-1-5　下肢排水法体积测量

（图 A：量筒内装水。图 B：将下肢放入量筒内）

排水法体积测量结果判定：肢体体积的差异以 1mL 或百分比表示。如果肿胀侧肢体的体积比对侧未受影响肢体的体积大 10%，则认为存在水肿。

轻度水肿：肿胀增加＜ 20%。

中度水肿：肿胀增加 20% ～ 40%。

重度水肿：肿胀增加＞ 40%。

排水法体积测量的优点：适用于早期发现淋巴水肿，数字更精确，可靠性高；可用于确定淋巴水肿的严重程度，及判定治疗的效果。

排水法体积测量的缺点：测量设备体积大、易碎，使用不方便，且不便清洁处理；测量时间长，不适合快速筛查；只能测量肢体的总体积，无法测量局部肿胀肢体的体积。

测量时的注意事项：水温控制在 24 ～ 34℃，勿过冷或过热，以免影响血液分布，造成测量不准确；确保每次测量时肢体放入的长度一致，比如在第 1 次测量处画线标记，整个过程必须是同一人在同一时间点测量，重复测量 2 次取平均值；有病变皮肤或伤口的患者不适用此方法；不同患者之间测评需要换水。

3. 褶皱试验

用手提起脚部第 2 趾（见图 12-1-6）或中指背面基底皮肤，健康人皮肤褶皱可以被加紧并提起；若皮肤褶皱不能被提起，表明 Stemmer 征阳性，说明存在淋巴水肿。Stemmer 征在脚趾背侧，尤其第 2 ～ 3 趾背侧最为明显。

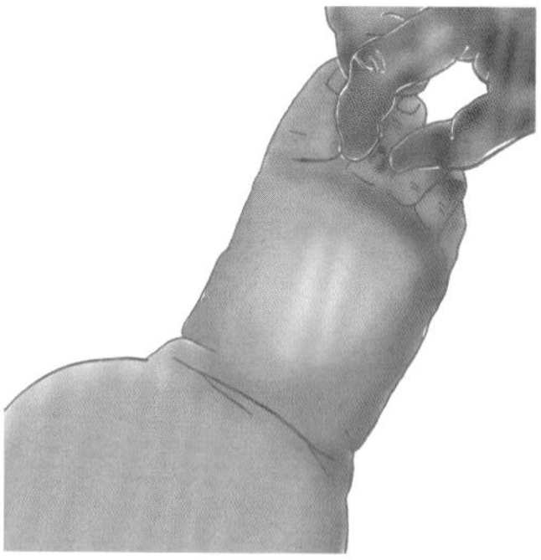

三、患肢皮肤的评估

图 12-1-6　褶皱试验（脚趾）

详见本章第三节"淋巴水肿患者的皮肤护理"。

四、患肢功能的评估

肿胀的肢体也会影响患者肢体的功能和日常活动，一份完整的初期评估应包括肌肉、骨骼系统的评估。

1. 对于头颈部淋巴水肿的患者，应评估患者颈部脊椎区域是否有异常，局部肌肉是否有缩短（如斜角肌）。

2. 对于上肢继发性淋巴水肿的患者，应评估患者颈椎、胸部脊柱，尤其肩关节区域、手指、手臂、肘部等部位的功能有无异常。

3. 下肢继发性淋巴水肿患者的踝部功能最易受累，沉重的肢体压迫容易导致足部畸形；同时，评估下肢肌力情况及关节活动度情况。

4. 当放疗造成纤维化时，也会对关节活动度造成严重影响。

5. 若患者有关于肌肉骨骼系统不适的主诉，且为新近出现，并有癌症治疗史（如乳腺癌），则要警惕潜在转移的风险。

6. 对照日常活动项目，评估相应动作活动能否完成；若不能完成，应积极寻找原因，有无肢体功能缺陷，是否需要治疗。

五、淋巴水肿分期

淋巴水肿分期的评估有 2 种方法，一种是根据国际淋巴协会的标准进行分期（见图 12-1-7），一种是根据临床体征（水肿和纤维化程度）进行分期。

（一）根据国际淋巴协会标准进行淋巴水肿分期

0 期（隐匿期）：淋巴管已承受某些损害但不明显，尚能输送淋巴液，测量患者周径围度无明显差异，但患者有淋巴水肿症状出现，可持续数月或数年。

Ⅰ期（自发性可逆期）：手指按压肿胀肢体呈凹陷性，然后逆转升高恢复。通常，抬高患肢或休息一晚晨起时，肿胀可消退；而下午或傍晚，肿胀又会明显。

Ⅱ期（自发性不可逆期）：手指按压肿胀肢体不会凹陷，此时组织具备海绵样。抬高患肢时，水肿亦无改善。Stemmer 征阳性，皮肤开始出现纤维化，肿胀增加。

Ⅲ期（淋巴滞留性象皮肿期）：此期肿胀不可逆，肢体异常增粗，组织变硬（纤维化）且反应迟钝，Stemmer 征阳性（见图 12-1-8）。

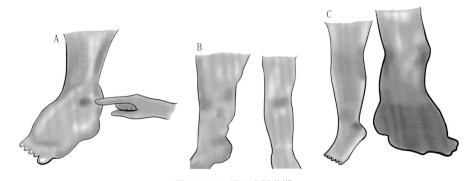

图 12-1-7　淋巴水肿分期

（图 A：淋巴水肿Ⅰ期。图 B：淋巴水肿Ⅱ期。图 C：淋巴水肿Ⅲ期）

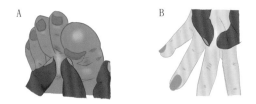

图 12-1-8　淋巴水肿的 Stemmer 征阳性

（图 A：检查脚趾。图 B：检查手指）

（二）根据临床体征（水肿和纤维化程度）进行分期

1 期：可逆期淋巴水肿。手指按压肿胀肢体局部呈凹陷性，可缓慢回弹。通过抬高肢体或休息一晚，肿胀可大部分或全部消退；而下午或傍晚，水肿明显。

2 期：抬高肢体，水肿不会自行消退。手指按压无凹陷，水肿区组织质地不再柔软，组织开始变硬。

3 期：非凹陷性水肿，肢体增粗，质地变硬，皮肤出现纤维化，生长乳突状瘤。

4 期：象皮肿期，晚期水肿表现，肢体异常增粗，皮肤过度角化、粗糙，呈大象腿样改变，尤以远端肢体更加明显，外形呈畸形，已经严重影响日常生活。

第二节　淋巴水肿患者的皮肤护理

一、皮肤的结构及生理功能

皮肤是人体最大的器官，承担着保护身体、排汗、感觉冷热和压力的功能。皮肤覆盖全身，保护体内各种组织和器官免受物理性、机械性、化学性和病原微生物性的侵袭；皮肤对水分和脂溶性物质具有一定的吸收功能；皮肤的分泌和排泄主要通过汗腺和皮脂腺完成，汗腺分泌的汗液和皮脂腺分泌的皮脂在皮肤表面混合，形成乳化皮脂膜，起到滋润和保护皮肤的作用；皮肤的 pH、湿度、适度皮肤清洁、正常皮肤代谢更新共同形成皮肤微环境，保持皮肤屏障功能和完整性。健康的皮肤能够保护身体，防止细菌入侵。适当护理皮肤，注意卫生，对防止淋巴水肿极为重要。皮肤受损后，会增加细菌入侵的机会，使淋巴液在伤口集聚，使液体里的蛋白质滋养细菌繁殖，造成感染、伤口红肿疼痛。

（一）影响皮肤屏障功能的因素

人体正常皮肤表面 pH 约为 5.0 ～ 7.0。由于人体皮肤表面存留尿素、尿酸、盐分、乳酸、氨基酸、游离脂肪酸等物质，所以皮肤表面常呈弱酸性。健康东方人的皮肤 pH 应该在 4.5 ～ 6.5。皮肤 pH 持续高可导致皮肤细菌和真菌负荷增加，干扰蛋白酶和蛋白酶抑制剂的调节，以致皮肤代谢减慢，皮肤脱屑、干燥和呈鳞状改变。皮肤只有在正常的 pH 范围内，才能处于吸收营养的最佳状态。

（二）如何维持皮肤的正常功能

要维持皮肤的正常功能，需要养成良好的生活习惯。①情绪稳定，心情舒畅：精神状态与皮肤性状关系密切，情绪乐观、稳定可使副交感神经始终处于正常兴奋状态，后者使皮肤血管扩张、血流量增加、代谢旺盛，表现为肤色红润、容光焕发；反之，抑郁、忧愁、焦虑或紧张均可引起和加快皮肤衰老，使面色黯淡、灰黄，缺乏弹性。②睡眠充足：生物钟因人而异，但基底细胞代谢最旺盛的时间一般在晚上 10 点至凌晨 2 点，因此良好的睡眠习惯和充足的睡眠时间对于维持皮肤的更新和功能非常重要，同时睡眠时大脑皮质处于抑制状态，有利于消除疲劳、恢复活力。成人应保持每天 6 ～ 8 小时的睡眠时间。过劳或失眠者往往因皮肤不能正常更新而肤色黯淡。③饮食合理：蛋白质、脂肪、糖、维生素和微量元素均是维持皮肤正常代谢、保持皮肤健美所必需的物质，新鲜的蔬菜和水果不仅提供各种维生素及微量元素，还能保持大便通畅，及时清除肠道有毒分解物，起到养颜作用，因此饮食结构必须合理。维生素和微量元素一旦缺乏，会出现皮肤干燥、脱屑、红斑、色素沉着等；吸烟、过量饮酒可加速皮肤衰老，应尽量避免。④保持锻炼：经常进行体育锻炼（如跑步、登山、游泳等）可增加皮肤对氧、负离子的吸收，加速废物排泄，增加血流携氧量，并增强皮肤对外界环境的适应能力，使皮肤持久保持健美，但需做好防晒。

二、淋巴水肿患者皮肤的护理

淋巴水肿患者皮肤可表现为皮肤干燥、组织纤维化、组织慢性炎症等。淋巴水肿患者皮肤干燥的临床表现有：局部皮肤感到紧绷；用手掌轻触时没有湿润感；皮肤呈现干巴巴的状态；有干燥脱皮现象；洗澡过后有发痒的感觉等。组织纤维化的临床表现为皮肤组织纤维化和皮肤角化，这是晚期淋巴水肿常见的皮肤病变，分别发生在表皮和皮下组织，从早期柔软的凹陷性水肿到晚期成坚硬的象皮样肿。淋巴水肿组织较正常组织更易发生感染，如蜂窝织炎、淋巴管炎等。皮肤护理在淋巴水肿治疗中是非常重要的一部分。

（一）皮肤的基础护理

要做好患肢皮肤日常清洁工作，保持基本卫生，保持皮肤干爽而不干燥。

对于干燥性皮肤，可以适当使用润肤乳，注意预防患肢皮肤外伤，避免破溃的发生。为了防止真菌感染，需要特别注意手指和脚趾之间以及皮肤发生交叠的一些区域必须保持干爽。皮肤护理用品掌握一个基本原则，只有温和的药用产品适用于皮肤护理，以防淋巴水肿。淋巴血管疾病患者的皮肤非常敏感，合适的产品需含脂肪和油质平衡配方，这些脂肪和油质是天然的或者类似于皮肤脂质层。pH 值天然保湿因子（如尿素）和形成屏障的脂质（如磷脂质和胆固醇）对于保持皮肤的光滑柔顺尤为重要。高纯度的羊毛脂（是羊毛脂与植物油混合的成分，羊毛脂醇）是一种很好的护肤物质，因为其高含量的脂质类似于皮肤脂质。护肤品应该少量使用，并且配合轻柔的按摩。天然原料制成的产品，按摩 5 ～ 10 分钟会被肌肤完全吸收，可以让皮肤感觉更顺滑，而且没有产品残留。但是，精油会刺激皮肤，建议慎用。

（二）特殊皮肤状况处理

1. 对于手癣、足癣，要早发现、早治疗。

2. 在做手法淋巴引流时，引导的淋巴液通过不同流域的淋巴 - 淋巴吻合支和淋巴 - 静脉交通支回流，但手法要轻柔，避免皮肤受损、变红。压力控制在 20 ～ 40mmHg。

3. 在给予压力治疗时，做好对特殊部位的保护，使压力均匀，减小局部压力（过大），以免造成皮肤受损。对于低弹压力绷带使用过程中的过敏性问题及相应的预防和处理，除进行皮肤基础护理外，还可以使用相应的抗过敏产品或者药物。弹性绷带套盒中的辅料采用其他不易过敏的材料替代等，比如内衬可以使用经裁剪后的旧秋衣袖子代替。

4. 若患肢诱发丹毒等类性反应，包括徒手淋巴引流和压力控制等物理治疗。症状轻微时，卧床休息，抬高患肢；症状严重时，必须及时予以药物消炎治疗，必要时应用抗生素，可同时使用物理降温但切记过冷刺激。

5. 突发情况咨询主治医生，遵医嘱处理。一旦有皮肤破溃发生，必须及时进行减容处理和使用药物治疗，促进其伤口愈合，必要时进行抗感染治疗等。小面积皮肤破溃（非手术减容）：消毒，涂红霉素眼膏或者长皮膏，用消毒纱布覆盖（多层），弹性绷带加压，使破溃处水肿液向周边引流；大面积皮肤破溃：手术引流达到减容目的，并结合使用药物。

有研究报道，淋巴水肿的组织纤维化机制不同于内脏（肝、肺）纤维化，也有别于皮肤（瘢痕）的纤维化。对于纤维化发生和持续的确切机制，虽然了解不多，但是有研究提示慢性淋巴水肿组织中的炎性细胞及其分泌的炎性介质与胶原纤维增生和纤维脂肪的沉积密切相关。在分子水平降低组织中相关炎性因子的表达并阻断其功能，有可能成为治疗淋巴水肿的新思路和新方法。

第三节　功能锻炼

一、淋巴水肿患者功能锻炼的目的和意义

功能锻炼是淋巴水肿综合治疗的重要组成部分。在生理状态下，淋巴管通过自身节律性收缩来输送淋巴液，但手术或放疗等外在因素使淋巴系统受损，以致淋巴管收缩不佳，输送功能减弱，或淋巴管被切断，淋巴回流受阻，导致淋巴液瘀滞在组织间隙，引起淋巴管扩张。扩张的淋巴管通过自身收缩不足以完成所有淋巴液的输送，而需要通过肌肉收缩、呼吸运动、肢体被动活动、血管搏动以及肠道蠕动等外部力量来促进淋巴液的输送，增加淋巴液回流，缓解淋巴水肿。肢体的功能锻炼可以增加活动部位肌肉的收缩，使淋巴管内压增高，加快淋巴液向心性流动；肢体、头部和颈部的被动活动也可以加速集合淋巴管的流动；呼吸能够像泵一样持续增加胸腹腔压力，带动深层淋巴液回流；功能锻炼也可以促进肠道蠕动，在主动蠕动时，肠道淋巴液的流动也会增加。因此，功能锻炼是长期预防和缓解淋巴水肿的重要一环，对预防和缓解水肿具有重要意义。

我们不主张淋巴水肿患者在没有治疗的情况下进行功能锻炼，尤其剧烈的体育活动（如快跑、打篮球、踢足球、爬山等）。功能锻炼必须在规范的压力绷带或专业的淋巴水肿袖套或袜套保护下才能进行。压力绷带包扎可通过均匀持久的梯度压力，促进淋巴液回流，加强肌肉泵的功能，弥补水肿后的组织和皮肤压力的减少，从而阻止渗出的、停滞的淋巴液再聚积。在肢体运动的情况下，压力绷带所产生的效果更好，对水肿的缓解更有利。

淋巴水肿的功能锻炼没有统一的规则和程序，但需遵循循序渐进、难度依次增加的原则，要量力而行，不可过度锻炼。锻炼的体位和形式可以多样

化，如在平卧位、站立位、坐位都可进行，短时间的慢走、乳腺癌术后功能锻炼操、缓和的舞蹈、八段锦等都可作为锻炼的项目。

二、淋巴水肿患者功能锻炼的方法

（一）上肢淋巴水肿的功能锻炼

上肢淋巴水肿的功能锻炼可在日常生活中的任何时间进行，但必须穿戴淋巴水肿专用袖套或包扎压力绷带，如果不采取任何保护措施，反而会有加重水肿的风险。

1. 呼吸运动

做深而长的缓慢呼吸，鼻吸口呼，完全打开胸腔，做胸式呼吸；之后也可以做腹式呼吸，放松，重复 5 次（见图 12-3-1 和图 12-3-2）。

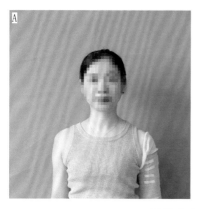
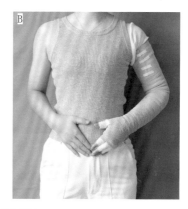

图 12-3-1　呼吸运动

（图 A：胸式呼吸。图 B：腹式呼吸）

2. 耸肩运动

深吸气，把肩膀向上靠近耳朵，呼气时，让肩膀下沉，当肩膀往下拉时再吐气 1 次，重复 5 次（见图 12-3-2）。

3. 手臂旋转运动

把患肢举到空中，在空中顺时针旋转 1 次，再逆时针旋转 1 次，每个方向重复 5 次（见图 12-3-3）。

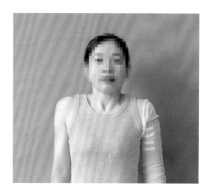

图 12-3-2　耸肩运动

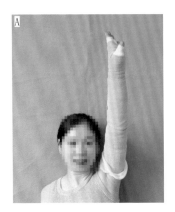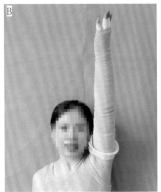

图 12-3-3　手臂旋转运动

（图 A：顺时针向左旋转。图 B：逆时针向右旋转）

4．肘部运动

用患侧上肢主动触摸健侧肩膀及健侧耳朵，再放松，用健侧上肢同样动作交替进行，重复 4 个 8 拍（见图 12-3-4）。

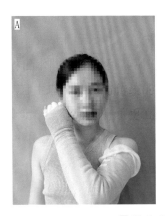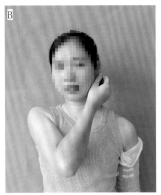

图 12-3-4　肘部运动

（图 A：患侧上肢主动触摸健侧动作。图 B：健侧上肢主动触摸患侧动作）

5．身体侧屈运动

站直，深吸气时向右侧弯曲，呼气时伸直身体；吸气时向左侧弯曲，呼气时伸直身体，每个方向重复 5 次（见图 12-3-5）。

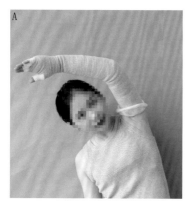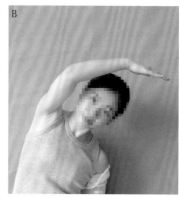

图 12-3-5　身体侧屈运动

（图 A：向右侧运动。图 B：向左侧运动）

6．扩胸运动

双手同时屈曲于胸前，打开手臂，以胸部有牵拉感为宜，再返回胸前，双手自然下垂，重复 5 次，放松（见图 12-3-6）。

7．双手上举运动

伸直双臂，掌心向前、向后，以胸前有牵拉感为宜，动作缓慢，重复 5 次（见图 12-3-7）。

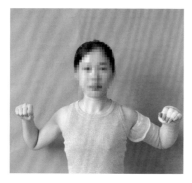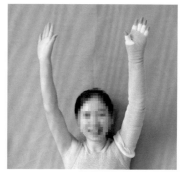

图 12-3-6　扩胸运动　　　　　图 12-3-7　双手上举运动

8．肩关节环绕运动

健侧手握住患侧手，双上肢至胸前画圈，打开肩关节，顺时针一圈，逆时针一圈，重复 4 个 8 拍（见图 12-3-8）。

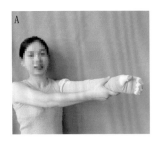
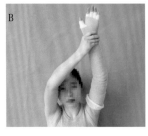
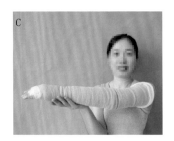

图 12-3-8　肩关节环绕运动

（图A～C：肩关节环绕运动连贯动作）

9. 雨刮式运动

患侧手搭在健侧肩上，把手臂向患侧伸直，再移回对侧的肩膀，重复 5 次（见图 12-3-9）。

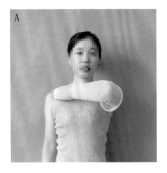
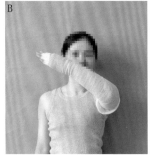
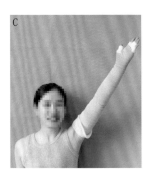

图 12-3-9　雨刮式运动

（图A～C：雨刮式运动连贯动作）

10. 手臂抗阻运动

患者面对墙面站立，脚尖距离墙面 10～15cm，肘关节屈曲，双侧手心对墙，做推墙抗阻运动，重复 5 次（见图 12-3-10）。

11. 握拳运动

双手伸直，握拳，张开手，重复 5 次（见图 12-3-11）。

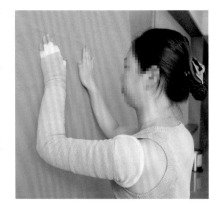

图 12-3-10　手臂抗阻运动

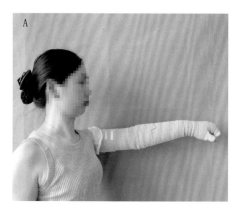 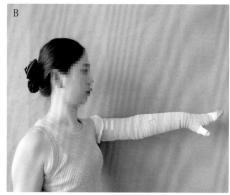

图 12-3-11　握拳运动

（图A：握拳。图B：张开手）

12. 手掌对压

把手掌相对放一起，吸气时按手，呼气时放松双手，重复 5 次（见图 12-3-12）。

建议患者以上动作每天可做 2 次，每次 5 ～ 10 分钟。功能锻炼时也可播放舒缓的音乐，放松心情，量力而行，循序渐进。

（二）下肢淋巴水肿的功能锻炼

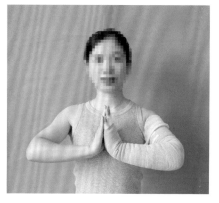

图 12-3-12　手掌对压

下肢淋巴水肿的功能锻炼也要在穿戴弹力袜或包扎压力绷带的情况下进行，否则会增加肢体肿胀情况；在开始功能锻炼前也要先进行呼吸运动，方法同前。

1. 双侧髋膝屈曲运动

平躺，双手从健侧大腿下面抱住大腿弯曲髋和膝关节，使大腿贴近胸部，然后腿回到原处放松，重复此动作 5 次（见图 12-3-13）。在整个过程中，腰背部应保持平躺在地板的垫子上，不要让它滚动或拱起。

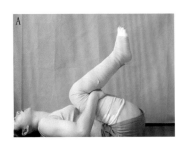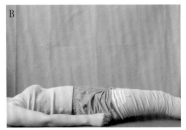

图 12-3-13　双侧髋膝屈曲运动

（图 A：弯曲髋和膝关节。图 B：腿回到原处放松）

2. 屈膝运动

只在患肢进行屈膝运动（见图 12-3-14），腰背部应保持平躺在地板的垫子上，不要让它滚动或拱起。

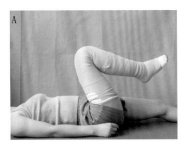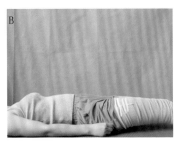

图 12-3-14　屈膝运动

（图 A：屈膝。图 B：腿回到原处放松）

3. 髋外旋后伸运动

仅在患侧臀部肌肉内收夹紧，从 1 数到 5；慢慢放松肌肉，从 1 数到 5（见图 12-3-15）。

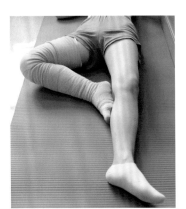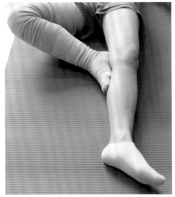

图 12-3-15　髋外旋后伸运动

4．踝泵运动

把腿伸直，脚尖朝上，持续 10 秒；脚尖向下，持续 10 秒（见图 12-3-16），重复 15 次。

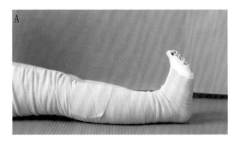
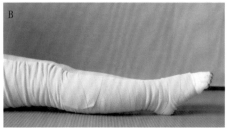

图 12-3-16　踝泵运动

（图 A：脚尖朝上。图 B：脚尖向下）

5．蛙腿运动

躺下（或靠在椅子上或靠墙），把腿伸直，脚后跟并拢，脚趾指向外侧，慢慢弯曲和伸直双腿，保持脚跟并拢，重复 5 次（见图 12-3-17）。

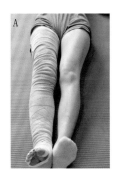
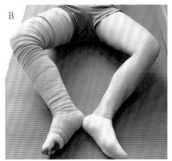
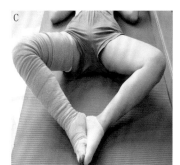

图 12-3-17　蛙腿运动

（图 A：伸直腿。图 B：脚后跟并拢。图 C：弯曲双腿）

6．剪刀布运动

躺下（或靠在椅子上或靠墙），把腿伸直，腿尽可能外移，然后交叉双腿，重复 5 次（见图 12-3-18）。

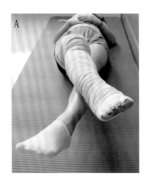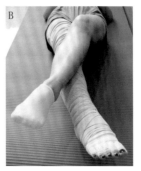

图 12-3-18　剪刀布运动

（图 A ～ B：双侧交叉交替）

7．空中蹬自行车

躺下（或靠在椅子上或靠墙），把腿伸直，双腿做蹬自行车动作，重复 5 ～ 10 次（见图 12-3-19）。

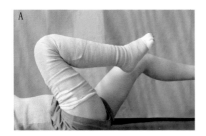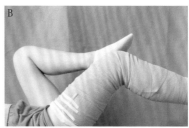

图 12-3-19　空中蹬自行车

（图 A ～ B：连贯动作）

8．摇膝运动

躺下，弯曲患侧膝盖，来回摆动患侧膝盖，重复 5 次（见图 12-3-20）。

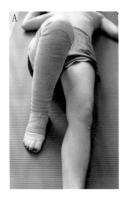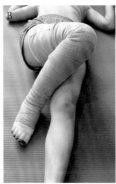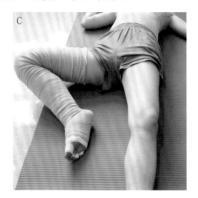

图 12-3-20　摇膝运动

（图 A ～ C：连贯动作）

9. 抬高放松

双腿放松休息，深呼吸，环泵运动，转踝运动，重复 10 次（见图 12-3-21）。

建议患者以上动作每天可做 2 次，每次 5 ～ 10 分钟。功能锻炼时也可放舒缓的音乐，放松心情，量力而行，循序渐进。

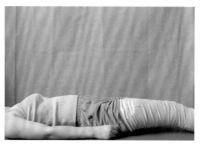

图 12-3-21 抬高放松

第四节 健康教育与自我管理

一、健康教育

淋巴水肿是世界难题，目前尚不能完全根治，一旦发生，需要长期治疗。因此，最重要的是预防淋巴水肿的发生。对恶性肿瘤术后患者实施健康教育可以提高患者预防淋巴水肿发生的意识，提醒患者规避风险，关注个体差异，早期预防和干预，减少淋巴水肿的发生。

（一）上肢淋巴水肿的预防措施

上肢淋巴水肿的预防主要针对乳腺癌根治术后的患者，也包括副乳切除术后的患者及其他恶性肿瘤术后的患者。具体措施如下。

1. 术后循序渐进地进行功能锻炼，促进淋巴回流和侧支循环的建立。

2. 避免患肢长时间下垂，睡觉时可在患肢下方垫一软枕，抬高患肢。

3. 避免在患肢测血压；若是双侧乳腺癌术后患者，可在下肢测血压。

4. 避免提重物，原则是避免提 5kg 以上的重物，但具体因人而异。

5. 避免在患肢采血、输液。

6. 不穿过紧的衣服，不在患肢戴手镯、戒指，不在患侧肩膀背包。

7. 避免做增加阻力的重复性动作，如拍打、搓衣服、来回拖地、切菜，及打乒乓球、羽毛球等，因为酸痛会引发局部性感染，增加淋巴系统负担，引发淋巴水肿。

8. 避免患肢任何形式的损伤，如割伤、拉伤、刺伤等，做家务或种花草时建议戴手套防护。

9. 避免过冷或过热的环境，如夏天避免阳光曝晒或将患肢置入冰冷的水中，冬天避免蒸桑拿或拿热水袋热敷。

10. 注意保护上肢皮肤和指甲，避免蚊虫叮咬。

11. 建议进行规律运动，如散步、慢跑、健身操、游泳，但在运动过程中避免拍、甩手、抡等动作。

12. 长途旅行乘飞机或坐高铁时建议佩戴专用的淋巴水肿弹力袖套。

13. 对于乳腺癌术后患者，建议佩戴合适的义乳，选择没有钢托的文胸，以助于淋巴回流。

14. 注意保护患肢皮肤，可以选择滋润的保湿霜保湿，避免皮肤干燥。若皮肤出现皮疹、瘙痒、发红、疼痛或皮温增高等感染症状，要及时就医。

15. 注意保持适中的体重，避免摄入过多脂肪，因为体重过重会增加淋巴水肿的发生率。

16. 一旦发生淋巴水肿，尽早到医院就诊。

（二）下肢淋巴水肿的预防措施

下肢淋巴水肿的预防主要针对宫颈癌、卵巢癌等妇科恶性肿瘤术后，前列腺癌术后，其他会阴部肿瘤切除术后，静脉曲张剥离和激光术后，及频发下肢淋巴管炎的患者。具体措施如下。

1. 进行规律运动，避免劳累。

2. 坐姿时双腿避免交叉，避免久坐或蹲着，可间断行走，以免影响下肢血液及淋巴循环。

3. 避免在没有穿弹力袜或包扎弹性绷带的情况下做剧烈的或长时间运动。

4. 抬高患肢可预防下肢淋巴水肿。

5. 避免甲沟炎的发生，要勤修剪趾甲，保持皮肤清洁。

6. 积极治疗足皮肤癣，一旦发生感染，及时就医。

7. 不要穿过紧的裤子、鞋子或袜口过紧的袜子。

8. 建议使用保湿的护肤用品，防止皮肤干燥。

9. 长途旅行乘飞机、坐高铁时要穿弹力袜，建议长时间坐位过程中要间断性地站立和行走。

10. 一旦发生丹毒等感染，要及时到医院就诊。

11. 注意观察有无水肿加重情况，一旦发现，尽早就诊。

二、淋巴水肿患者的自我管理

对于已经发生淋巴水肿的患者来说，综合消肿治疗是国际公认的有效治疗方法，它包括治疗期（15～20 天）和维持期（半年）2 个阶段。通常，治疗期在医院，由治疗师完成；而维持期则在家里，由患者自己完成。淋巴水肿患者的居家自我管理需要完成自我手法淋巴引流、自我绷带包扎，并进行功能锻炼和皮肤护理，掌握综合消肿治疗的 4 个步骤。以上肢淋巴水肿为例，具体操作如下。

（一）自我手法淋巴引流操作方法

1．准备工作

在开始自我手法引流前先做好环境准备，环境温度适宜，不要过冷或过热，可以穿宽松舒适的衣服，最好可以暴露患肢，做好自身准备。

2．进行自我评估

首先，评估患侧肢体的皮肤是否完整，有无破损，是否干燥和发红；其次，用皮尺测量患肢的臂围，部位可选取掌指横纹处、腕部、肘下 10cm、肘上 10cm 和腋窝根部，将要测量的部位进行标记，把皮尺放在桌上，测量臂围，读出数据并记录。

3．自我手法引流

自我手法引流有 2 种方式，一种取站立位，一种取平卧位。以右侧乳腺癌导致肢体淋巴水肿为例。按摩开始前先深呼吸，鼻吸口呼，做深长呼吸，重复 5 次，完全打开胸腔，再做腹式呼吸，重复 5 次。

4．打开锁骨上淋巴结

双手交叉，四指并拢，指腹放于锁骨上窝，固定旋转按摩 5 次，动作宜轻柔、缓慢。

5．按摩双侧腋窝淋巴结

双手交叉，四指并拢，同时将指腹放于双侧腋窝，固定旋转按摩，重复 5 次。

6．按摩患侧腹股沟淋巴结

患肢四指并拢，指腹放于腹股沟淋巴结，固定旋转按摩，重复 5 次。

7．患侧淋巴液向健侧引流

将患肢抬高至舒适位置，用健侧手轻抚患肢上臂，使淋巴液向健侧引流，动作宜轻柔、缓慢，重复 5 次；然后按摩前臂，自下而上，途径上臂使淋巴液向健侧引流，动作宜轻柔、缓慢，重复 5 次。

8．使淋巴液向腹股沟引流

抬高患肢至舒适位置，用健侧手轻抚患肢上臂，使淋巴液向腹股沟引流，动作宜轻柔、缓慢，重复 5 次；然后按摩前臂，自下而上，途经上臂使淋巴液向腹股沟引流，动作宜轻柔、缓慢，重复 5 次。

以上自我手法淋巴引流的方法在平卧位也可进行。

（二）自我绷带包扎方法

待自我手法淋巴引流完成，需要压力工具（弹力绷带或压力袖套）来稳固和维持引流的效果，且通过梯度压力来刺激淋巴流动，减轻淋巴水肿。具体操作如下。

1．选择一张舒适的凳子和高低适宜的桌子。需要准备的物品有管状绷带、指尖绷带、衬垫、弹力绷带和胶带纸。

2．根据手臂的长度来选取管状绷带的长度，一般取手臂长度的 1.5 倍，在虎口处剪一个小口，由大拇指套入，动作轻柔，不要用力拉扯，保证平整。

3．打指尖绷带。先绕手掌根部 3 圈，再从小指开始缠绕 2 ~ 3 圈，至少覆盖一半以上的手指长度，必须露出甲床，每个手指依次处理；第 2 卷再从大拇指开始，以同样方法缠绕。完成后，手指甲和掌心应外露。

4．打衬垫。手掌至上臂采用衬垫做螺旋包扎，在腕关节和肘关节处可适当加厚，尽量形成一个圆柱体。

5．打弹力绷带。先用 6cm 的绷带，从虎口开始，第 1 圈平铺不给压力，第 2 圈开始给压力（非常重要），环绕 3 圈，以螺旋法往上打，每 1 圈间隔 1cm 左右，注意均匀地保证压力梯度，打完后用胶带纸固定；再用 8cm 的绷带连接，注意接头不要露在外面，用同样方法缠绕，最后 1 卷若有多余的绷带不要往回绕，可在原处固定或往上缠绕。

6. 所有绷带打完后，保证肢体的活动度。按要求进行功能锻炼。功能锻炼必须在弹力绷带或压力袖套保护下进行，具体的方法见本章第四节。皮肤护理见本章第三节。

（三）饮食指导

淋巴水肿患者在饮食上也要注意，尽量食用低盐、低脂、高维生素、低热量的食物，忌油腻、辛辣刺激的食物，忌腌制品。过多盐分（氯化钠）的摄入会增加血管外液体的钠浓度，使血管中的水分渗出，加重水肿。同时，也要限制脂肪的过多摄入，少吃红肉、肥肉等，控制体重，防止过多脂肪堆积。目前尚无相关文献指出淋巴水肿患者需要限制水分的摄入，但对于淋巴水肿患者来说，除清淡饮食外，可适当增加食用利尿消肿食物。在本草纲目中记载了许多有利水作用的食物，并且很有效，可以试一试。如粳米，健脾胃，有利运化水湿功效；小米，养肾益气，利二便；赤豆，利水除湿，消肿解毒，多食助热；鲤鱼，下水气利小便，旺血行气，治脚气水肿；冬瓜，也有消水肿、散热毒的作用；还有薏米、葡萄、芹菜、鲫鱼、茄子、白菜等都是利水除湿的好食材。总之，荤素搭配、营养均衡的饮食对淋巴水肿患者是非常有必要的。

第五节　淋巴水肿相关手术的围手术期护理

淋巴水肿是乳腺癌、卵巢癌等恶性肿瘤术后常见的并发症之一，发生率为 20% ~ 30%。由于淋巴水肿可不断加重，所以患者常需终身忍受淋巴水肿造成的外观异常、疲劳乏力、反复感染、肢体功能障碍等，严重影响患者生存质量。目前，针对淋巴水肿的治疗主要包括物理治疗、药物治疗和手术治疗，其主要目标在于减轻水肿症状，保护患肢功能，防止病情进一步恶化。手术治疗适合所有淋巴水肿患者，尤其是那些保守治疗失败或积极寻求其他治疗无果的患者。

一、护　理

（一）术前护理

1. 心理护理。淋巴水肿病程长，患者患侧肢体变形、酸胀沉重、活动受限，常致疲劳乏力、反复感染等，患者有手术治疗的强烈愿望，但又害怕效果不好。因此，在了解患者的心理状态后，需要给予患者正面支持与鼓励，介绍手术医生及同类患者术后康复效果等，指导配合手术的方法、术后康复锻炼的方法等。

2. 皮肤准备。术前注意保护供区的皮肤和血管，禁止静脉穿刺。取淋巴结区域，清洁患肢皮肤，将皮肤皱褶中污物清除干净，修剪指甲，手术区域需备皮，注意勿剃破皮肤。

3. 测量患肢臂围或腿围，给予徒手淋巴引流（每天1次），指导患者及其家属学习和掌握徒手淋巴引流的方法，按固定体位进行编号拍照并留档。

（二）术后评估

1. 术中情况，了解麻醉方式、手术方式、术中出血、输血、用药、血管吻合及皮瓣组织血运情况等。

2. 神志、生命体征、氧饱和度等。

3. 切口敷料有无渗血、渗液，局部组织有无肿胀情况。

4. 切口引流管固定情况，及引流液的量、色、性质。

5. 患者疼痛情况。

6. 心理状况，有无焦虑、烦躁。

7. 活动能力。

8. 手臂肿胀、臂围情况。

9. 观察有无皮瓣坏死、出血、感染、深静脉血栓等并发症的发生。

10. 皮肤完整性及色泽。

11. 出入量情况。

12. 患者进食情况，观察白蛋白指数、体重指数等营养状况。

13. 实验室检查结果，如血常规、生化等。

（三）术后护理措施

1. 环　境

将患者安排在安静、舒适、光线充足的病房，保持室温在 24～26℃，相对湿度在 50%～60%，室内每日通风及消毒 1～2 次，控制探视人群。室内禁烟，因为尼古丁既损害内皮细胞，又是血小板的吸附剂，易造成吻合血管的栓塞与痉挛。

2. 术后体位

麻醉清醒后，患者取平卧位、健侧卧位或屈膝屈髋卧位，避免患侧卧位，具体卧位根据手术方式来选择。术后 1～3 天，取患肢外展功能位，并抬高患肢于心脏水平以上 10～20cm，以利于静脉回流，减轻肿胀，有利于保证皮瓣的血供，同时可增加舒适感。

3. 疼痛护理

准确评估切口疼痛程度。若达到中度以上疼痛，应及时向医生汇报，使用镇痛药物；嘱患者取屈膝屈髋卧位，避免腹部张力过大而引起腹部切口疼痛；护理操作时，动作轻柔准确，避免碰撞引起患者疼痛。

4. 饮食护理

术后当天，遵医嘱予以禁食；术后 1 天，给予少量温开水，若无恶心、呕吐等不适，待肛门排气后，可进少量白粥等温热流质饮食；术后 2 天，可给予半流质或软食；术后 3 天，逐渐过渡至普食。饮食宜清淡、易消化、高热量、优质蛋白均衡。

5. 病情的观察与护理

淋巴管静脉吻合术、血管化淋巴结移植术后能保持结构和功能的完整性。通过将正常淋巴组织移植到机体淋巴水肿区域，建立新的淋巴循环通路，可有效改善水肿情况，故保证血管化淋巴结成活是手术成功的关键。密切观察皮瓣的颜色、温度（可用红外线温度仪测量）、张力，如有异常，及时向医生汇报。术后第 1 天起，每天测量患肢的臂围并记录，测量的部位是掌虎口、腕横纹、肘横纹下 10cm、肘横纹下 5cm、肘横纹、肘横纹上 10cm及腋窝根部。

6. 徒手淋巴引流（MLD）

术后第 1 天开始徒手淋巴引流，从肢体的近心端部位开始引流，需避开伤口，先近心端后远心端，促使淋巴流动，刺激正常的淋巴管道，促使淋巴液向近心端流动，按摩手法必须轻柔、缓慢，压力适中，引流时间为 30 分钟。一边操作，一边向患者解释操作的原理、方法，指导患者及其家属练习直至完全掌握。

7. 综合消肿治疗（CDT）

术后第 2 天开始 CDT，包括徒手淋巴引流（MLD）、低弹压力绷带包扎、功能锻炼及皮肤护理。一边做，一边指导患者或其家属，每天做 1 次，出院后于淋巴水肿门诊继续综合消肿治疗。待患者或其家属完全学会后，嘱患者在家继续自我维持治疗 3 ～ 6 个月。等水肿情况稳定后，改淋巴水肿专用压力袖套维持。

8. 引流管护理

注意观察引流液的量和颜色，保持引流通畅，准确记录引流量。注意有无活动性出血发生。引流管一般放置 5 ～ 7 天，若连续 2 天引流量＜ 20mL，可考虑拔管。

9. 心理护理

淋巴水肿治疗困难，患者容易丧失信心或产生焦虑，要鼓励患者，并多分享成功案例，帮助患者树立信心、保持良好心态、正确对待疾病。

10. 并发症的观察及处理

（1）皮瓣坏死：观察皮瓣的颜色、温度，并做好记录。正常皮瓣皮温较健侧略低，颜色红润。若皮瓣颜色变成青紫、暗红、发黑或苍白等，考虑血液循环障碍。如发现皮瓣异常，要安慰患者，消除紧张焦虑情绪；报告医师，遵医嘱用药，并观察药物疗效；保持引流通畅，定时挤压引流管；尽早开始指导合理的功能锻炼，循序渐进。

（2）出血：密切观察切口敷料情况，有无渗血、渗液；观察引流管的量及颜色；观察血常规指标，一旦发现异常，立即通知医生并遵医嘱处理。

（3）感染：观察皮瓣移植处有无红肿、脓性渗液，若皮瓣颜色发红、温度高，患者体温升高，则可能出现感染，要及时向医生汇报，遵医嘱使用消炎药；保持敷料清洁、干燥；严格执行无菌操作，防止交叉感染。

（4）深静脉血栓的预防：①观察护理：观察双下肢及患肢有无疼痛、肿胀、皮温升高等症状，应及时通知临床医生进行处理。②基础预防：讲解下肢深静脉血栓形成的发生过程与治疗护理，使患者更好地配合治疗和护理；鼓励患者多饮水，进清淡、易消化食物以降低血液黏稠度，养成良好的饮食习惯；禁止吸烟、饮酒，以免尼古丁刺激血管引起静脉收缩；嘱患者尽早下床活动，指导其卧床时的踝泵运动；提高静脉穿刺技能，注意避免选择下肢。③物理预防：予以间歇充气加压装置、梯度弹力袜、足底静脉泵等预防深静脉血栓，必要时联合药物预防。

11. 患肢功能锻炼

在低弹压力绷带包扎的情况下进行功能锻炼，锻炼方法及时间详见乳腺癌术后患肢功能锻炼操（本章第三节内）。

（四）出院指导

1. 出院后嘱患者继续至淋巴水肿护理门诊进行综合消肿治疗，持续时间由淋巴水肿治疗师评估后决定，一般 1～2 个月。

2. 引流管护理。对于带管出院的患者，指导其引流管维护的方法，保持引流管通畅，勿拉扯。若引流管不慎滑出或无负压导致引流不畅，嘱患者及时来院更换。告知患者评估引流量的方法，连续 3 天引流量 ≤ 20mL 可以至医院拔管。

3. 术后 3～6 个月，患者需要每天进行淋巴引流和自我包扎。

4. 护理人员跟踪随访患者落实情况。

5. 保护患肢。做家务时戴手套，修剪指甲不宜太短以避免感染；患肢不宜做剧烈运动、甩手和负重动作等，可进行一些动作缓慢、柔和的锻炼，如打太极拳、八段锦等；如果皮肤出现皮疹、瘙痒、发红、疼痛、皮温增高或发热等感染症状，要及时就诊。

6. 饮食指导。尽量食用低盐低脂、高维生素、低热量的食物，忌油腻、辛辣刺激的食物，忌腌制品，做到荤素搭配、营养均衡的饮食对淋巴水肿患者是非常有必要的。

7. 定期随访。术后 3 个月内，每月至淋巴水肿门诊随访；若无异常，每

3 个月复查一次，直至 2 年；2 年后，每 6 个月复查一次；5 年后，每年复查。若出现反复或水肿进展，及时复查。

参考文献

[1] ［德］M. 福迪，E. 福迪 . 福迪淋巴学 [M]. 3 版 . 曹烨民，阙华发，黄广合，等主译 . 上海：世界图书出版公司，2018.

[2] 贾杰 . 规范乳腺癌术后上肢淋巴水肿的诊治流程 [J]. 中国康复医学杂志，2018，33（4）：375-378.

[3] 孔为民，张赫 . 妇科肿瘤治疗后下肢淋巴水肿专家共识 [J]. 中国临床医生杂志，2021，49（2）：149-155.

[4] 刘高明，胡进，刘媛媛，等 . 宫颈癌治疗后继发性双下肢淋巴水肿患者的护理 [J]. 护理学杂志，2019，34（9）：37-39.

[5] 刘军，王伟，陈成玲 . 乳腺癌术后上肢淋巴水肿的危险因素分析 [J]. 肿瘤学杂志，2018，24（1）：70-73.

[6] 刘宁飞 . 淋巴水肿：诊断与治疗 [M]. 北京：科学出版社，2014.

[7] 覃慧英，徐波，李来有，等 . 乳腺癌术后淋巴水肿预防和护理 [J]. 中华护理学会团体标准，2020.

[8] 王静，王娟 . 淋巴水肿护理指引 [M]. 上海：第二军医大学出版社，2017.

[9] 王静 . 淋巴水肿综合消肿护理指引 [M]. 上海：复旦大学出版社，2020.

[10] 尤渺宁，万巧琴 . 乳腺癌相关淋巴水肿患者自我护理的研究进展 [J]. 中华护理杂志，2021，56（3）：464-468.

[11] 张赫，孔为民 . 宫颈癌治疗后下肢淋巴水肿防治现状及研究进展 [J]. 医学综述，2021，27（3）：503-507.

[12] 张佳佳，季诚 . 宫颈癌后下肢淋巴水肿功能锻炼的研究进展 [J]. 南京医科大学学报（自然科学版），2019，39（11）：1692-1695.

[13] 赵慧慧，周春兰，吴艳妮，等 . 乳腺癌相关淋巴水肿患者运动指导方案的证据总结 [J]. 中华护理杂志，2020，55（5）：779-785.

第十三章 淋巴水肿的常见并发症及处理

慢性淋巴水肿病情进一步进展后，受累肢体水肿加重可以带来继发感染、肢体功能受限、骨质疏松和恶性肿瘤等并发症。这些并发症发生后治疗困难，肢体外形的改变、反复感染与难以愈合的创口和肢体功能障碍，不仅造成患者生活和工作能力下降，而且还会引发患者自卑情绪，影响患者社会关系和生活质量，给患者的生理和心理都带来持久的伤害。本章节将详细讲解淋巴水肿的几种常见并发症，以期为淋巴水肿并发症的预防和早期治疗提供帮助。

第一节 继发性感染

感染是慢性淋巴水肿发生后最常见的并发症，感染进展后可以导致严重后果。蜂窝织炎与淋巴管炎是慢性淋巴水肿最常见的感染并发症。淋巴水肿并发感染可由多种因素导致，这些因素之间又可互相作用，导致病情复杂化与进一步恶化。

一、病因与发病机制

（一）免疫屏障破坏

淋巴系统可以运输抗原提呈细胞和抗原到达淋巴结，其在调节免疫中以被动的形式发挥抵抗病原体入侵的免疫屏障作用。水肿受累区域淋巴管功能的破坏和炎症因子的异常释放都可加重局部炎症反应，造成正常免疫屏障的抵御能力丧失和形成局部免疫缺陷环境，导致抵御细菌侵袭的能力下降。最近的研究显示，淋巴管内皮细胞可通过控制免疫细胞进入毛细淋巴管，参与抗原的呈递或者参与抗原提呈细胞的调节，更加直接地调节免疫反应。在淋巴水肿并发感染后，淋巴损伤局部出现调节 T 细胞浸润，局部正常的免疫防御被破坏，使正常的免疫反应受抑制，感染情况进一步复杂化。

（二）利于细菌滋生的微环境

淋巴水肿发生后，淤积的富蛋白组织液为细菌滋生创造了有利环境，一旦细菌有机会进入淋巴组织，积累的蛋白质将为感染提供理想的"培养基"。在这种情况下，即使轻微的小创伤亦有发展为蜂窝织炎的风险。在非淋巴水肿的蜂窝织炎患者中，细菌释放的毒素会被自身免疫细胞吞噬，随后经正常的淋巴引流而被有效清除。在发生淋巴水肿时，水肿区域的淋巴液流动停滞，清除能力下降。淋巴引流不足，不仅无法及时清除细菌毒素，而且容易使细菌毒素聚集，引起全身感染。另外，在发生淋巴水肿后，受累的局部皮肤皱褶加深，褶皱中积蓄的水分也会为细菌的滋生提供有利环境。

（三）皮肤保护屏障被破坏

局部感染可以导致淋巴水肿患者淋巴管和淋巴结内组织纤维化进一步增加。在小鼠淋巴水肿模型中，可以观察到辅助 T 细胞分化增加，而由其介导的免疫炎症反应可促进组织纤维化、抑制侧支淋巴管的形成、减少淋巴管泵送和增加淋巴管渗漏。肿胀变性的皮下组织又可造成受累区域皮肤感觉减退，导致偶发的皮肤破损难以被患者及时察觉而成为病原体的进入点。

引起感染的细菌也是皮肤定植菌群的一部分。由于正常皮肤作为人体的屏障可以阻止外源性细菌和病原体进入人体，所以这些细菌在正常情况下一般停留于皮肤外而不会引起感染。在出现淋巴水肿后，水肿受累区域持续的炎性反应可以导致组织纤维化与皮肤角质化加重，患者的皮肤将变得干燥，发生鳞片状改变。这种皮肤天然保护层的破坏导致患者皮肤极易出现破损，成为病原体侵入的"窗口"。

（四）淋巴水肿其他并发症引起感染

淋巴水肿的其他并发症，如淋巴囊肿和淋巴漏，也可引起感染，并且四肢淋巴水肿的感染传播更快，并发的浅表蜂窝织炎也容易迅速进展成脓毒血症。感染区域受累的淋巴管功能会受到进一步损伤，从而加重淋巴水肿。感染与淋巴水肿两者相互作用形成恶性循环，使病情更为复杂。因此，对于淋巴水肿并发的感染，需要早期治疗。

（五）感染与淋巴水肿相互影响

反复发作的蜂窝组织炎每次都会进一步损害淋巴系统，导致一定程度的继发性淋巴水肿，而加重的淋巴水肿又进一步破坏淋巴管的功能，增加发生蜂窝织炎等感染的风险。因此，感染与淋巴水肿之间是相互影响的一种恶性循环。由于细菌进入水肿组织后难以根除，肿胀的存在使身体的自然防御细胞不能充分对抗从这些从伤口入侵的病原体，所以在淋巴水肿患者容易反复发生蜂窝织炎，甚至出现难以愈合的溃疡。

二、临床表现

（一）淋巴管炎

淋巴管炎是淋巴水肿最常见的感染之一，这种急性皮肤感染通常继发于溶血性链球菌导致的急性皮肤及皮下组织感染，包括淋巴管和淋巴结感染。淋巴管炎较少由葡萄球菌感染引起。淋巴管感染的典型表现是发病迅速，伴随火红色水肿，感染区域边缘抬高且明显，可出现从感染区域到腋窝或腹股沟的红色条纹，有些患者亦可表现为感染迁延数周。除局部迅速出现的感染症状外，患者有时也可伴随全身症状，如发热、疼痛、头痛、呕吐、寒战以及淋巴结肿大等。淋巴管炎可通过浅表淋巴管迅速扩散，促进受累组织纤维化形成。如感染入血，甚至可能出现威胁生命的严重后果。

（二）蜂窝织炎

蜂窝织炎通常由溶血性链球菌或金黄色葡萄球菌引起，它们通过割伤、擦伤或皮肤破裂进入组织，引起皮肤、皮下及筋膜下深层组织的急性、弥漫性炎症。受影响最严重的部位通常是小腿，约占所有病例的 75%～90%。相比于淋巴管炎，蜂窝织炎感染所累及的范围更广，症状更重。蜂窝织炎的临床表现取决于其严重程度，通常表现为感染区域组织软化和皮温升高，以疼痛性肿胀、局部皮肤发红和发热为典型特征。感染进展后，可伴随"流感样"症状，如发热、寒战、呕吐和头痛等，也可表现为累及全身的心动过速、低血压和伴有明显炎症反应的全身不适。当蜂窝织炎通过淋巴系统或血液系统扩散到重要器官和身体其他部位时，甚至会危及生命。

三、治　疗

（一）积极治疗淋巴水肿

流行病学研究显示，高达 28% 的淋巴水肿患者在过去 1 年内曾发生蜂窝织炎，提示存在淋巴管异常的淋巴水肿患者容易并发感染。因此，早期发现淋巴水肿并进行干预，可以改善肢体局部环境，减少感染并发症出现的危险因素，有效减少淋巴水肿继发性感染的发生。

（二）抗生素治疗

淋巴管炎的诊断一旦明确，建议尽早使用抗生素治疗。对于以局部症状为主的患者，推荐使用口服青霉素类或头孢菌素。当出现发热等全身症状时，推荐静脉给药；对青霉素过敏者，可使用克林霉素治疗。而并发于淋巴水肿的蜂窝织炎病原体通常是链球菌。因此，与常规的蜂窝织炎治疗方案有所不同，淋巴水肿后蜂窝组织炎的一线治疗推荐采用阿莫西林。复发性蜂窝织炎的治疗药物则推荐具有免疫调节作用与抗链球菌活性的克林霉素和大环内酯类。

第二节　关节挛缩

晚期淋巴水肿可导致关节内组织发生挛缩与粘连，引起肢体周围肌肉部分萎缩，致使关节主动和被动活动度降低，并导致其部分功能受限，从而影响患者的日常生活与工作。

一、淋巴水肿引起关节挛缩的原因及发病机制

（一）皮肤及皮下组织增生及纤维化

晚期淋巴水肿可以引起关节周围的皮肤发生病变，病变主要累及表皮和皮下组织层。表皮层出现局部角质层增生肥厚，明显角化的皮肤失去其柔软性。随着慢性淋巴水肿的进展，真皮层和皮下组织的纤维化进一步加重，上下肢围关节区域也会受累及。增生的纤维组织在免疫组化染色下显示主要由Ⅰ型和Ⅲ型胶原构成。一方面，关节周围皮肤由最初的柔软的凹陷性水肿逐

渐发展至后期坚硬的象皮样肿，影响关节活动。另一方面，富含胶原的纤维组织沉积于关节内和关节周围，可加速关节软骨降解和关节退变。水肿组织的慢性炎症，如 TGF-β 等炎性因子的释放，亦可促进纤维化病理进程。

皮肤表面微生物的滞留以及透明质酸也可能参与关节周围组织的纤维化进程。成纤维细胞在上述因素的刺激下，可加速合成胶原纤维，导致皮肤及皮下组织增生。接着，周围组织（包括跨关节的肌肉、肌腱以及周围滑囊等）出现粘连与挛缩，造成肌腱活动能力下降，最后导致关节活动受限。同时，关节活动度下降反过来也会造成关节内多种组织的纤维化，如关节囊组织的纤维化。因此，该循环会进一步加重局部关节的活动受限。

（二）皮下组织脂肪沉积

晚期淋巴水肿患者由于浅表间隙间淋巴堆积，可出现皮下组织脂肪沉积，且随着病程延长而呈进行性加重，导致肢体日益沉重。在前期，渐进性的肢体肿胀及脂肪沉积可能由于体重增加而出现四肢肌肉力量的部分强化；但随后，脂肪过度沉积以及肌肉过度肥大，常可导致患者活动减少、关节活动受限。一方面，长期的自身活动减少同样会导致静脉和淋巴回流进一步受损，造成关节腔内滑液流动速度减缓，引起关节囊及周边韧带组织缺血和挛缩。另一方面，长期的活动度减少会使得关节周围肌肉长期处于缺少活动状态，引起肌膜弹性丧失与硬化，受累肌肉失去良好的延展性，导致肌性挛缩的发生。关节活动度减少可造成关节周围组织缺少机械刺激，在应力异常状态下，组织结构将发生重塑，加速关节挛缩的发生。

（三）心理状态改变

皮下纤维组织增生及脂肪沉积都会导致患者肢体体积的增加，发生畸形，这不仅仅是外观上的影响，更会对患者的生活及工作产生巨大影响。患者可能出现不喜欢自己四肢外观的情况，这会导致患者自信心的丧失。淋巴水肿患者的心理亚健康状态可能致使其处于活动减少的自闭状态，而长时间四肢活动的减少又可导致部分肌肉功能萎缩失用，关节活动度进一步降低。

二、淋巴水肿引起关节挛缩的预防及治疗

目前，针对淋巴水肿引起的关节挛缩的治疗方案众多，但是其具体的疗

效依个体情况而不一。早期治疗首先强调功能锻炼，以预防关节挛缩的发生和发展；中后期可采用个体化规范化诊疗方案，以提高远期疗效。

晚期淋巴水肿引起的关节挛缩通常涉及皮肤及皮下组织的增生、纤维组织增生及脂肪沉积等，需要采取更积极的手术治疗，主要包括病变组织切除术、负压辅助抽吸脂肪术、带蒂皮瓣引流术等。病变组织切除术主要通过切除多余的皮肤和皮下组织来减轻四肢的重量，缩减肢体肿胀体积，从而可能有助于缓解局部症状。负压辅助抽吸脂肪术或分阶段进行的皮肤及皮下组织切除有助于改善患者的体重，延缓关节挛缩的进展。随着现代医学、医疗器械及手术方法的发展和进步，淋巴水肿的手术治疗效果及并发症预防等方面均有了显著的进步。

第三节　骨质疏松症

淋巴水肿患者在疾病发生发展及治疗过程中容易发生骨质疏松症和一系列骨相关事件。现阶段，这些问题已成为研究者关注的焦点。临床上对淋巴水肿相关的骨质疏松症重视度不够。骨质疏松症容易影响患者的生活质量和预后，因此需要尽早监测和干预淋巴水肿相关的骨质疏松症问题，以提高患者后期生活质量及改善预后。

一、病因与发病机制

淋巴水肿可以导致皮肤及皮下组织过度增生，并引起关节周围脂肪过度沉积，从而导致患肢活动能力下降。患肢的活动受限及活动量减少可能是引起淋巴水肿患者局限性骨质疏松症的主要因素之一。另外，淋巴水肿导致骨质疏松症的另一个原因可能是免疫介导的细胞和细胞因子的作用。淋巴排泄能力受损会导致细胞间质积液和局部组织肿胀，引起氧张力降低，加重局部慢性炎症和反应性组织纤维化。区域性的骨质疏松症可能与局部淋巴淤积引起的局部炎症有关，这种长期的炎症刺激作用可导致局部骨吸收，从而诱导骨质疏松症的发生。

二、临床表现

淋巴水肿的发生发展及治疗过程中容易发生骨质疏松症，初期一般无明显的临床表现，但随着疾病进展，骨量丢失进一步加重，最终引起患者局部的骨骼疼痛，甚至出现骨质疏松性骨折等。

（一）局部疼痛

淋巴水肿引起的骨质疏松症患者通常可出现局部骨质疏松区域的疼痛。疼痛可在翻身、长时间活动后出现，夜间或者活动后疼痛加重，从而影响患者的日常行为活动。

（二）骨质疏松性骨折

淋巴水肿引起的骨质疏松症可导致患肢局部骨量减少，骨密度降低，使该区域发生脆性骨折的概率显著增高。脆性骨折通常指在日常生活中由轻微外力引起的骨折，可称为骨质疏松性骨折。此类骨折的发生部位以胸腰椎、髋部、前臂远端及肱骨近端最为多见。

三、治　疗

淋巴水肿相关的骨质疏松症通常需要早期诊断和早期治疗，以防止肢端活动减少以及局部性骨质疏松症发生，其主要的治疗方法包括基础治疗及药物治疗。对于晚期淋巴水肿患者，进行合理的基础与抗骨质疏松药物治疗可以大大降低淋巴水肿相关的骨质疏松症的发生率。

（一）基础治疗

1. 调整生活方式

加强营养，均衡饮食，建议摄入富含钙、低盐和适量蛋白质的均衡饮食；每日保证充足日照，促进活性维生素 D 的合成；规律运动，可有效降低骨质疏松症的发生率。同时，戒烟、限酒，避免过量饮用咖啡和碳酸饮料，尽量避免或少用影响骨代谢的药物等。

2. 补充维生素 D、钙剂等营养素

充足的维生素 D 可促进肠道钙吸收，促进骨骼矿化，改善平衡能力，以降低发生跌倒的风险。维生素 D 不足可导致继发性甲状旁腺功能亢进，增加骨吸

收，从而引起或加重骨质疏松症。在淋巴水肿患者预防骨质疏松症方面，基础是补充钙和维生素 D，所有抗骨质疏松药物治疗都须辅以钙剂和维生素 D。

3. 局部物理治疗

加压治疗包括使用加压绷带、阶段加压装置和充气减压设备等。加压绷带治疗由数层弹力较小的绷带缠绕患肢实现，其可以产生有效的阶段性压力，将水肿区域淋巴液排走，延缓淋巴水肿的进展，以预防骨质疏松症的发生。

4. 功能锻炼

运动锻炼主要包括重复性肌肉收缩和舒张训练，借助肌肉间相关泵系统促进淋巴回流，从而预防骨质疏松症的发生。早期预防淋巴水肿相关骨质疏松症可加强邻近关节被动运动及周围肌肉的等长收缩训练，以预防肌肉萎缩及失用性骨质疏松症；后期需以主动运动、渐进性抗阻训练及平衡协调与核心肌力训练为主。

（二）药物治疗

抗骨质疏松药物治疗是预防及治疗淋巴水肿相关的骨质疏松症最为重要的治疗措施。有效的抗骨质疏松药物可以增加骨密度，改善骨质量，显著降低骨折的发生风险。按作用机制，抗骨质疏松药物主要可分为骨吸收抑制剂、骨形成促进剂、骨代谢调节剂等。

1. 骨吸收抑制剂

骨吸收抑制剂是指抑制破骨细胞功能的药物，如双膦酸盐、地诺单抗等，这类药物主要通过抑制破骨细胞的活性，使破骨细胞对骨的吞噬作用减弱，从而减少骨丢失。双膦酸盐是目前临床上预防和治疗骨质疏松症使用最广泛的药物。双膦酸盐与骨羟磷灰石的亲和力高，能够特异性结合到骨表面，抑制破骨细胞功能，从而抑制骨吸收。地诺单抗属于特异性 RANKL 的完全人源化单克隆抗体，能够抑制 RANK-RANKL 系统，减少破骨细胞形成，以降低骨吸收。

2. 骨形成促进剂

甲状旁腺素类似物是促进骨形成的代表性药物。国内已上市的特立帕肽是重组人甲状旁腺素氨基端 1 － 34 活性片段。甲状旁腺类似物间断小剂量使用，可促进骨形成。但这类药物价格高，目前在国内应用尚不广泛。

3. 骨代谢调节剂

骨代谢调节剂不能明显抑制破骨功能或者促进成骨功能，仅有调节骨代谢的作用，主要包括活性维生素 D 及其类似物以及维生素 K 类等。

第四节　感觉障碍

淋巴水肿主要表现为患肢不同程度的肿胀，可伴随出现感觉障碍。随着淋巴水肿的进展，病变区域感觉功能异常也会进一步进展，患者可自觉患肢肿胀疼痛、患肢沉重以及麻木不适等，生活质量严重受影响。淋巴水肿区域常可并发反复感染，可进一步加重局部感觉障碍。

一、淋巴水肿相关感觉障碍的原因

（一）软组织张力增加

晚期淋巴水肿通常会造成皮肤及皮下组织增生，局部皮肤可由柔软的凹陷性水肿逐渐发展至坚硬的象皮样肿，患者可主诉有肢体肿胀或沉重感。皮肤及皮下组织的纤维化增生可使周围的肌肉、软组织发生粘连与挛缩，造成软组织过度牵拉，导致皮肤及软组织张力骤然增加，最终可产生疼痛及感觉异常。晚期淋巴水肿患者可出现四肢活动减少，局部肌肉无力，导致四肢变得沉重。

（二）继发感染及溃疡

早期淋巴水肿患者通常表现为无痛，但部分淋巴水肿患者可反复继发感染，可并发静脉疾患而出现难以治愈的溃疡，甚至发生恶变。反复的感染侵害可以导致局部软组织被破坏，引起淋巴管内细菌积聚及淋巴堵塞，产生急慢性淋巴管炎。患肢可表现出肿胀疼痛进一步加重，甚至出现高热、乏力等全身症状。

二、淋巴水肿相关感觉障碍的预防与治疗

淋巴水肿相关感觉障碍通常需要早期预防，以防止局部出现疼痛及感觉异常。早期预防关节活动度降低，避免局部感染进展，可显著降低感觉障碍

的发生概率。淋巴水肿患者早期进行局部的功能锻炼可以有效预防皮下组织瘢痕增生，避免软组织发生粘连、挛缩，降低局部软组织张力，从而预防出现感觉异常。后期，患者适当使用镇痛药物可以提高生活质量。淋巴水肿相关感觉障碍需要早期预防、早期发现，一切治疗以提高患者生活满意度为原则进行。

第五节　继发恶性肿瘤

一、淋巴管肉瘤

（一）Stewart-Treves 综合征

淋巴管肉瘤是一种罕见的皮肤软组织肉瘤，发生于长期淋巴水肿患者，也是最常见的淋巴水肿继发性恶性肿瘤。1906 年，Löwenstein 首次报道 1 名继发淋巴水肿 5 年患者的上肢淋巴管肉瘤。随后，由 Stewart 和 Treves 对其进行进一步确认并做出定义。因此，淋巴管肉瘤又被称为 Stewart-Treves 综合征（Stewart-Treves syndrome，STS）。其最初用于描述根治性乳腺癌术后淋巴水肿患者出现同侧上肢或胸前皮肤的淋巴管肉瘤，后被广泛指为因先天性或获得性的长期慢性淋巴回流障碍导致的血管或淋巴管肉瘤。淋巴管肉瘤是一种具有高度侵袭性的恶性肿瘤，患者 5 年生存率低于 10%。慢性淋巴水肿 10 年以上的患者发生淋巴管肉瘤的风险为 10%。另外，淋巴管肉瘤也可出现于创伤、丝虫病、特发性获得性淋巴瘤、静脉淤积、病态肥胖、腿部溃疡以及宫颈癌或阴茎癌术后导致的先天性和继发性淋巴水肿患者。

（二）病因及病理特点

Stewart-Treves 综合征最重要的病因为长期存在的慢性淋巴水肿，尤其是在根治性乳房切除术后出现的淋巴水肿。而由心脏或肾脏疾病引起的水肿与 Stewart-Treves 综合征无关，说明单纯的水肿并不足以引起该疾病。另外，乳腺癌术后淋巴管肉瘤患者容易并发第三种恶性肿瘤，提示 Stewart-Treves 综合征可能与遗传及基因方面的因素相关。

在发生慢性淋巴水肿后，淋巴系统的免疫防御能力受到损害。因此，有观点认为淋巴水肿破坏受累区域的免疫监视能力，进而导致肿瘤的发生。另外，乳腺癌等的术后放疗可以导致腋窝淋巴结硬化和淋巴水肿的发生，放疗也会破坏局部的免疫环境，目前认为放疗与 Stewart-Treves 综合征的发生相关。

尽管被命名为"淋巴管肉瘤"，但关于 Stewart-Treves 综合征的分类是血管肉瘤还是淋巴血管肉瘤，一直存在争议。在 Stewart-Treves 综合征的组织病理切片中可以观察到血管通道的形成和胶原的沉积。与此一致，免疫组化染色也显示其表达内皮细胞来源和血管肉瘤相关的标志。因此，有观点认为该肿瘤也能起源于血管内皮细胞，应被列为血管肉瘤的一种。但近年来，在 Stewart-Treves 综合征患者中发现有较多的淋巴相关抗原表达，包括平足蛋白、淋巴管内皮透明质酸受体 -1、血管内皮生长因子受体 -3 等。这些抗原多表达于淋巴来源肿瘤，而非血管源性肿瘤，证明 Stewart-Treves 综合征存在淋巴分化。

（三）临床表现

皮肤淋巴管肉瘤表现为红紫色的斑块或结节，并可发展成息肉样，周围可见卫星区病变，并可融合成大的病损。某些淋巴水肿患者可因原发肿瘤进展，合并皮肤脉管内癌栓，出现皮肤大片泛红。随着淋巴管肉瘤的进展，受累区域萎缩的皮肤可发生溃疡并导致出血和感染。疾病晚期最终出现组织坏死和广泛的皮肤结节，并进一步形成肿瘤转移。肿瘤细胞也可通过血行途径造成肺转移。Stewart-Treves 综合征在磁共振 T_2 像可表现为皮下区域蜂窝状信号增强。通过对疑似淋巴管肉瘤的患者进行磁共振检查，可以检测和确定肿瘤对周围组织的浸润情况，并可为活检或手术治疗提供参考。

（四）治　疗

得益于保乳治疗的普及，手术和放疗技术的改进，新型化疗药物的研发和使用，慢性淋巴水肿的发生率在下降，Stewart-Treves 综合征的发生率也显著降低。单纯的化疗或放疗对患者生存期的影响差异不大，且治疗效果也并不理想。即使采取外科手术并辅以化疗或放疗，Stewart-Treves 综合征的致死率仍然很高，局部的复发和转移也导致其预后较差。此外，由于

Stewart-Treves 综合征具有血管源性肿瘤的病理特点，所以也有研究指出抗血管形成可能是其潜在的有效治疗手段。考虑到该疾病多并发于长期的慢性淋巴水肿，建议对淋巴水肿进行早期诊断和有效干预，预防 Stewart-Treves 综合征的发生，以避免其所造成的严重后果。

二、其他恶性肿瘤

与淋巴水肿有关的其他恶性肿瘤还有鳞状细胞癌、基底细胞癌、皮肤淋巴瘤、黑色素瘤及卡波西肉瘤等。

参考文献

[1] Bosompra K, Ashikaga T, O'Brien PJ, et al. Swelling, numbness, pain, and their relationship to arm function among breast cancer survivors: a disablement process model perspective[J]. Breast J, 2002, 8(6): 338–348.

[2] Dunham CL, Castile RM, Chamberlain AM, et al. The role of periarticular soft tissues in persistent motion loss in a rat model of posttraumatic elbow contracture[J]. J Bone Joint Surg Am, 2019, 101(5): e17.

[3] Farzaliyev F, Hamacher R, Steinau Professor HU, et al. Secondary angiosarcoma: a fatal complication of chronic lymphedema[J]. J Surg Oncol, 2020, 121(1): 85–90.

[4] Felmerer G, Dowlatshahi AS, Stark GB, et al. Lymphangiosarcoma: is Stewart-Treves syndrome a preventable condition? [J]. Lymphat Res Biol, 2016, 14(1): 35–39.

[5] Grada AA, Phillips TJ. Lymphedema: pathophysiology and clinical manifestations[J]. J Am Acad Dermatol, 2017, 77(6): 1009–1020.

[6] Kataru RP, Baik JE, Park HJ, et al. Regulation of immune function by the lymphatic system in lymphedema[J]. Front Immunol, 2019, 10: 470.

[7] Lawenda BD, Mondry TE, Johnstone PA. Lymphedema: a primer on the identification and management of a chronic condition in oncologic treatment[J]. CA Cancer J Clin, 2009, 59(1): 8–24.

[8] Morris A. Cellulitis and erysipelas[J]. Clin Evid, 2004, (12): 2271–2277.

[9] Mortimer PS, Levick JR. Chronic peripheral oedema: the critical role of the lymphatic system[J]. Clin Med (Lond), 2004, 4(5): 448–453.

[10] Rachner TD, Khosla S, Hofbauer LC. Osteoporosis: now and the future[J]. Lancet, 2011, 377(9773): 1276-1287.

[11] Rockson SG, Keeley V, Kilbreath S, et al. Cancer-associated secondary lymphedema[J]. Nat Rev Dis Primers, 2019, 5(1): 22.

[12] Rockson SG. Current concepts and future directions in the diagnosis and management of lymphatic vascular disease[J]. Vasc Med, 2010, 15(3): 223-231.

[13] Rockson SG. Diagnosis and management of lymphatic vascular disease[J]. J Am Coll Cardiol, 2008, 52(10): 799-806.

[14] Shah C, Arthur DW, Wazer D, et al. The impact of early detection and intervention of breast cancer-related lymphedema: a systematic review[J]. Cancer Med, 2016, 5(6): 1154-1162.

[15] Shaitelman SF, Cromwell KD, Rasmussen JC, et al. Recent progress in the treatment and prevention of cancer-related lymphedema[J]. CA Cancer J Clin, 2015, 65(1): 55-81.

[16] Sharma A, Schwartz RA. Stewart-Treves syndrome: pathogenesis and management[J]. J Am Acad Dermatol, 2012, 67(6): 1342-1348.

[17] Temple LK, Baron R, Cody HS, et al. Sensory morbidity after sentinel lymph node biopsy and axillary dissection: a prospective study of 233 women[J]. Ann Surg Oncol, 2002, 9(7): 654-662.

[18] Zhao LJ, Jiang H, Papasian CJ, et al. Correlation of obesity and osteoporosis: effect of fat mass on the determination of osteoporosis[J]. J Bone Miner Res, 2008, 23(1): 17-29.

第十四章 淋巴水肿的预防

目前，淋巴水肿尚缺乏确切有效的治疗方法，临床推荐以预防为主的治疗理念，深入探索淋巴引流的走行路径，结合微创精准治疗的策略，尽量减少上下肢淋巴通路的损失。对于高危人群，生理性重建淋巴引流通道，维持肢体淋巴循环的平衡，可以达到预防淋巴水肿的效果。

第一节 继发性淋巴水肿的高危因素

淋巴水肿是指淋巴液流动中断导致的液体和纤维脂肪组织蓄积。淋巴水肿可以是原发性（先天性淋巴水肿、早发性淋巴水肿、迟发性淋巴水肿）的，但更常为继发性（即获得性）的。继发性淋巴水肿主要包括放射治疗后、外伤后、医源性、感染后、恶性肿瘤治疗或转移引起的淋巴水肿。在恶性肿瘤根治术后的继发性淋巴水肿中，最常见的是乳腺癌、妇科恶性肿瘤等导致的肢体淋巴水肿。

一、手术创伤

恶性肿瘤的治疗过程通常包括淋巴结的切除。淋巴结清扫虽然可以准确分期、改善预后，但是其术后的副作用是破坏了淋巴液的运输，如果剩余的淋巴管不能应对淋巴负载量，则会发生继发性淋巴水肿。

1. 腋窝淋巴结清扫是大多数乳腺癌手术的必要步骤。彻底清扫淋巴结可有效防止术后复发和复发转移。乳腺癌术后的上肢淋巴水肿主要由淋巴回流障碍引起，其可能的形成机制是：由于腋窝淋巴结清扫切断了上肢淋巴回流通道，上肢淋巴引流不足，导致上肢淋巴中蛋白质浓度增高，滤过压升高，而血浆蛋白浓度降低，液体渗透压降低，同时毛细血管渗透压升高，所以会出现不同程度的上肢水肿，进而引起上肢组织纤维化和炎症淋巴水肿。

2. 手术切口的设计对上肢有一定的影响。Halsted 或 Meger 纵切口延长，向上臂倾斜过多，切口愈合后呈鹰嘴状，不仅影响上肢运动，而且导致腋窝血管的粘连和压迫，静脉回流受阻。横向切口则没有这样的问题。

3. 随着手术范围的普遍缩小，上肢淋巴水肿的发生率逐渐降低，尤其前哨淋巴结活检的应用，大大增加了部分腋窝淋巴结切除的准确性，在某种程度上保护了上肢的淋巴回流系统，显著降低了淋巴水肿的发生率。

4. 尽管对乳腺癌患者上肢淋巴水肿的研究已取得了一定的进展，但其他解剖部位（如女性生殖系统）的淋巴水肿仍然没有得到充分的认识和研究。此外，上肢和下肢在组织成分和机械功能方面存在明显差异，妇产科医生应重视妇科肿瘤患者治疗后发生的下肢淋巴水肿。淋巴结切除术是妇科肿瘤患者下肢淋巴水肿发生的最重要的危险因素。妇科肿瘤的常见淋巴转移部位为盆腔、主动脉旁和腹股沟淋巴结，这些淋巴结在术中常被部分或全部切除。一般来说，下肢淋巴水肿的发生风险与被切除的淋巴结数量成正比，且某些淋巴结的切除被认为风险是较高的。行前哨淋巴结检测已被证明能够在妇科恶性肿瘤中将下肢淋巴水肿的风险降低至 10% 以下。

二、放射治疗

放射治疗（简称放疗）是用电离辐射治疗癌症和其他疾病的方法。放疗的目的是摧毁手术后可能残留的癌细胞。癌细胞的分裂速度比正常细胞要快，这使得许多癌症对放疗非常敏感。淋巴侧支循环尚未建立时，对腋窝进行范围过大或过早的放疗会引起淋巴管扩张、水肿，导致组织纤维化，进而导致淋巴液运行受损，阻碍淋巴管的再生。另外，放疗也可能影响神经组织，影响淋巴水肿的程度或患者的能力和依从性。相对于仅仅进行手术治疗的患者，乳腺癌根治术后接受放疗的患者发生术侧上肢淋巴水肿的风险增加 6%～8%。另外，一项关于放疗与妇科肿瘤患者下肢淋巴水肿发生风险的荟萃分析发现，接受放疗的患者患下肢淋巴水肿的总体风险为 34%。

三、术后感染和运动损伤

手术损伤的残存淋巴管道易发生阻塞、水肿，致使上肢淋巴液回流不畅，机体细胞免疫功能下降。当皮肤有破损时，细菌侵入，引起淋巴管炎，必然造成淋巴管损伤、堵塞，导致淋巴水肿。术后引流不畅，未被引流的渗液积聚在组织间隙中，增加了组织间隙压力，淋巴管水肿、阻塞、纤维化，阻碍新淋巴管通路的形成。此外，间质纤维受刺激后增生、纤维化，以及瘢痕形成，加重了上肢淋巴引流代偿的压力。术后上肢运动的时机或强度不当，可影响上肢血液、淋巴液的回流与循环，致使淋巴管再生迟缓，水肿时间延长或水肿加重。

四、其 他

肥胖容易导致脂肪液化和坏死。与正常人群相比，肥胖者更容易发生术后伤口愈合不良甚至感染。研究表明，超重（BMI > 25kg/m^2），尤其肥胖（BMI > 28kg/m^2），不仅是乳腺癌的危险因素，也是乳腺癌术后患者上肢淋巴水肿形成的危险因素。

老年患者由于淋巴静脉通道退行性变，淋巴代偿机制减弱，所以更易发生上肢淋巴水肿回流障碍导致水肿。另外，老年人体重指数下降，皮下结缔组织较疏松，水肿的程度往往更严重、更明显。

乳腺癌术后复发，肿瘤细胞通过淋巴转移复发，或肿瘤在未切除的淋巴结复发，可形成肿瘤细胞团，在运输过程中阻塞淋巴管，或肿瘤压迫淋巴管，增加淋巴系统负荷，防止淋巴回流，导致淋巴水肿。

关于化疗、内分泌治疗、种族、高血压、吸烟、术后乘飞机是否是上肢淋巴水肿的危险因素，目前尚缺乏足够的研究，且现有的研究结果也存在不一致的情况。

第二节　乳腺癌相关淋巴水肿的预防

乳腺癌术后淋巴水肿一旦形成就难以治愈，因此淋巴水肿的预防至关重要。发生淋巴水肿的原因较多，其机制尚未完全明了。目前，要降低其发生风险只能从多方面努力。深入了解上肢淋巴引流的关键通路，结合乳腺癌最

小化有效治疗的理念，减少上肢淋巴通路的损伤。对于高危患者，探索一期
生理性重建淋巴通路的方法，辅助术后功能锻炼和管理，最终降低淋巴水肿
的发生率。

一、合理选择手术方式及范围

腋窝淋巴结一般分为 3 组，以胸小肌为标志，Ⅰ组为胸小肌外侧组，包
括腋窝淋巴结的外侧组（前群）、肩胛下组（后群）、腋静脉淋巴结（外侧群）、
中央组（中间群的大部分）、胸大小肌间淋巴结；Ⅱ组为胸小肌后组，包括胸
小肌深面的腋静脉淋巴结组；Ⅲ组为锁骨下组，包括位于胸小肌内侧的淋巴结
及锁骨下淋巴结。

上肢淋巴引流途径与腋窝淋巴结的大致关系为：起于手部与前臂的浅组
淋巴形成桡束、正中束与尺束，继而在肘上形成内侧上臂束，即上肢中央干
淋巴通路，该束与来自肌间隔部的深组淋巴管共同汇入中央和腋静脉淋巴组，
继而进入锁骨下淋巴组。预防上肢淋巴水肿的根本措施是选择合理的乳腺癌
手术方式，尽可能减少淋巴回流通路的损伤。

近年来，前哨淋巴结活检因其良好的可行性和预后，显著减少了腋窝淋
巴结清扫手术的实施。研究结果也显示，改良根治术中进行前哨淋巴结活检
的患者术侧上肢淋巴水肿形成的概率比改良根治术中进行腋窝淋巴结清扫的
患者低 80%。因此，在现行的乳腺癌治疗中，提倡在对浸润性乳腺癌患者行乳
腺癌手术治疗前做前哨淋巴结活检；若前哨淋巴结活检结果为阴性，可选择不
做传统的腋窝淋巴结清扫，以减少腋窝淋巴系统的损伤，预防术后术侧上肢
淋巴水肿的形成。

腋窝反向作图（axillary reverse mapping, ARM）成功地避免了手术
时对手臂淋巴引流淋巴结的无谓破坏。研究人员对 40 例乳腺癌患者行 SLNB
或 ALND 前应用了腋窝反向作图，即在前臂及乳房分别注射蓝色染料和放射性
核素注射液，蓝染的淋巴结即为手臂淋巴引流淋巴结，而放射性淋巴结为乳
腺前哨淋巴结，在手术时可尽量避免破坏手臂淋巴引流系统。结果，手术后
8 个月后，40 名患者中只有 1 人因切除了一段连着蓝染淋巴结的淋巴管而发
生了上肢淋巴水肿。可见，腋窝反向作图对预防上肢淋巴水肿有显著的意义。

腋窝反向作图作为一种新型的、颇具发展前景的乳腺癌微创技术，极有可能为解决乳腺癌术后上肢淋巴水肿这一难题开辟一条新的捷径。但由于腋窝反向作图相关的研究样本较小，所以对于腋窝反向作图淋巴结是否会被肿瘤侵犯，保留腋窝反向作图淋巴结是否存在风险等问题，尚不明了。目前，仍缺乏大量的长期随访研究来确定其有效性。我们在看到腋窝反向作图极大发展前景的同时也应看到其所存在的问题。

总之，在规范手术的基础上，应综合考虑患者的具体情况，树立微创理念实施个体化治疗，选择适合患者的手术方法，在减少对患者的创伤的同时，减少淋巴水肿的发生。在腋窝手术时，要小心操作，仔细解剖，避免损伤头静脉；应保留腋鞘和肋间臂神经，避免皮瓣过薄和止血不彻底，应将部分皮下脂肪组织保留在皮瓣内，以促进淋巴回流。

二、严格掌握放疗指征

大量研究证实，放疗可以显著降低乳腺癌的局部复发率，但放疗会造成放射野内的静脉闭塞、淋巴管破坏，还会因局部肌肉纤维化而压迫静脉和淋巴管，影响上肢淋巴回流。放疗诱发上肢淋巴水肿的作用十分明确，因此应当严格掌握放疗的指征，不宜过度应用。根据患者的病情，包括病灶部位、病理检查结果以及术式等，为患者制订个体化放疗方案。若患者已行腋窝淋巴结清扫术，术后如无特殊需要，可不做腋窝照射，避免不必要的放疗。

三、预防术后并发症以及进行适当正确的锻炼

术前合理设计手术切口，避免皮瓣缝合张力过大，必要时植皮。

术中精细操作，勿盲目结扎腋窝组织，止血要彻底，术后适当加压包扎，保证腋窝引流通畅，减少术区积液。合理换药，避免皮瓣坏死、皮下积液、伤口感染的发生。如局部形成积液，应及时抽吸后加压包扎；如有炎症反应，及时对症处理；如有感染，应及时控制。

术后，及早进行适当的上肢功能锻炼，以促进上肢血液、淋巴回流及循环，既能有利于上肢功能恢复，也能防止腋窝瘢痕以及腋窝长期不能舒展所致的畸形挛缩而压迫淋巴管。

此外，在日常生活中应注意避免患侧上肢长时间下垂、受压、劳累、外

伤、感染，避免利用患侧上肢采血、输液、测血压和用力甩动上肢等，减少可能引起患侧上肢淋巴液渗出增多或回流受阻的因素，防止上肢淋巴水肿的发生和加重。

四、其 他

1. 控制体重，可以减少术后上肢淋巴水肿的发生；即使术后已经发生上肢淋巴水肿，控制体重也可明显延缓上肢淋巴水肿的进展。及时准确地告知患者术后上肢淋巴水肿的防护相关知识，做到早发现、早治疗。

2. 显微手术的飞速发展可为上肢水肿的预防提供一定的帮助。对上肢的集合淋巴管与腋静脉的分支施行显微淋巴管－静脉吻合术（microsurgical lymphatic venous anastomosis, LYMPHA），以期将淋巴液引流至静脉，可防止上肢继发性淋巴水肿，提高患者生活质量。但该操作增加了手术难度，延长了手术时间，且其长期疗效仍有待观察研究。

综上所述，乳腺癌术后淋巴水肿的发生机制尚不完全清楚，目前尚无确切有效的治疗方法。因此，最重要的是预防。结合微创治疗和个体化治疗的原则，深入了解乳腺与上肢淋巴通道的关系，减少上肢淋巴通路的损伤，维持或重建上肢淋巴循环的平衡，可降低乳腺癌术后上肢淋巴水肿的发生风险。

第三节　盆腔恶性肿瘤相关淋巴水肿的预防

下肢淋巴水肿是盆腔恶性肿瘤术后、放疗后的主要并发症之一，其总发生率高达约25%。盆腔恶性肿瘤多以淋巴转移为主要转移方式，根据其淋巴结阶梯转移规律，分别施以盆腔淋巴结清扫、腹主动脉旁淋巴结切除或腹股沟淋巴结清扫，且术后辅助放疗比例高。基于以上的治疗特点，手术或放疗后可能导致直接或间接的区域淋巴引流系统损伤，淋巴回流通路受阻，大量淋巴液进入组织间隙，从而导致下肢水肿。

当下肢淋巴水肿症状明显时，其治疗预后较差，并有逐渐恶化的趋势，导致组织不可逆转的纤维化改变。因此，有效的完善的预防管理措施显得尤为重要。

一、提高患者及医务人员的认知水平和重视程度

1. 严重性

继发性下肢淋巴水肿具有慢性、进行性、需终身治疗等特点。其中，75%的继发性下肢淋巴水肿在手术或放疗后第 1 年内发生，19% 在第 1～2 年内发生，6% 在 2～5 年内发生。其中，40% 是暂时性的，60% 是持续性的。部分患者的淋巴水肿会持续 20～30 年。

2. 患者宣教

患者往往缺乏淋巴水肿的相关知识，导致延误诊断和治疗。约 30% 患者在出院前未接受任何关于淋巴水肿的口头或书面信息；在接受过相关信息的患者中，仅 30% 的患者对所提供的信息满意。因此，对医生和患者的宣教同样重要。

3. 识别高危人群

对临床医生来说，预防下肢淋巴水肿的第一步是识别高危患者。要让医患双方都认识到，除与恶性肿瘤相关的危险因素外，肥胖和术后体重增加以及感染也是妇科肿瘤术后下肢淋巴水肿发生的主要危险因素。

4. 识别早期患者

临床医生需要在早期识别 0 期淋巴水肿患者。淋巴水肿患者最明显的主观感觉是患肢肿胀，并伴随一系列症状，如皮肤紧绷感、麻木感等。患者早期的主观感觉和症状具有预告淋巴水肿的作用。

二、改善手术方法

1. 前哨淋巴结切除

采取前哨淋巴结显影切除取代盆腔淋巴结清扫，可有效降低患者术后淋巴水肿的发生率。目前，前哨淋巴结显影切除的证据级别逐渐提高，此方法可减少不必要的淋巴系统损伤。今后，前哨淋巴结活检术有望取代盆腔淋巴结或腹股沟浅淋巴结清扫，成为有效的手术方式。

2. 旋髂淋巴结切除

旋髂淋巴结切除与淋巴水肿的发生关系密切。由于该淋巴结的转移率低，所以可考虑避免切除，降低术后淋巴水肿的发生风险。

3. 避免损伤

手术操作轻柔，尽量避免淋巴系统损伤或断裂。

三、预防性淋巴显微外科手术

淋巴显微外科手术治疗已被预防性应用于行淋巴结清扫术的患者。该方法可以在腹股沟淋巴结清扫术后进行多次淋巴-静脉吻合术，可取得较为理想的结果。

四、术后引流

术后引流方式与术后 3 个月内发生淋巴水肿的严重程度相关。腹膜后引流和经腹、经阴道联合引流都可以减少因手术范围扩大而导致的下肢淋巴水肿发生率的增加。经腹引流不仅能达到充分引流、预防感染的目的，而且能刺激腹壁建立淋巴侧支循环。

五、合适的放疗范围

对于放疗患者，缩小放疗野可明显降低阴道狭窄及淋巴水肿的发生率。因此，对预计淋巴结区域复发率低的患者，可考虑缩小放疗野，减少淋巴结区域的照射，降低淋巴水肿的发生率。

六、功能锻炼和体重控制

积极进行功能锻炼，将体重保持在正常范围，有利于预防淋巴水肿的发生，但应注意循序渐进。

七、院外指导

1. 注意保护患侧肢体。在做家务或农活园艺时，避免患肢创伤，预防感染。

2. 避免在患肢行静脉穿刺、输液、测血压等。

3. 避免引起患肢淋巴液产生过多或回流受阻的因素，如患肢长时间下垂、受压、大幅度摆臂、佩戴饰物等。

八、加强随访

1. 主观症状评估

目前，较常用的主观症状评估法有妇科恶性肿瘤淋巴水肿问卷和下肢淋巴水肿自感症状评估问卷（详见第五章第二节）。主观症状评估法具有简单、实用、成本低的特点，尤其适用于指导患者居家自我监测及护士电话随访。

2. 肢体测量

每日早、晚测量两次，同时要注意自觉症状、皮肤皱褶和肢体活动情况的变化（详见第五章第一节）。

3. 功能恢复情况

日常生活能力 ADL 评估（详见第五章第四节）。

4. 坚持治疗

强调坚持治疗的重要性。

第四节　一期重建淋巴通路预防淋巴水肿

随着淋巴水肿的发病率增高，人们对减少淋巴水肿的风险越来越感兴趣。例如，一些临床试验已经证明，淋巴结清扫已知可导致淋巴水肿，并不能改善一些乳腺癌或黑色素瘤患者的生存情况。尽管如此，淋巴结清扫仍用于乳腺癌、黑色素瘤、盆腔癌和泌尿生殖系统癌患者。因此，在接受淋巴结清扫的患者中，预防淋巴水肿的发生是很重要的。目前，临床上主要采用物理方法预防淋巴水肿的发生。在这里，我们主要介绍 ALND 背景下的淋巴水肿预防性手术方法。现已有通过预防性手术来预防淋巴水肿的相关报道，即在实施淋巴结清扫手术的同时，采用预防性淋巴－微静脉吻合术（lymphatic microsurgical preventing healing approach, LYMPHA）重建淋巴网络，从而降低术后淋巴水肿的发生率。这不仅可以显著降低肿瘤淋巴结清扫术后肢体淋巴水肿的发生率，而且可以切实提高手术医生预防淋巴水肿的意识。

一、重建淋巴通路手术预防短期疗效

以乳腺癌相关淋巴水肿的预防治疗为例，Boccardo 等于 2009 年首次对

手术预防淋巴水肿的技术进行了报道，在腋窝淋巴结清扫的同时进行显微淋巴－静脉吻合术。在 19 例患者中，将 1 ～ 2mL 的亚甲蓝注射到同侧上臂内侧肌内沟的皮内、皮下和深层（肌筋膜下），用于手臂淋巴管定位，再通过 LVA 技术将蓝染的淋巴管与腋静脉吻合。在后续的研究中，Boccardo 等通过前期 46 例患者随机对照试验研究发现，研究组淋巴水肿的发生率为 4.3%，显著低于对照组（17.4%）；且在随访期内，研究组患者的患肢体积变化无统计学差异，而对照组患者术后 1、3、6 个月的患肢体积均有明显增加。两组患者术后 1、3、6、12、18 个月的患肢体积相对于基线的变化均有显著性差异（各时间点 $P < 0.01$），但对照组体积增加更明显。经过 4 年研究随访，进一步扩大样本量，研究组最终入组 74 例患者，其中 71 例患者无淋巴水肿症状，且容积测量与术前情况一致，术后 1 ～ 4 年的淋巴显像均显示淋巴管－静脉吻合口通畅；剩余的 3 例患者在乳腺癌术后 8 ～ 12 个月出现淋巴水肿症状，最终锁定淋巴水肿的发生率为 4.05%，与前期研究相仿。进一步明确，预防性 LVA 处理有降低淋巴水肿发生率的作用。

二、重建淋巴通路手术预防长期疗效

Feldman 等对 24 例乳腺癌患者实施预防性淋巴－静脉吻合术治疗，观察比较其与对照组淋巴水肿发生率的差异：研究组（ALND 联合 LYMPHA）的淋巴水肿发生率为 3/24（12.5%），对照组（ALND）的淋巴水肿发生率为 4/8（50%）。另一项研究报道，ALND 的患者中有 40%（4/10）发生淋巴水肿；而在 ALND 联合 LYMPHA 的患者中，只有 12.5%（1/8）发生短暂性淋巴水肿。一项关于腋窝淋巴结清扫术后淋巴水肿发生率的综合分析显示，单纯 ALND 的淋巴水肿发生率为 14.1%，ALND 联合 LYMPHA 的淋巴水肿发生率为 2.1%（$P=0.029$）。LYMPHA 对降低接受 ALND 和腋窝放疗的患者淋巴水肿的发生率更为显著（33.4% vs. 10.3%，$P=0.004$）。综上所述，这些发现提供了生理学和临床证据，表明在急性期和长期随访后，LYMPHA 确实能减少术后肿胀的发生。淋巴显微吻合技术将会随着应用的增加而持续改进。此外，Agrawal 等在对 35 名患者行标准的腋窝淋巴结清扫术后，继续行淋巴管与腋窝静脉分支吻合术。术后随访评价淋巴水肿症状和行淋巴显像检查，结果发现 2 例患者出现短暂性淋巴水肿，经保守治疗后缓解，患者能够停止使用压力治疗。2 例患者的后续淋巴显像显示淋巴流动正常。事实证明，预防性淋巴管显微技术可以成功地预防乳腺癌相关上肢水肿。

先进的综合治疗方法可以延长不同肿瘤患者的生存期，提高生活质量。为了维持器官功能和降低发病率，外科手术可以更加保守。预防性淋巴管显微技术代表了一种新的治疗策略。当由于肿瘤根治手术治疗导致肢体淋巴管路径无法保留时，通过将残留淋巴管与淋巴清扫区域的静脉相吻合，制造"先发制人"的淋巴管旁路，可以显著地降低腋窝淋巴结清扫术后的肢体淋巴水肿的发生率。

参考文献

[1] Becker F. Lymphedema[J]. Rev Med Suisse, 2006, 2(51): 323-324, 327-329.

[2] Boccardo F, De Cian F, Campisi CC，et al. Surgical prevention and treatment of lymphedema after lymph node dissection in patients with cutaneous melanoma[J]. Lymphology, 2013, 46(1): 20-26.

[3] Donmez AA, Kapucu S. The effectiveness of a clinical and home-based physical activity program and simple lymphatic drainage in the prevention of breast cancer-related lymphedema: a prospective randomized controlled study[J]. Eur J Oncol Nurs, 2017, 31: 12-21.

[4] Gary DE. Lymphedema diagnosis and management[J]. J Am Acad Nurse Pract, 2007, 19(2): 72-78.

[5] Garza RM, Chang DW. Lymphovenous bypass for the treatment of lymphedema[J]. J Surg Oncol, 2018, 118(5): 743-749.

[6] Lawenda BD, Mondry TE, Johnstone PA. Lymphedema: a primer on the identification and management of a chronic condition in oncologic treatment[J]. CA Cancer J Clin, 2009, 59(1): 8-24.

[7] McLaughlin SA, DeSnyder SM, Klimberg S, et al. Considerations for clinicians in the diagnosis, prevention, and treatment of breast cancer-related lymphedema, recommendations from an expert panel: preventive and therapeutic options[J]. Ann Surg Oncol, 2017, 24(10): 2827-2835.

[8]　Merchant SJ, Chen SL. Prevention and management of lymphedema after breast cancer treatment[J]. Breast J, 2015, 21(3): 276-284.

[9]　Pasyar N, Tashnizi NB, Mansouri P, et al. Effect of yoga exercise on the quality of life and upper extremity volume among women with breast cancer related lymphedema: a pilot study[J]. Eur J Oncol Nurs, 2019, 42: 103-109.

[10]　Temur K, Kapucu S. The effectiveness of lymphedema self-management in the prevention of breast cancer-related lymphedema and quality of life: a randomized controlled trial[J]. Eur J Oncol Nurs, 2019, 40: 22-35.

[11]　Yuksel A, Gurbuz O, Velioglu Y, et al. Management of lymphoedema[J]. Vasa, 2016, 45(4): 283-291.

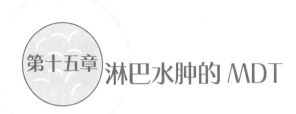

第十五章 淋巴水肿的 MDT

第一节 下肢淋巴水肿病例

淋巴结转移是盆腔恶性肿瘤的主要转移模式之一，因而下肢淋巴水肿是盆腔恶性肿瘤治疗后的常见并发症之一。如：妇科恶性肿瘤淋巴结清扫术后，其下肢淋巴水肿的发病率高达 20% ～ 30%，其中以宫颈癌的最高；泌尿系统腹股沟淋巴结清扫术后，其下肢淋巴水肿的发病率更是高达 20% ～ 40%。

一、病例介绍

基本情况：患者，女性，59 岁，身高 158cm。

主诉：左下肢肿胀 2 个月，加重 2 周。

现病史：患者于 2018 年 7 月因"子宫内膜癌"于外院行腹式全子宫和双侧附件切除、盆腔淋巴结清扫、腹主动脉旁淋巴结活检、肠粘连松解、肠切除术（小肠）、肠修补术、肠排列术（固定术）。术后腹腔引流管引流，手术过程顺利，术后恢复佳。术后病理示：宫体下端局限性浆液性癌，浸润至浅肌层（＜ 1/2 层），31 只淋巴结慢性炎。2018 年 8—12 月，分别行 6 次 TC 方案（紫杉醇＋卡铂静滴）化疗，过程顺利。2019 年 4 月，出现左下肢肿胀，休息后略缓解，伴酸胀感，皮肤色泽微红，皮温略高，外院口服地奥司明片对症消肿，效果欠佳，症状逐渐加重，近 2 周加重明显。遂于 2019 年 6 月至本院就诊。

既往史：2018 年 7—12 月子宫内膜癌治疗史，无其他疾病史。现口服地奥司明片 1 片，bid。

个人史：无抽烟、酗酒等不良嗜好。

月经史：自然绝经 9 年。

婚育史：21 岁结婚，生育 1-0-2-0，配偶健康，状况良好。

家族史：家族中无遗传病及重大疾病病史。

查体：

（1）妇科检查：外阴、阴道无殊，阴道残端愈合良好，盆腔未及异常包块。

（2）下肢查体：左下肢肿胀明显，皮肤表面完整，色泽微红，较右下肢色暗，皮温略高，Stemmer 征阳性，晨起后肿胀无明显缓解，MMT 肌力分级 4 级，NRS 疼痛评分 3 分。右下肢查体无殊。

辅助检查：

（1）肿瘤标志物：CA125、CA199 等均未见异常。

（2）凝血功能：未见异常。

（3）双下肢血管超声：血流通畅，未见血栓征象。

（4）双下肢淋巴超声：患者左侧下肢皮下组织层增厚、局部结构紊乱，以左小腿为著，最厚处约 23mm（右下肢对应位置处厚度约为 15mm）；表皮层与真皮层间隙模糊，脂肪层脂肪小叶回声增高，呈铺路石样改变；脂肪小叶间隙增宽，呈不规则裂隙样无回声，沿肢体长轴走行，部分间隙内可见条带样结构；CDFI 示无回声内未见明显血流信号；后方肌层层次结构清晰，回声正常。右侧下肢皮下组织层及肌层层次结构清晰，厚度及回声均未见明显异常。超声提示：患者左侧下肢皮下软组织增厚伴回声改变，提示淋巴水肿。

（5）盆腔增强 MRI：盆腔术后改变，较前片相仿。余无殊。

诊断：

（1）左下肢淋巴水肿（Ⅱ期）。

（2）子宫内膜恶性肿瘤术后。

二、多学科病例讨论

（一）妇 科

该患者子宫内膜癌术后 9 个月余，术中行盆腔淋巴结清扫及腹主动脉旁淋巴结部分切除，术后辅以化疗。妇科疾病治疗结束，观察期无复发征象。

现左下肢肿胀，已基本排除肿瘤及血栓的可能，考虑淋巴水肿，生活质量受影响，期间予以药物及行为干预治疗，效果欠佳，现呈加重趋势。

（二）康复科

1. 患者子宫内膜癌术后9个月余，现左下肢淋巴水肿Ⅱ期，皮肤表面完整，无感染及血栓征象。对患者进行康复评估。

（1）双下肢肢体围度测量：

左髌骨上缘向上10cm：50.8cm。

左髌骨下缘向下10cm：42.5cm。

右髌骨上缘向上10cm：46cm。

右髌骨下缘向下10cm：38cm。

（2）左下肢疼痛NRS评分 4分，右下肢0分。

（3）左下肢MMT肌力4级，右下肢MMT肌力5级。

（4）日常生活活动能力（ADL）Barthel指数量表评分75分（整理鞋受限，需协助起身，长期行走、独立爬楼梯受限）。

2. 针对患者当前康复评估情况，予以治疗建议。

（1）针对左下肢肿胀问题：采用徒手淋巴引流手法、肌内效贴扎治疗、压力治疗、低强度激光治疗。

（2）针对下肢疼痛问题：建议采用经皮神经电刺激治疗。

（3）针对下肢肌力减退问题：建议循序采取肌力训练，适当进行慢走、爬楼梯活动，并嘱患者休息期间抬高患肢，不能长时间站立。

（三）护理部

现评估患者下肢皮肤完整，无过敏性皮炎，左下肢淋巴水肿Ⅱ期。

治疗建议：

1. 注意下肢皮肤的保护，避免受伤和感染。

2. 选择合适的衣裤和鞋袜，避免雨天室外穿拖鞋行走，如有足癣及时治疗。

3. 低弹压力治疗后，注意下肢的功能锻炼，可以做足背屈运动、踝泵运动、点脚尖运动、旋泵运动、蛙腿运动、空中走路、空中蹬自行车、摇膝运动、双侧屈膝运动、抬高放松等（参照第十二章第三节）。

4. 加强与患者的沟通，做好心理指导，强调患者自我管理的重要性。

（四）中医科

患者出现左下肢肿胀，休息后略缓解，后症状逐渐加重，伴有左下肢酸胀感，皮肤色泽微红，皮温略高。按之略凹陷，复起缓慢，腹部隐隐作痛，痛有定处，胃纳可，睡眠差，大便偏干，小便量少色黄，舌暗有瘀斑苔少，脉沉而涩。

治则：活血化瘀，补气养血。具体建议如下。

1. 针灸治疗

取穴：横骨、大赫、气穴（温针灸）、四满、中注、气冲、归来（温针灸）、水道（温针灸）、大巨、五陵、三里、三阴交、阴陵泉（温针灸）。待水肿消除，局部皮温正常，进行下一步治疗。

2. 药熨治疗

以紫苏子、白芥子、菟丝子、莱菔子、吴茱萸，各100g。将上述药物装入布袋中，缝好袋口做成药袋，放入微波炉中加热3分钟（加热时需在微波炉中放一杯清水，以防止药物被烤焦，每个药袋可反复加热3次），然后趁热将此药袋热敷于关元穴，直至药袋变凉。每日热敷2次，敷3日。

3. 中药内服调治

血府逐瘀汤加减：黄芪18g，桃仁6g，红花6g，当归9g，生地9g，牛膝9g，川芎4.5g，桔梗4.5g，赤芍6g，枳壳9g，甘草6g，柴胡3g，泽兰9g，阿胶珠6g，合欢皮15g。水煎300mL，分两次服用，早晚各1次。

（五）血管外科

1. 药物治疗

建议尽快予以药物治疗，目前临床用药主要包括两大类。

（1）血管（淋巴）活性药物：马栗种子提取物、地奥司明等。血管（淋巴）活性药物可以改善毛细血管和淋巴管的通透性，降低其渗透压，减轻炎症反应，促进患肢淋巴回流，达到良好的治疗效果。建议即刻服用。

（2）利尿剂：作用起效快；但对于慢性淋巴水肿，效果通常十分有限。且利尿剂可能导致血容量不足，长期使用可发生低血压、电解质紊乱等并发症，建议短期服用。

2. 手术治疗

淋巴水肿的手术目的包括减轻淋巴系统的负荷（减容术切除病变组织）或提高淋巴系统转运能力（淋巴引流术重建淋巴通道），来达到治疗的作用。目前，手术治疗包括两大类。

（1）重建淋巴管道：通过重建淋巴管网的方式，增加淋巴系统转运单位，恢复转运能力，使淤积的淋巴液排入其他淋巴引流区域或静脉循环系统，从而达成消除水肿的目的。其主要式式包括淋巴管静脉吻合术（lymphatic venous anastomosis，LVA）、血管化淋巴结移植（vascularized lymph node transplanatation，VLNT）、淋巴－淋巴搭桥、血管化网膜瓣移植等。

（2）减容术：又称切除术，是指切除淋巴液持续淤积产生的脂肪纤维组织，缓解患处因水肿引起的各种临床症状，主要包括直接切除术和吸脂术。

对该患者，先行保守治疗；如果效果欠佳，可以再考虑手术治疗。最后，与患者进行多次充分沟通，但患者拒绝手术及中药治疗，后拟定如下治疗方案。

三、多学科治疗

（一）一般治疗

1. 徒手淋巴引流手法（详见第九章第二节），每周 3～5 次，3～4 周评估疗效。

2. 肌内效贴扎治疗（详见第九章第三节）。

3. 压力治疗（详见第九章第四节）。

4. 经皮神经电刺激治疗缓解疼痛（详见第九章第一节）。

5. 建议循序采取肌力训练，适当进行慢走、爬楼梯活动，并嘱患者休息期间抬高患肢，不能长时间站立。

（二）药物治疗

1. 马栗种子提取物 2 片（0.8g），口服，bid。

2. 呋塞米 20mg，口服，qd；症状加重时，可考虑加量至 40mg。期间监测离子平衡情况及液体出入量。

（三）治疗1个月后复查

症状： 患者左下肢肿胀较前明显缓解，晨起基本缓解，活动后有轻微肿胀，现无明显不适主诉，行走时间过长仍有酸胀及沉重感。

体征： 左下肢轻微肿胀，皮肤色泽正常，皮肤完整，按压足背及胫前有轻微凹陷，Pitting 征阳性。

评估： 双下肢肢体围度测量（cm）

左髌骨上缘向上 10cm：48.2cm。

左髌骨下缘向下 10cm：40.5cm。

右髌骨上缘向上 10cm：46cm。

右髌骨下缘向下 10cm：38cm。

MMT 肌力 5 级。NRS 疼痛评分 0 分。日常生活活动能力（ADL）Barthel 指数量表评分 95 分（长期行走受限）。

目前诊断：

（1）左下肢淋巴水肿（Ⅰ期）。

（2）子宫内膜恶性肿瘤术后。

四、治疗现况

（一）一般治疗

1. 继续上述皮肤护理。

2. 穿戴弹力袜。

3. 嘱患者休息期间抬高患肢；适当活动，可以通过爬楼梯、慢走等运动，加快淋巴回流，促进水肿的消退；不应长时间站立。

（二）药物治疗

1. 停用利尿剂。

2. 继续用马栗种子提取物 2 片（0.8g），口服，bid。

第二节　上肢淋巴水肿病例

上肢淋巴水肿是乳腺癌治疗后的常见并发症之一，20% 以上的乳腺癌患者可能会出现该并发症。本例患者在乳腺癌治疗后 6 年出现 II 度上肢淋巴水肿，入院并接受多学科诊治。

一、病例介绍

基本情况：患者，女性，66 岁，因"左乳腺癌术后 6 年余，左上肢水肿 4 年"于 2020 年 12 月 3 日入院。

患者 6 年余前在外院行左乳腺癌改良根治术，手术顺利，术后完成 EC-T 方案化疗，完成放疗和内分泌治疗。

4 年前，患者开始出现左上肢水肿，当时无上肢活动障碍，患者未予以重视。

4 年来，患者左上肢水肿逐渐加重，反复出现脉管炎，伴有左上肢活动障碍，影响日常活动。门诊拟"左上肢淋巴水肿"收住入院。

既往史：有高血压病史 30 年余，有糖尿病病史 5 年余，有脂肪肝病史 10 年余。1 年前因外伤致右小指骨折，行右小指骨折内固定术。

个人史、月经史、婚育史：无殊。

辅助检查：2014 年 12 月 9 日常规病理检查：（左乳腺癌根治标本）浸润性乳腺癌（WHO III 级）伴淋巴转移性癌，癌灶大小约为 2cm×2cm，乳头及基地切缘阴性。前哨淋巴结 2/2 枚见癌转移。腋窝淋巴结 1/21 枚见癌转移。病理示：ER（2+，80%），PR（2+，60%），P53（＋，15%），C-erbB-2（2＋），CK5（—），E-cadherin（＋），Ki-67（20%），EMA（＋）。Fish 检测提示 Her2 阴性。

初步诊断：

（1）左上肢继发性淋巴水肿（II 度）。

（2）左乳恶性肿瘤个人史。

（3）左腋窝淋巴结继发性恶性肿瘤。

（4）高血压。

（5）2 型糖尿病。

（6）脂肪肝。

二、入院后评估

入院后完善左锁骨下静脉、腋窝静脉、肱静脉彩超，未见血管内癌栓形成，排除了因癌栓所致的上肢淋巴水肿。完善双侧腹股沟彩超，评估腹股沟上方淋巴结情况。完善上肢淋巴管 MR 成像，评估双上肢淋巴通路情况。术前完善吲哚菁绿（indocyanine，ICG）造影指导制定上肢淋巴水肿的治疗策略。完善乳腺、腋窝、锁骨上淋巴结、腹部、肺 CT 等，评估全身情况，排除乳腺癌局部复发或远处转移的可能。

入院后评估和记录患者的相关临床症状。评估患者是否出现凹陷性水肿，是否合并皮肤损伤或感染，是否能通过相应治疗减轻症状。同时，定期监测患者的双侧臂围，监测部位包括手掌、腕横纹、肘下 10cm、肘横纹、肘上 10cm。患者当时出现左上肢紧绷、肿胀不适，有局部凹陷性水肿，左上肢各臂围明显增大，既往病史反复出现左上肢感染，考虑脉管炎的可能（见图 15-2-1A）。

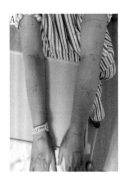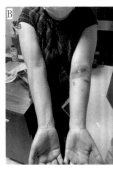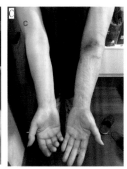

图 15-2-1　患者上肢淋巴水肿治疗前后

（图 A：术前，患者左上肢臂围明显大于右上肢；图 B：术后 2 周，患者出现左肘部移植区肿胀；图 C：术后 1 个月，患者双上肢臂臂围未见明显差异）

三、多学科病例讨论

在完善各项评估之后，我们进行全院多学科病例讨论。

（一）乳腺外科

患者目前出现了典型的乳腺癌治疗后上肢淋巴水肿的并发症，这可能与患者接受腋窝淋巴结清扫、多西他赛药物治疗以及放疗有关。淋巴水肿分期为Ⅱ度，伴有局部的凹陷性水肿。单纯的药物治疗和康复治疗估计不够，可能需要外科治疗介入。外科治疗上，可考虑淋巴结移植＋淋巴管静脉吻合。另外，乳房皮瓣修复、腋窝松解也有助于改善淋巴循环。

（二）手外科

对于淋巴水肿，康复治疗及中医中药治疗效果均不是很确切，抽脂减容效果不佳。目前，超显微外科（包括淋巴管静脉吻合、淋巴结移植等）手术在起步阶段，可以尝试，技术上问题不大。对于乳房重建，腹壁下动脉穿支皮瓣（deep inferion epigastric perforator flap，DIEP flap）或横行腹直肌肌皮瓣（transverse rectus abdominalis musculocutaneous flap，TRAM flap）都可以考虑，但术中应避开放疗区域。

（三）整形科

乳房重建可以考虑 TRAM 皮瓣，可以保证皮瓣血供；DIEP 皮瓣有时候会导致术后皮瓣血供不佳，出现局部皮瓣坏死。同时，手术应避开放疗区域。如果患者对外形要求很高，对侧下垂的乳房可做缩乳提拉术以保证双乳的对称性。

（四）护理部

患者目前出现上肢淋巴水肿，出现肢体活动障碍且生活质量受影响。术前可以做综合消肿治疗，缓解患者症状，也为后续手术干预做准备。

（五）康复科

患者出现淋巴水肿之后，可以通过一定的功能康复锻炼来缓解症状。但对于中重度淋巴水肿，康复治疗的效果可能一般，最终可能需要外科手术干预。但即使外科手术非常成功，术后患者也需要坚持长期的物理康复治疗。

（六）放射科

上肢淋巴管 MR 造影提示有淋巴引流缺陷。MR 对淋巴水肿术前评估有一定的价值，但无法动态评估淋巴通路情况。术前可以进一步完善吲哚菁绿造影，为 LVA 手术进行术中导航。

病例总结如下：

上肢淋巴水肿是乳腺癌治疗后常见的并发症，可能会引起患者的肢体活动障碍，影响患者的生活质量。该患者在乳腺癌术后 6 年余出现了 II 度淋巴水肿，考虑与患者乳腺癌手术、化疗和放疗等有关。该患者的淋巴水肿通过药物和保守治疗效果不佳，需要外科手术干预。LVA ＋血管化淋巴结移植是目前外科治疗淋巴水肿的发展方向，具有一定的治疗效果。TRAM 皮瓣乳房重建手术一方面可以重塑乳房外形，另一方面手术过程中会松解腋窝，对促进淋巴引流也有一定的价值。但该患者有肥胖、糖尿病病史，属于 TRAM 皮瓣乳房重建的相对禁忌，需要谨慎考虑。术前吲哚菁绿造影可以指导术中治疗决策，具有重要的价值。此外，综合消肿治疗可以打通淋巴通路，有助于改善患者淋巴水肿。综合消肿治疗可以贯穿围手术期，术后也需要尽早开始综合消肿治疗，以巩固手术治疗的效果。

四、多学科治疗

该患者没有强烈的乳房重建意愿，经反复沟通后最终确定治疗方案：LVA ＋淋巴结移植，围手术期物理治疗。

（一）术前物理治疗

该患者的臂围变化如表 15-2-1 所示。自术前 2 周开始进行物理治疗，由护理部主导，治疗内容包括徒手淋巴引流、压力治疗、消肿锻炼和皮肤护理。徒手淋巴引流主要由淋巴水肿治疗师进行，按摩时间为 1 小时，其目的在于引导淋巴液避开阻塞区域，流入更接近中央的、更健康的淋巴管，进入静脉系统。淋巴引流同时予以弹力袖套加压治疗以及锻炼康复操。术前共进行 2 周的综合消肿治疗；治疗后，淋巴水肿情况有所好转。值得注意的是，综合

表 15-2-1　术前左上肢臂围变化　（单位：cm）

时间	手掌	腕横纹	肘下 10cm	肘横纹	肘上 10cm
术前 13 天	20.3	18.0	28.0	30.5	34.6
术前 10 天	19.0	17.5	28.0	28.7	34.5
术前 7 天	20.2	18.5	29.2	30.4	33.0
术前 4 天	20.0	16.9	27.3	29.6	34.0
术前 1 天	20.0	17.6	27.4	29.0	34.1

消肿治疗需要每天坚持，持之以恒，期间若有懈怠，水肿可能反弹。治疗期间，每天记录臂围及相关症状。

（二）外科手术治疗

该患者对乳房重建的意愿不强烈。同时，考虑到患者有肥胖及糖尿病病史，DIEP 或 TRAM 皮瓣乳房重建有相对禁忌，最终决定行游离淋巴结移植术＋淋巴管静脉吻合术，如图 15-2-2 所示，术前行左上肢吲哚菁绿淋巴管造影。

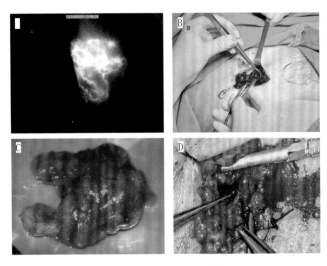

图 15-2-2　外科手术治疗情况

（图 A：术前注射吲哚菁绿稀释液后，用荧光显示器在左上肢发现弥漫显影，呈现星云状改变；图 B：术中见以旋髂浅动脉为蒂的腹股沟淋巴结动静脉淋巴管；图 C：游离的带血管的淋巴结；图 D：在左肘部切口周围进行静脉淋巴管吻合）

具体手术方式如下。

1. 患者取仰卧位，气管插管麻醉，左上肢外展。常规术区消毒，铺无菌巾、单。

2. 吲哚菁绿淋巴管造影。在腕部注射吲哚菁绿稀释液，用荧光显示器在左上肢发现弥漫显影，呈现星云状改变，在定位于肘关节周围显示两条清晰线性淋巴管，并在皮肤上标记后备用。

3. 淋巴结移植术。术前 B 超定位右腹股沟韧带上方淋巴结，术中行右腹股沟淋巴结移植。在右髂前上棘和会阴连线上方，切开皮肤和皮下组织。术中见以旋髂浅动脉为蒂的腹股沟淋巴结动静脉淋巴管，结扎蒂部，分离多余脂肪，游离取出带血管的淋巴结血管组织，供区逐层缝合。在左肘部切开皮肤，暴露肘部淋巴结。在切口周围用 9-0 Prolene 线进行上肢动脉 – 游离组织动脉 – 游离组织动脉 – 左上肢静脉端端吻合。术中见吻合口通畅，血流通畅。

4. 淋巴管静脉吻合术。在左上肢取 3 个切口，分别在肘部上方 5cm 处（5cm 纵行切口）、肘部下方 5cm（3cm 纵行切口）及 6cm 处（3cm 横行切口），结合亚甲蓝染色技术和吲哚菁绿示踪技术寻找淋巴管及相近静脉，用 11-0 和 10-0 Prolene 线进行淋巴管近端和静脉远端的端侧吻合及端端吻合，术中可以见到淋巴管明显被染色。

5. 再次用 PVP 冲洗创面。清点无误，关闭切口。予以无菌纱布包扎止血，石膏固定肘部伸展状态。手术顺利，麻醉满意，术中出血 50mL。患者安返病房。

（三）术后治疗及随访

患者术后恢复顺利，术后 4 天出院，未出现创面出血、切口感染、切口裂开等并发症。术后，建议患者 2 周内开始进行物理治疗，以促进损伤区域集合淋巴管的再生，促进术后淋巴通路快速恢复。但患者因惧怕疼痛而拒绝物理治疗。术后 3 周，患者左肘部淋巴结移植区域出现肿胀不适（见图 15-2-1B），予以红霉素软膏外用及物理治疗后数天，症状有所好转。目前，患者在医护人员指导下定期随访复查，坚持物理治疗，左上肢淋巴水肿情况也得到了进一步的改善（见图 15-2-1C）。患者术后左上肢臂围变化记录如表 15-2-2 所示。

表 15-2-2　术后左上肢臂围变化　　　　　　（单位：cm）

时间	手掌	腕横纹	肘下 10cm	肘横纹	肘上 10cm
术后 14 天	20.0	16.5	27.0	30.8	33.5
术后 21 天	19.5	16.3	27.0	30.3	34.0
术后 28 天	19.5	16.5	24.8	28.5	33.5
术后 35 天	18.8	16.3	24.5	29.3	33.8
术后 42 天	18.0	16.0	24.7	29.0	32.7

五、总　结

　　患者，女性，66 岁，因"左乳腺癌术后 6 年余，左上肢水肿 4 年"入住我院。左上肢淋巴管 MR 造影及吲哚菁绿造影提示左上肢淋巴循环障碍。我们实施了游离淋巴结移植术＋多处淋巴管静脉吻合术，手术顺利。围手术期予以物理治疗，术后坚持物理治疗。目前，患者左上肢淋巴水肿较治疗前有明显改善，提示上肢淋巴水肿多学科诊治效果显著。

第十六章

淋巴水肿的诊疗进展与展望

随着研究的深入，淋巴水肿分子机制的阐明，可以给医生提供更好的早期干预和预防措施，进一步降低淋巴水肿的发生率。治疗方面需要探索更加精准的诊断技术，开发相关生物药物，降低淋巴系统负荷，促进淋巴管再生；充分利用显微外科技术，生理性重建淋巴引流通路，优化目前治疗措施组合，最大限度地缓解和逆转淋巴管功能损伤。

第一节 淋巴水肿的模型制备及机制研究

淋巴水肿是一个由淋巴液积聚、组织增生继而发生纤维化的慢性过程。动物模型可以模拟人类的生理病理状态，人为地增加或排除可变因素，避开临床研究的伦理限制，更直观方便地研究疾病机制，了解淋巴水肿的自然发病过程，有助于探明淋巴管发育机制及淋巴水肿的发病机制；而对于淋巴水肿的诊疗研究，成熟的淋巴水肿动物模型是重要的实验工具。目前，临床上的淋巴水肿主要是乳腺癌或妇科恶性肿瘤手术及放化疗引起的继发性肢体淋巴水肿。因此，淋巴水肿的动物模型制备也围绕这些治疗手段展开。

在实验动物肢体，通过手术和（或）放疗等方式破坏区域淋巴通路，造成淋巴循环堵塞，以诱导慢性淋巴水肿形成。公认的制作淋巴水肿模型的方式主要可分为三类，即手术方法、放射线照射方法及两者的结合。研究报道的模型动物包括犬、兔、大鼠和小鼠。

用犬开发慢性淋巴水肿模型的历史悠久，可以追溯到 Halsted 时期，在根治性乳房切除术普及后，他就对淋巴水肿产生了兴趣。但是，尽管进行了多次尝试，Halsted 仍然无法开发出可以持续存在的慢性淋巴水肿的模型。可能的原因是淋巴管再生跨越了伤口，从而阻止了慢性淋巴水肿的发生，这种现象说明了制造持久性淋巴水肿模型的困难性。Olszewski 等在手术伤口中留了一道间隙以减少因手术刺激而产生的淋巴循环代偿机制。他们对实验中的23 只犬进行了后肢主要淋巴管的横断；然后，对皮肤、皮下组织、筋膜及骨膜做环状剥离；最后，将皮肤边缘缝合固定于肌层表面，保留 3cm 宽的创面，任其瘢痕愈合。1 年内的追踪发现，其中约 1/3 的犬最终产生了永久性的淋巴水肿。还有学者将类似手术分两个阶段进行：第一阶段，切开环形皮肤及皮下组织达肌膜；数周后进行第二阶段，即切除从腘窝到股部的淋巴管。结果，50% 的犬出现慢性淋巴水肿，但死亡率很高。可见单纯手术难以构建慢性水肿模型。他们尝试联合手术和放疗，对 15 只犬从大腿到右下腹进行了单次计1.5Gy 的放射性照射后，再将腹股沟区的结缔组织、肌筋膜及浅淋巴管一并摘除。具体步骤是先以放射线 1.5Gy 照射手术区，2～4 周后从腹股沟上缘向下做切口达膝关节，分离皮肤、皮下组织达肌膜，显露股部淋巴管，切除至少5cm，血管束以周围肌肉覆盖，缝合肌肉及皮肤两层。大约 50% 的动物在晚期出现慢性淋巴水肿。该研究中还提出了一个重要的实验结论：先放疗再手术产生淋巴水肿的比例比先手术再放疗大得多，但是术后感染和死亡率偏高。这为今后的实验造模提供了一个重要的实验依据。

　　Casley-Smith 首次引出了以兔耳为淋巴水肿模型的概念。这个模型具有解剖上的优势，因为主要的血管及淋巴管都位于外耳区，有利于手术的摘除。此外，耳部亦不存在深部的淋巴结构，而且潜在的软骨组织为手术切除环形组织瓣提供了有力的支持。该模型在兔耳根部切除 2cm 的皮肤、皮下组织和软骨膜的周围组织。术后 7 天，出现明显的耳水肿，厚度增加 400%，体积增加 330%，肿胀可维持 180 天。在组织学检查中，皮肤切片可观察到炎症表现、成纤维细胞和组织纤维化增加。此模型已被用于各种治疗研究，包括淋巴结移植、血管内皮细胞生长因子的应用等。研究模拟兔后肢根治性肿瘤切除术联合放疗导致淋巴水肿形成。术前两周，用钴射线对右后肢的预期手术区域进行一次局部照射，剂量约为 1500Gy。切除右后膝盖处约 3cm 宽的皮肤、皮下组织和筋膜，并切除股浅表淋巴结。最后，将皮肤边缘缝合并固定在肌肉表面，保留 3cm 宽的伤口。用剃须刀轻轻刮擦肌肉表面，以确保完全去除膜组织。术后观察解剖形态和体积变化。进行淋巴管造影和组织病理学检查，结果显示实验兔的死亡率为 7.8%，存活动物模型的成功率为 100%。从手术后 24 周开始，所有存活的兔子都发展成稳定的淋巴水肿状态。兔模型具有动物适应性强、体积小、技术简单、重现性好等特点，可产生持续性淋巴水肿，但相对成本略高，分子试剂相对缺乏。

小鼠价格低且容易获得。在文献中，对淋巴水肿的尾部模型有较多报道。鼠尾具有较高的顺应性，切除尾中部 4mm 的皮肤周围区域，以去除浅表淋巴管，并沿切口区显微结扎深部淋巴管。尾部远端区域可以长期保持肿胀状态，术后出现的组织学变化与临床情况类似，包括炎症、脂肪沉积、纤维化和过度角化。该模型实用性强，手术过程简单，淋巴水肿可重复诱导且长期产生，并且有可用的分析试剂。另外，研究人员试着在鼠的后肢制作淋巴水肿模型。在这个模型中，将亚甲蓝注入足远端以识别淋巴管，然后用 Olszewski 法，环状切除皮肤及皮下组织，并移除潜在的淋巴组织。术后 6 个月后，64 个肢体发生了不同程度的慢性淋巴水肿。小鼠后肢淋巴水肿模型的成功需要手术结合术前放疗才得以实现。单单只有放射线照射不足以产生淋巴水肿，只有在手术前实行放射线照射才能产生稳定的淋巴水肿。

一般而言，动物模型涉及浅表和深部淋巴管的损伤，手术方法多样，以 Olszewski 法为经典造模式，即摘除区域淋巴结、结扎淋巴管并环形切除皮肤。手术造模可以破坏肢体主要淋巴管道，但是难以清除存在于皮肤及筋膜的大量毛细淋巴管，而后者增殖能力旺盛，可迅速形成侧支代偿，消除水肿。因此，单纯手术方式难以诱导稳定的水肿模型。而单纯的放射线照射虽可抑制浅表淋巴管再生，但是无法破坏深部淋巴管，也难以诱导水肿模型。手术结合放射线照射被证明为诱导动物肢体淋巴水肿的有效方式，但是，该方法常导致动物肢体肌肉严重坏死甚至造成动物死亡，无法应用于后续研究。因此，亟待解决的一个问题是，如何诱导肢体形成慢性淋巴水肿，提高造模成功率并减少肢体坏死，使其可应用于后续淋巴水肿的研究。

第二节　淋巴水肿临床治疗模式的探索

继发性淋巴水肿是一种需要终身治疗的全身性疾病，因此临床治疗需要对该类疾病进行全程化管理。"淋巴水肿诊疗全程化管理项目"是整合保守和手术治疗的一种全程化管理方案，能提高治疗的多样性、综合性和有效性，对建立淋巴水肿全程化诊治理念具有重要作用。

一、淋巴水肿诊疗全程化管理项目的内容

淋巴水肿诊疗全程化管理项目的内容包括以下几个方面。

1. 研究整合国内外现行的淋巴水肿诊治方案，使康复科、修复重建外科以及整形外科等多学科强强联合，提高医护患对淋巴水肿诊疗的重视度。

2. 完善评估手段，促进淋巴水肿的诊断与分期，并针对不同分期制定适当的治疗方案，对树立团队严谨的临床诊疗思维具有指导意义。

3. 应用物理－手术－物理治疗结合模式，提高淋巴水肿的临床治愈率，对探索系统的综合治疗模式具有实践意义。

4. 实施规范随访和指导，监测淋巴水肿预后，提高淋巴水肿患者自我管理意识，延缓淋巴水肿的进展，对提升患者生活质量具有社会效益。

二、淋巴水肿诊疗全程化管理项目的具体实施

淋巴水肿诊疗全程化管理项目的内容分为以下三个方面。

1. 评估——确诊并分期

（1）病历采集：记录既往的乳腺癌分期、病理类型，重点记录手术方式、放疗情况、化疗方案，特别关注腋窝淋巴结清扫术、腋窝放疗以及含紫杉类化疗方案的情况；记录患者发病时间及主要症状，特别关注患肢疼痛、麻木以及淋巴管炎等并发症情况。

（2）物理评估：记录健肢及患肢臂围（手掌、腕部、肘下 5cm、肘部、肘上 5cm），用排水法测量双上肢体积，用感觉、疼痛评分表评价患肢感觉情况。

（3）影像学评估：超声检查患肢动静脉是否存在血栓、癌栓。排除乳腺癌同侧复发及对侧再发的可能。通过上肢 MR 观察皮下淋巴网情况。

（4）专科评估：在静脉麻醉下，在指蹼间注射吲哚菁绿（1mL/ 指蹼），应用吲哚菁绿显影仪评估健侧和患侧淋巴管。

2. 治疗——减容促流

（1）淋巴－静脉吻合术（LVA）：手术部位常在腕部、肘部或肿胀区域，多取纵切口，借助超级显微外科技术，先对微静脉进行扫描定位，并对淋巴管进行荧光造影显影术，在淋巴管与微静脉之间重新建一个通路，使滞留在淋巴管内的淋巴液通过静脉回流。在实际应用中，可以根据淋巴管和微静脉管腔的差异，选择不同的吻合方式，如端端吻合、端侧吻合、侧端吻合和侧侧吻合。

（2）血管化淋巴结移植术（LVNT）：通过带动静脉的淋巴管或者淋巴结软组织瓣移植，促进淋巴网络自主重建。该手术只要皮瓣的动静脉吻合，保证组织瓣存活，淋巴管能自行生长、衔接以及组成网络。显微外科技术为该项手术实施提供重要保障，术者还需根据患者水肿部位、严重程度选择合适的供区和受区，供区的选择主要有腹股沟区淋巴结组织、腹壁下动脉穿支皮瓣，还有锁骨上淋巴结组织；上肢水肿的受区主要是腋窝、肘部、腕部三个关节处。

（3）吸脂术（liposuction）：将皮下水肿的淋巴液和脂肪一并通过套管吸进负压吸引器，联合物理加压疗法以防止水肿复发，减小患肢体积，去除易诱发感染的高蛋白组织。本法适用于淋巴水肿的脂质肿胀期；而对纤维化明显的肢体，治疗效果不理想。

3. 随访——维持疗效

（1）术后康复及自我评估指导。

（2）术后抬高患肢，促进回流。

（3）切口护理，预防感染。

（4）关节制动（移植点），促进淋巴结组织瓣存活。

（5）术后 14 天开始手法引流 2 周，后续长期使用压力袖带。

（6）指导患者完成自我评估，监测患肢变化。

（7）专科门诊随访机制：①建立预后档案，定期随访。②根据患者情况，适时改变后续随访及巩固方法。③进展后再制定治疗预案。针对复发进展人群，继续采用物理治疗方案，定期评估淋巴管情况，待合适时机再行手术治疗。

　　基于该项目的综合性，需要以多学科联合治疗为中心，全面协调医疗资源配置，提高淋巴水肿患者的自我管理意识，才能延缓淋巴水肿的进展，对提高淋巴水肿患者自我管理意识、延缓水肿进展、提高患者生活质量具有意义。

参考文献

[1] Ahmadzadeh N, Robering JW, Kengelbach-Weigand A, et al. Human adipose-derived stem cells support lymphangiogenesis *in vitro* by secretion of lymphangiogenic factors[J]. Exp Cell Res, 2020, 388(2): 111816.

[2] Daneshgaran G, Lo AY, Paik CB, et al. A pre-clinical animal model of secondary head and neck lymphedema[J]. Sci Rep, 2019, 9(1): 18264.

[3] Frueh FS, Gousopoulos E, Rezaeian F, et al. Animal models in surgical lymphedema research—a systematic review[J]. J Surg Res, 2016, 200(1): 208-220.

[4] Grada AA, Phillips TJ. Lymphedema: pathophysiology and clinical manifestations[J]. J Am Acad Dermatol, 2017, 77(6): 1009-1020.

[5] Penuela RF, Playa GP, Arazo LC, et al. An Experimental lymphedema animal model for assessing the results of lymphovenous anastomosis[J]. Lymphat Res Biol, 2018, 16(3): 234-239.

[6] Rockson SG. Animal models for the translational investigation of lymphedema[J]. Lymphat Res Biol, 2019, 17(4): 401.

[7] Shaitelman SF, Cromwell KD, Rasmussen JC, et al. Recent progress in the treatment and prevention of cancer-related lymphedema[J]. CA Cancer J Clin, 2015, 65(1): 55-81.

[8] Solomon AW, Nayagam S, Pasvol G. Recent advances in tropical medicine[J]. Trans R Soc Trop Med Hyg, 2009, 103(7): 647-652.

[9] Stolk WA, ten Bosch QA, de Vlas SJ, et al. Modeling the impact and costs of semiannual mass drug administration for accelerated elimination of lymphatic filariasis[J]. PLoS Negl Trop Dis, 2013, 7(1): e1984.

[10] Suma TK, Shenoy RK, Kumaraswami V. A qualitative study of the perceptions, practices and socio-psychological suffering related to chronic brugian filariasis in Kerala, southern India[J]. Ann Trop Med Parasitol, 2003, 97(8): 839-845.

索引